Deutsches Orthopädisches Geschichts- und Forschungsmuseum

JAHRBUCH BAND 6

Herausgegeben von
L. Zichner M. A. Rauschmann K.-D. Thomann

WISSENSCHAFTLICHER BEIRAT

Kees S. Grooss
Christa Habrich
Rainer Kotz
Werner F. Kümmel
Benno Kummer
Fritz Niethard
Beat Rüttimann
Dieter Wessinghage
Hans H. Wetz

L. Zichner   M. A. Rauschmann
K.-D. Thomann   (Hrsg.)

Die Contergankatastrophe –
Eine Bilanz nach 40 Jahren

Mit 57 Abbildungen

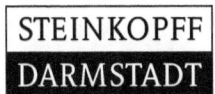
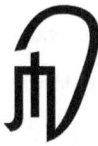

PD Dr. med. MICHAEL A. RAUSCHMANN
Orthopädische Universitätsklinik
Stiftung Friedrichsheim
Marienburgstr. 2, 60528 Frankfurt

Prof. Dr. med. KLAUS-DIETER THOMANN
Arzt für Orthopädie, Rheumatologie und Sozialmedizin
Institut für Geschichte, Theorie und Ethik der Medizin
J. Gutenberg-Universität Mainz
Am Pulverturm 13, 55131 Mainz

Prof. Dr. med. LUDWIG ZICHNER
Ärztlicher Direktor
der Orthopädischen Universitätsklinik
Stiftung Friedrichsheim
Marienburgstr. 2, 60528 Frankfurt

ISBN 3-7985-1479-8 Steinkopff Verlag Darmstadt

Bibliografische Information Der Deutschen Bibliothek
Die Deutsche Bibliothek verzeichnet diese Publikation
in der Deutschen Nationalbibliografie; detaillierte bibliografische Daten
sind im Internet über <http://dnb.ddb.de> abrufbar.

Dieses Werk ist urheberrechtlich geschützt. Die dadurch begründeten Rechte, insbesondere die der Übersetzung, des Nachdrucks, des Vortrags, der Entnahme von Abbildungen und Tabellen, der Funksendung, der Mikroverfilmung oder der Vervielfältigung auf anderen Wegen und der Speicherung in Datenverarbeitungsanlagen, bleiben, auch bei nur auszugsweiser Verwertung, vorbehalten. Eine Vervielfältigung dieses Werkes oder von Teilen dieses Werkes ist auch im Einzelfall nur in den Grenzen der gesetzlichen Bestimmungen des Urheberrechtsgesetzes der Bundesrepublik Deutschland vom 9. September 1965 in der jeweils geltenden Fassung zulässig. Sie ist grundsätzlich vergütungspflichtig. Zuwiderhandlungen unterliegen den Strafbestimmungen des Urheberrechtsgesetzes.

Steinkopff Verlag Darmstadt
ein Unternehmen von Springer Science+Business Media

www.steinkopff.springer.de

© Steinkopff Verlag Darmstadt 2005
Printed in Germany

Die Wiedergabe von Gebrauchsnamen, Handelsnamen, Warenbezeichnungen usw. in diesem Werk berechtigt auch ohne besondere Kennzeichnung nicht zu der Annahme, dass solche Namen im Sinne der Warenzeichen- und Markenschutz-Gesetzgebung als frei zu betrachten wären und daher von jedermann benutzt werden dürften.

Umschlaggestaltung: Erich Kirchner, Heidelberg
Herstellung: Klemens Schwind
Satz: K+V Fotosatz GmbH, Beerfelden

SPIN 11310792   105/7231-5 4 3 2 1 0 – Gedruckt auf säurefreiem Papier

Vorwort

Mit der Einführung des Beruhigungsmittels Thalidomid (Contergan) im Jahre 1957 nahm die folgenschwerste Arzneimittelkatastrophe des 20. Jahrhunderts ihren Lauf. Thalidomid hatte nicht nur bleibende Auswirkungen auf den Arzneimittelmarkt, die durch das Präparat hervorgerufenen Behinderungen stellten Ärzte und insbesondere Orthopäden vor bisher unbekannte Herausforderungen. Die Hoffnungen ruhten anfänglich vor allem auf dem mechanischen Ersatz der fehlenden Gliedmaßen. Das Gesundheitsministerium förderte mit Nachdruck orthopädietechnische Forschungsprojekte. Trotz hoher finanzieller Zuschüsse entsprachen die Ergebnisse nicht den Erwartungen. Die heranwachsenden Kinder fühlten sich durch die Prothesen für die oberen Extremitäten behindert und nutzten stattdessen die ihnen verbliebenen Funktionen. Mit ihren Füßen ersetzten sie die fehlenden Hände. Ärzte, Orthopädietechniker und Physiotherapeuten mussten ihre Vorstellungen überdenken und entwickelten gemeinsam mit den heranwachsenden Kindern und ihren Eltern neue Konzepte.

Contergan beeinflusste nicht nur die Medizin, es wurde zu einem Kristallisationspunkt vielfältiger Auseinandersetzungen und Veränderungen. Die deutsche Zulassungspraxis für Arzneimittel und der Einfluss der pharmazeutischen Industrie wurden in der Öffentlichkeit kritisch diskutiert, ethische Fragen gewannen an Bedeutung, die betroffenen Familien übten öffentlichen Druck aus und die Herstellerfirma Grünenthal musste sich einem Prozess stellen. 1972 wurde die öffentliche Stiftung „Hilfswerk für behinderte Kinder" ins Leben gerufen, die Entschädigungen an die betroffenen Personen zahlt.

Die sechste Tagung des Deutschen Orthopädischen Geschichts- und Forschungsmuseums war der Geschichte und den Folgen der Contergankatastrophe gewidmet.

An der Veranstaltung nahmen ungefähr einhundert Personen teil. Im Mittelpunkt standen die betroffenen Menschen. Der thematische Bogen des Symposiums war weit gespannt, die Referentinnen und Referenten widmeten sich dem gesellschaftlichen Umgang von Menschen mit Behinderungen aus historischer Sicht, der Chronologie der Einführung des Arzneistoffes Thalidomid, der Geschichte der Contergankatastrophe, den pharmakologischen und naturwissenschaftlichen Aspekten der Wirkung des Arzneistoffes, orthopädischen Fragestellungen und den sozialen Folgen. Abschließend wurde der mögliche Neueinsatz von Thalidomid aus internistischer und medizinethischer Sicht kritisch beleuchtet. Einen wichtigen Stellenwert nahmen die Berichte der Betroffenen ein.

Die Diskussion um die Bewältigung der Contergankatastrophe und die Rolle der Firma Grünenthal wurden zum Teil mit Heftigkeit geführt. Die Teilnehmer waren auch emotional betroffen[1], ihnen wurde bewusst, dass sich das Thema „Contergan" nicht ausschließlich theoretisch begreifen lässt. Durch die Nebenwirkungen dieses Arzneimittels wurden Menschen geschädigt, die bis heute täglich durch ihre Behinderung herausgefordert werden.

Die Tagung hätte ohne das uneigennützige Engagement der Vortragenden und aller Mitwirkenden nicht stattfinden können. Die Vorbereitung der Veranstaltung lag in den Händen von Frau Therese Holfelder und Dr. Georg Holfelder. Allen Beteiligten sei herzlich gedankt.

Unser Dank gilt auch dem Steinkopff Verlag, insbesondere Frau Dr. G. Volkert, für die unkomplizierte Zusammenarbeit, fachliche Beratung und Gestaltung des Buches.

Frankfurt am Main, Prof. Dr. L. Zichner
im Sommer 2005 PD Dr. M. A. Rauschmann
  Prof. Dr. K.-D. Thomann

---

[1] Vgl. Zylka-Menhorn, V.: Nachschlag. Wie eine Gedenkveranstaltung zur Contergan-Affäre dazu führte, dass die Diskussion um die Hormontherapie im Klimakterium erneut angeheizt wurde. In: Dt. Ärzteblatt 100, S. A2992–2993.

Inhaltsverzeichnis

1   Die Contergankatastrophe – ein Überblick

1.1 Contergan – zur Geschichte
    einer Arzneimittelkatastrophe   3
    C. Friedrich

1.2 Die Contergan-Epidemie
    Ein Beispiel für das Versagen von Staat,
    Ärzteschaft und Wissenschaft? 13
    K.-D. Thomann

1.3 Die Rolle der Ärzteschaft bei der Aufklärung
    der Contergannebenwirkungen und die
    Auswirkung auf die deutsche Arzneimittel-
    gesetzgebung 33
    B. Müller-Oerlinghausen

1.4 Die Entstehung und Aufgabe der Stiftung
    „Hilfswerk für behinderte Kinder" 39
    St. Breuer

2   Fehlbildungen in der Geschichte

2.1 Schrecken – Neugier – Wissen:
    Individuelle und gesellschaftliche
    Umgangsweisen mit fehlgebildeten
    Kindern in historischer Perspektive 51
    K. Stukenbrock

2.2 Die bildliche Darstellung menschlicher
    Fehlbildungen in der Geschichte 63
    D. Wessinghage

3 Die Verursachung von Gliedmaßenschädigungen durch Thalidomid: Medizinische Grundlagen

3.1 Das Fehlbildungsmuster der Thalidomid-bedingten Dysmelie 75
H.-G. WILLERT

3.2 Understanding Thalidomide as a Neural Crest Poison 85
J. McCREDIE

4 Die Rehabilitation der Contergangeschädigten

4.1 Möglichkeiten und Grenzen der Versorgbarkeit thalidomidinduzierter Gliedmaßenfehlbildungen am Beispiel der Technischen Orthopädie Münster 97
D. GISBERTZ, H.-H. WETZ, U. HAFKEMEYER

4.2 Die radiale Klumphand – Stigma oder funktionelle Notwendigkeit 105
G. NEFF

4.3 Prothetische Versorgung Contergangeschädigter 111
J. KREUZINGER, C. RUHE

4.4 Die Rehabilitation der Kinder mit Conterganschädigungen und ihr Einfluss auf die Entwicklung der Rehabilitationswissenschaften .. 115
K.-A. JOCHHEIM

5 Thalidomid – ein künftiges Arzneimittel?

5.1 Thalidomid – eine Option für die Zukunft? 121
R. NAUMANN

5.2 Ethische Überlegungen zur Contergankatastrophe und zur Wiedereinführung von Thalidomid 129
G. MAIO

6   *Varia*

6.1 Aufstieg und Niedergang der mediko-
    mechanischen Institute nach G. Zander
    im frühen 20. Jahrhundert in Deutschland ... 137
    M. A. RAUSCHMANN, M. KONRAD,
    D. VON STECHOW, K. D. THOMANN

6.2 Aufstieg und Niedergang der Zander-Institute
    in den Niederlanden um 1900 149
    T. J. A. TERLOUW

Autorenverzeichnis

Dr. Stefan Breuer
K+W Niederlassung Bonn
Ludwig-Erhard-Platz 1–3
53179 Bonn

Prof. Dr. Christoph Friedrich
Institut für Geschichte
der Pharmazie
Roter Graben 10
35037 Marburg

Dr. med. Dieter Gisbertz
Klinik und Poliklinik
für Technische Orthopädie
und Rehabilitation
Universität Münster
Robert-Koch-Straße 30
48129 Münster

Dr. med. Ulrich Hafkemeyer
Klinik und Poliklinik
für Technische Orthopädie
und Rehabilitation
Universität Münster
Robert-Koch-Straße 30
48129 Münster

Prof. Dr. med. Dr. phil.
Kurt-Alphons Jochheim
Sperberweg 10
50374 Erftstadt-Lechenich

Mirella Konrad
Orthopädische
Universitätsklinik
Stiftung Friedrichsheim
Marienburgstraße 2
60528 Frankfurt/Main

Jörg Kreuzinger
Bahnhofstraße 98
76356 Weingarten

Prof. Dr. med. Giovanni Maio
Lehrstuhl für Bioethik
Albert Ludwigs-Universität
Freiburg
Elsässer Straße 2m,1a
79110 Freiburg

Janet McCredie, MD
Visiting Radiologist
Department of Diagnostic
Radiology
Royal Prince Alfred Hospital
Camperdown
New South Wales 2052
Australia

Prof. Dr. med.
Bruno Müller-Oerlinghausen
Arzneimittelkommission
der Deutschen Ärzteschaft
Jebensstraße 3
10623 Berlin

PD Dr. med. Ralph Naumann
Medizinische Klinik
und Poliklinik I
Universitätsklinikum
TU Dresden
Fetscherstraße 74
01307 Dresden

Prof. em. Dr. med. Georg Neff
Pfeddersheimer Weg 28
14129 Berlin

PD Dr. med.
MICHAEL RAUSCHMANN
Orthopädische
Universitätsklinik
Stiftung Friedrichsheim
Marienburgstraße 2
60528 Frankfurt/Main

CHRISTIAN RUHE
Bleicherhornstraße 27
81476 München

Dr. med.
DIETRICH VON STECHOW
Orthopädische
Universitätsklinik
Stiftung Friedrichsheim
Marienburgstraße 2
60528 Frankfurt/Main

Dr. phil., M. A.
KARIN STUKENBROCK
Institut für Geschichte
und Ethik der Medizin
Martin-Luther-Universität
Magdeburger Straße 27
06097 Halle

Dr. THOMAS J. A. TERLOUW
Hoogstraat 119
3111 HD Schiedam
The Netherlands

Prof. Dr. med.
KLAUS-DIETER THOMANN
Institut für Geschichte,
Theorie und Ethik der Medizin
J. Gutenberg-Universität
Mainz
Am Pulverturm 13
55131 Mainz

Prof. Dr. med.
DIETER WESSINGHAGE
Oberer Markt 5
95349 Thurnau

Prof. Dr. med.
HANS-HENNING WETZ
Klinik und Poliklinik
für Technische Orthopädie
und Rehabilitation
Universität Münster
Robert-Koch-Straße 30
48129 Münster

Prof. em. Dr. med.
HANS-GEORG WILLERT
Georg-Dehio-Weg 11
37075 Göttingen

1 Die Contergankatastrophe – ein Überblick

1.1 Contergan – zur Geschichte einer Arzneimittelkatastrophe

C. Friedrich

Obwohl der Contergan-Fall zu den erschütterndsten Arzneimittelkatastrophen zählt, fand er in der Pharmaziegeschichte zunächst wenig Beachtung. Die Freigabe der Prozess-Akten, die sich im Bundesarchiv Koblenz und dem Nordrhein-Westfälischen Hauptstaatsarchiv (Zweigarchiv Schloss Kalkum) befinden, nach dreißigjähriger Sperrfrist, erlaubte meiner Doktorandin Beate Kirk jedoch eine minutiöse Rekonstruktion der Vorgänge [1]. Die Befragung von Zeitzeugen, wie den 1995 verstorbenen Mediziner Widukind Lenz (1919–1995) [2], der als Sachverständiger im Contergan-Prozess auftrat, sowie die Durchsicht weiterer Nachlässe, wie den der damaligen Ministerin Elisabeth Schwarzkopf (1901–1986), ermöglichten eine sachliche Bewertung der damaligen Ereignisse.

Der Verlauf der Ereignisse

Der Arzneistoff Thalidomid (N-Phthalylglutaminsäureimid) war in der 1946 gegründeten Fa. Chemie Grünenthal [3] 1954 von dem Apotheker Wilhelm Kunz (geb. 1920) und dem Pharmakologen Herbert Keller (geb. 1925) entwickelt worden. Er gelangte im Oktober 1957 unter dem Namen Contergan in den Handel. Contergan avancierte schnell zum beliebtesten Schlafmittel der Bundesbürger, nicht zuletzt auch dank einer gezielten Werbung mit der vermeintlichen „Atoxizität" und „Unschädlichkeit" des Arzneistoffes, der auch deshalb als besonders sicher galt, da Suizide mit ihm praktisch ausgeschlossen waren [4]. Der Gesamtumsatz des Schlaf- und Beruhigungsmittels Contergan betrug während der vierjährigen Vertriebsphase von Oktober 1957 bis November 1961 24 Millionen DM und eroberte sich damit einen Anteil von 46 Prozent des barbituratfreien Schlafmittelmarktes.

Bereits im Oktober 1959 hatte jedoch ein Neurologe auf die Gefahr von Nervenschädigungen infolge einer Langzeitmedikation mit Contergan hingewiesen [5]. Ab dem Sommer 1960 wurde an einigen westdeutschen Universitätskliniken die Neurotoxizität des Arzneistoffes Thalidomid bestätigt. Neurologen berichteten 1960 auf mehreren Kongressen über das Auftreten von teilweise irreversiblen Polyneuritiden nach längerer Thalidomideinnahme.

Die Forschungsabteilung der Fa. Grünenthal bemühte sich seit dem Frühjahr 1960 ohne Erfolg um die Reproduktion der Nervenschädigungen im Tierversuch. Im März und April 1960 besuchte der Leiter der handelspolitischen Abteilung GÜNTHER NOWEL (geb. 1920) die Gesundheitsbehörde im nordrhein-westfälischen Innenministerium. Die Firmenvertretungen in den verschiedenen Bundesländern erhielten den Auftrag, alles zu tun, um die Verschreibungsfreiheit der Thalidomidpräparate zu sichern. So hieß es in einem Schreiben:

„Unseren Zuhörern gegenüber müssen wir immer wieder die nicht vorhandene Toxizität vor Augen führen [...]. Vor allen Dingen in der freien Praxis müssen wir uns klar darüber sein, daß ein so rasches Anwachsen des Umsatzes bei einem Schlafmittel zu Bedenken bei Ärzten und Apothekern führen kann. Nicht alle aus diesen Abnehmerkreisen können ihre ethische Einstellung in ‚marktwirtschaftlichen Grenzen' halten. Es wird sicher verantwortungsbewußte Ärzte geben, die angesichts einer solchen Entwicklung doch von einer Sucht sprechen [...]. Im übrigen empfiehlt es sich, bei solchen Gesprächen doch die Frage der Wirtschaftlichkeit mit ins Gespräch zu ziehen, wobei man dem Arzt doch klarmachen kann, daß ein so harmloses Schlafmittel rezeptfrei mit Rücksicht darauf bleiben sollte als seine Verschreibung seinen Regelbetrag (gegenüber den Krankenkassen) belastete [...]. In ähnlicher Form wird man wohl auch dem Einwand der Apothekerschaft begegnen können, wobei man sicher durchblicken lassen kann, daß der Verbrauch solcher Mittel ja auch seinen Umsatz fördert, der im Falle der Rezeptpflicht sicherlich geringer sein dürfte" [6].

Die Verhinderung der Rezeptpflicht für die Thalidomidpräparate erschien einigen Mitarbeitern des Arzneimittelunternehmens angesichts der Tatsache, dass mehr als die Hälfte des Umsatzes des Präparates Contergan über den Handverkauf zustande kam, als besonders dringlich.

In den Jahren 1960 und 1961 gingen in der Stolberger Firmenzentrale zahlreiche weitere Hinweise zum Auftreten von Nervenschädigungen nach längerfristiger Einnahme thalidomidhaltiger Arzneimittel ein. Diese meist von Ärzten stammenden Mitteilungen wiesen die leitenden Mitarbeiter des Arzneimittelunternehmens darauf hin, dass die in Werbeaussagen häufig gepriesene „Ungiftigkeit" des Arzneistoffs wissenschaftlich nicht haltbar war. Im Mai 1961 erschienen schließlich Publikationen zur Neurotoxizität Thalidomids in medizinischen Fachzeitschriften.

Am 26. Mai 1961 beantragte die Fa. Grünenthal unter dem Druck der Ereignisse bei der zuständigen Überwachungsbehörde, der Gesundheitsabteilung im nordrhein-westfälischen Innenministerium, die Rezeptpflicht, so dass Thalidomid am 1. August 1961 zunächst in Nordrhein-Westfalen, Hessen und Baden-Württemberg verschreibungspflichtig wurde.

Nachdem der deutsche Kinderarzt und Dozent für Humangenetik WIDUKIND LENZ erkannt hatte, dass die Einnahme thalidomidhaltiger Arzneimittel in der Frühschwangerschaft zu Kindesfehlbildungen,

Tabelle 1. Nettoverkaufserlöse des Thalidomidpräparates Contergan der Fa. Grünenthal

Monat	1958	1959	1960	1961
Januar	ca. 2.500 DM	keine Angaben	ca. 529.700 DM	1.670.555,00 DM
Februar	ca. 9.000 DM	keine Angaben	ca. 493.400 DM	1.160.831,21 DM
März	ca. 9.500 DM	keine Angaben	ca. 577.600 DM	1.364.458,00 DM
April	ca. 14.000 DM	keine Angaben	ca. 558.800 DM	1.219.868,23 DM
Mai	ca. 20.000 DM	ca. 98.600 DM	ca. 652.100 DM	1.373.806,63 DM
Juni	ca. 26.000 DM	ca. 114.600 DM	ca. 757.700 DM	1.189.482,67 DM
Juli	ca. 26.000 DM	ca. 146.200 DM	ca. 745.000 DM	1.088.647,61 DM
August	ca. 26.000 DM	ca. 186.600 DM	ca. 860.000 DM	1.107.477,52 DM
September	ca. 32.000 DM	ca. 268.800 DM	ca. 980.200 DM	595.528,24 DM
Oktober	keine Angaben	ca. 284.400 DM	ca. 1049.900 DM	569.668,53 DM
November	keine Angaben	ca. 287.900 DM	ca. 1215.600 DM	438.354,18 DM
Dezember	keine Angaben	ca. 390.400 DM	1358.765,80 DM	

Die Tabelle gibt die Nettoverkaufserlöse für Contergan zwischen Januar 1958 und November 1961 an, soweit sie der Anklageschrift im Contergan-Strafverfahren zu entnehmen sind. Für die Monate Oktober 1958 bis April 1959 finden sich keine Angaben. Siehe Anklageschrift II, S. 69, 75, 87, 94 sowie Anklageschrift I, S. 132, 182, 214, 237, 264, 288, 318, 348, 369, 392 [7].

insbesondere zu Fehlbildungen der Gliedmaßen, führt, zog die Fa. Grünenthal schließlich am 27. November 1961 alle Thalidomidpräparate vom Arzneimittelmarkt zurück [1, 4].

Die Entdeckung der Teratogenität

1959 beschrieb der Gynäkologe ARNULF WEIDENBACH einen Fall von totaler Phokomelie, bei der die Gliedmaßen unmittelbar am Rumpf ansetzen. Er hob jedoch zugleich die Seltenheit dieser Missbildungsart hervor, denn Phokomelien waren bis zu diesem Zeitpunkt kaum in der Literatur beschrieben worden [8]. Vor allem wegen des ungewöhnlichen Erscheinungsbildes wurde vereinzelt bereits 1959, in verstärktem Umfang jedoch in den Jahren 1960 und 1961 bei Ärztetagungen über die Zunahme solcher Fehlbildungen diskutiert. Diese Gespräche fanden indes zunächst lediglich am Rande von Kongressen statt; erst als in den Jahren 1960 und 1961 mit zunehmenden Verkaufszahlen der Thalidomidpräparate auch die Anzahl der Kinder mit den typischen Fehlbildungen stark anstieg, nahmen einige Wissenschaftler die Suche nach der Ursache auf.

Der erste schriftliche Bericht über ein Ansteigen der Zahl der Kinder mit den charakteristischen Gliedmaßenfehlbildungen erschien im September 1961. Der Direktor der Städtischen Kinderklinik in Krefeld, Prof. Dr. HANS-RUDOLF WIEDEMANN (geb. 1915), beschrieb dreizehn Fälle von Gliedmaßenfehlbildungen, die er in den letzten zehn Monaten in seiner Klinik beobachtet hatte. Die Durchsicht des Diagnosenregisters und des Krankenblattarchivs ergab, dass diese Missbildungsart dagegen in den vorangegangenen Jahren kaum vorgekommen war. WIEDEMANN zog auch bei anderen Kliniken Erkundungen ein und erhielt aus der gesamten Bundesrepublik Berichte über weitere Fälle von Extremitätenfehlbildungen [9].

Der Verdacht, dass Atombombenversuche dafür verantwortlich gemacht werden müssten, konnte im Laufe des Jahres 1961 widerlegt werden, da sich die so genannte Missbildungsepidemie auf das Gebiet der Bundesrepublik Deutschland konzentrierte, während weder in der DDR noch in der Schweiz oder in Belgien eine Zunahme der Gliedmaßenfehlbildungen beobachtet worden war.

Mit Untersuchungen über die Zunahme der Kindesfehlbildungen befassten sich: Prof. WILHELM KOSENOW (geb. 1920) und Dr. RUDOLF ARTUR PFEIFFER (geb. 1931) von der Kinderklinik der Universität Münster, Dr. WIDUKIND LENZ in Hamburg, die Orthopäden Prof. GERHARD EXNER (geb. 1915) und Dr. HANS WEGERLE (geb. 1926) von der Universitätsklinik Marburg, der Humangenetiker Prof. HEINZ WEICKER (geb. 1918) in Bonn sowie Prof. HANS-RUDOLF WIEDEMANN, der inzwischen an die Kieler Universitätskinderklinik gewechselt war. Einige dieser Forscher standen untereinander in Kontakt.

Widukind Lenz und seine Recherchen

LENZ war im Juni 1961 darauf aufmerksam gemacht worden, dass sich die Fälle von Gliedmaßenfehlbildungen bei Neugeborenen häuften. Der Rechtsanwalt KARL-HERMANN SCHULTE-HILLEN erbat seine Hilfe, um den Grund für die Fehlbildung seines Sohnes herauszufinden. SCHULTE-HILLEN, dessen Schwester gleichfalls eine Tochter mit ähnlichen Fehlbildungen zur Welt gebracht hatte, berichtete über weitere ihm bekannt gewordene Fälle in der Umgebung seines Heimatortes Menden, was ein von LENZ kontaktierter Arzt in Menden bestätigen konnte. Im August 1961 fuhr LENZ nach Münster, um sich mit Prof. KARL-HEINZ DEGENHARDT (geb. 1920) vom Humangenetischen Institut und Prof. WILHELM KOSENOW von der Universitätskinderklinik auszutauschen. Er erfuhr, dass DEGENHARDT bereits mit Unterstützung der Mendener Gesundheitsbehörde die Zahl der Kindesfehlbildungen feststellen ließ. LENZ begann daraufhin mit der Durchsicht der Geburtsbücher zweier großer Hamburger Entbindungskliniken der Jahrgänge 1960 und 1961. Aus einer früheren Untersuchung lagen ihm bereits Vergleichszahlen für die Jahre 1930 bis 1958 vor. Auch in Hamburg hatten die Fälle von Gliedmaßenfehlbildungen zugenommen. Im Herbst 1961 konzentrierte sich die Suche einiger Forscher, mit denen LENZ in Kontakt stand, bereits auf die *„Annahme eines toxischen, höchstwahrscheinlich oral aufgenommenen Faktors"* [10]. KOSENOW und PFEIFFER, WEICKER und WIEDEMANN zogen Detergenzien im Spülmittel, ins Trinkwasser gelangte Insektizide, Nahrungsmittelzusätze und auch Arzneimittel in Betracht.

Bei seinen retrospektiven Untersuchungen, d.h. der Befragung betroffener Mütter über Ernährungsweise, Lebensumstände und Arzneimitteleinnahme während der Schwangerschaft, fiel LENZ Anfang November 1961 auf, dass mehrmals die Einnahme von Contergan-Tabletten in den ersten Schwangerschaftsmonaten angegeben worden war. LENZ erkundigte sich daraufhin gezielt nach einer Arzneimitteleinnahme während der Frühschwangerschaft und inspizierte, sofern man es ihm erlaubte, die Hausapotheken. Am 10. November 1961 interviewte LENZ zum zweiten Mal die Ehefrau eines Arztes, die während ihrer gesamten Schwangerschaftsdauer regelmäßig Contergan forte eingenommen und im Herbst 1959 in der Praxis ihres Mannes mit einer Ärztebesucherin der Fa. Grünenthal über ihre Schlafstörungen gesprochen hatte. Die Firmenvertreterin hatte ihr jedoch versichert, dass Contergan „völlig unschädlich" sei, weshalb die Arztgattin dieses Arzneimittel auch während ihrer späteren Schwangerschaft einnahm. Die im Dezember 1960 geborene Tochter verstarb infolge ihrer Fehlbildungen kurz nach der Geburt. Kurz darauf traten bei der Ehefrau des Arztes erstmals polyneuritische Beschwerden auf. Nachdem eine Vertreterin der Fa. Grünenthal im Frühjahr 1961 darauf hingewiesen hatte, dass es bei langfristiger Einnahme von Contergan und Contergan forte gelegentlich zu Nervenschädigungen kommen könne, vermutete die Arztgattin einen Zusammenhang zwischen ihrer häufigen Schlafmitteleinnahme während der Schwangerschaft und den Fehlbildungen ihrer verstorbenen Tochter; ihr Ehemann hielt dies jedoch für abwegig. Lenz hatte die Vermutung im Sommer 1961 gleichfalls noch für unwahrscheinlich gehalten, jedoch damals notiert [11].

Am 12. November 1961 führte er ein Gespräch mit den Eltern eines Jungen, der im Juli 1960 wegen schwerer Fehlbildungen in die Hamburger Universitätskinderklinik aufgenommen worden war, in der Lenz als Kinderarzt beschäftigt war. Die Eltern des mittlerweile verstorbenen Kindes berichteten Lenz, sie hätten durch einen Artikel in der Zeitschrift „Der Spiegel" im August 1961 erfahren, dass Contergan zu Nervenschäden führen könne und das Arzneimittel somit eine schädliche Wirkung besäße [12]. Da die Ehefrau zu Beginn ihrer Schwangerschaft jeden Abend eine halbe oder eine ganze Tablette Contergan forte eingenommen hatte, müsste dies die Ursache der Fehlbildungen ihres Sohnes gewesen sein.

Lenz berichtete am 13. November 1961 auf der morgendlichen Ärztebesprechung in der Universitätskinderklinik Hamburg über seine Analysen; der Direktor der Kinderklinik Prof. Dr. Karl-Heinz Schäfer (1911–1985) ordnete an, dass einer der angestellten Ärzte, Dr. Klaus Knapp, Lenz bei seinen Erhebungen unterstützen sollte. Lenz und Knapp suchten innerhalb der nächsten Tage weitere ihnen bekannte betroffene Familien auf und fragten gezielt, welche Arzneimittel in der Frühschwangerschaft eingenommen worden waren.

Bereits zwei Tage später waren Lenz vierzehn derartige Fälle bekannt, bei denen die Mutter eines mit Gliedmaßenfehlbildungen geborenen Kindes in der Frühschwangerschaft mit Sicherheit oder mit großer Wahrscheinlichkeit Contergan angewendet hatte; Kontrollbefragungen bei Müttern gesunder Kinder ergaben hingegen, dass diese Frauen das Arzneimittel nicht eingenommen hatten. Lenz hielt daher einen ursächlichen Zusammenhang zwischen Conterganeinnahme während der Frühschwangerschaft und den Kindesfehlbildungen für sehr wahrscheinlich. Dies teilte er am 15. November 1961 dem Forschungsleiter der Fa. Grünenthal telefonisch mit [13]. Da das Arzneimittelunternehmen jedoch nicht zur Rücknahme der Thalidomidpräparate vom Markt bereit war, warnte Lenz am 19. November 1961 auf der Düsseldorfer Tagung der Rheinisch-Westfälischen Kinderärztevereinigung in Form einer Diskussionsbemerkung vor einem *„weitverbreiteten Medikament"* [14].

Zu diesem Zeitpunkt war sich Lenz zwar darüber im Klaren, dass sein Material wissenschaftlichen Ansprüchen noch nicht genügte, er hielt es jedoch für seine Pflicht als Arzt, seine Vermutung öffentlich zu äußern, da der Hersteller nicht zur Rücknahme thalidomidhaltiger Arzneimittel bereit war und infolgedessen nur die Möglichkeit einer öffentlichen Warnung blieb. So bemerkte Lenz in seinem Diskussionsbeitrag vom 19. November 1961 zur wissenschaftlichen Bedeutung seiner Forschungsergebnisse: *„Ein ätiologischer Zusammenhang zwischen der Aufnahme der Substanz und den Fehlbildungen ist durch nichts bewiesen. Vom wissenschaftlichen Gesichtspunkt aus wäre es daher verfrüht, darüber zu sprechen. Ein Zusammenhang ist aber denkbar. Als Mensch und Staatsbürger kann ich es daher nicht verantworten, meine Beobachtungen zu verschweigen"* [15].

Für die frühzeitige Bekanntmachung seines Verdachts wurde LENZ später von Kollegen kritisiert [16]. Sein engagiertes Handeln hat jedoch maßgeblich dazu beigetragen, dass am 27. November 1961 in der Bundesrepublik Deutschland alle Thalidomidpräparate aus dem Handel genommen wurden.

Doch auch nach der Rücknahme thalidomidhaltiger Arzneimittel vom Markt wendeten werdende Mütter Thalidomidpräparate während des zweiten Schwangerschaftsmonats weiter an. Es handelte sich hierbei um Arzneimittel, die bereits in die Hausapotheken gelangt waren. Vielen Frauen war nicht bekannt, dass nicht nur Contergan und Contergan forte, sondern auch die thalidomidhaltigen Kombinationspräparate Grippex und Aldosediv zu Fehlbildungen führen konnten. So kam es, dass in der Bundesrepublik noch insgesamt 81 geschädigte Kinder geboren wurden, obwohl Contergan längst vom Markt genommen worden war.

Das Strafverfahren

Die Aachener Staatsanwaltschaft setzte im Dezember 1961 ein Ermittlungsverfahren gegen die Fa. Grünenthal in Gang, dessen Ergebnisse dazu führten, dass am 13. März 1967 Anklage gegen den geschäftsführenden Gesellschafter der Fa. Grünenthal sowie acht – teilweise ehemalige – leitende Angestellte des Arzneimittelunternehmens erhoben wurde [19]. Die Anklageschrift warf diesen Personen in Bezug auf die Nervenschädigungen fahrlässige und vorsätzliche Körperverletzung vor, in Bezug auf die Fehlbildungen fahrlässige Körperverletzung, teilweise mit Todesfolge, ferner Verstoß gegen einige Bestimmungen des Arzneimittelgesetzes von 1961 [4]. Nach Abtrennung des Verfahrens gegen den geschäftsführenden Gesellschafter wurde am 27. Mai 1968 in Alsdorf bei Aachen die Hauptverhandlung im Contergan-Strafverfahren eröffnet, die am 18. Dezember 1970 nach insgesamt 283 Prozesstagen mit der Einstellung des Strafverfahrens endete. Vorangegangen war der Abschluss eines Vergleichsvertrages zwischen der Fa. Grünenthal und den Vertretern des Bundesverbandes der Eltern körpergeschädigter Kinder – Contergankinder-Hilfswerk e.V. Die Fa. Grünenthal verpflichtete sich in dem Vertrag vom 10. April 1970 zur Zahlung von 100 Millionen DM nebst Zinsen an die durch thalidomidhaltige Arzneimittel geschädigten Kinder. Der Bundestag verabschiedete im November 1971 das „Gesetz über die Errichtung einer Stiftung Hilfswerk für behinderte

Tabelle 2. Registrierte Thalidomidgeschädigte in der Bundesrepublik Deutschland

Monat	1956	1957	1958	1959	1960	1961	1962	1963	1964	1965	1966	1967
Januar			1	6	16	73	152	3				
Februar			1	2	19	83	131	1				
März		1		5	18	108	138	2	1			
April			1	7	21	106	149	1				
Mai			1	9	31	124	127			1	1	1
Juni			2	8	41	143	95					
Juli				8	32	134	68	2				
August			4	6	45	133	34					1
September			4	13	59	170	10					
Oktober			1	10	63	159	7					
November			4	9	46	158	10					
Dezember	1		5	14	59	144	6					
Insgesamt	1	1	24	97	450	1515	927	9	1	1	1	2

Tabelle 2 wurde übernommen von LENZ (1988), S. 205. Aus der Tabelle geht hervor, dass fast ein Drittel der in der Bundesrepublik Deutschland geborenen Thalidomidgeschädigten nach der Rücknahme der Thalidomidpräparate aus dem Handel zur Welt kamen. Die Tabelle verzeichnet indessen nur Thalidomidgeschädigte, die im Jahre 1988 noch lebten; insgesamt waren es 3049. Vgl. LENZ (1988), S. 203–215, insbes. S. 205.

Kinder", dessen Inkrafttreten Bundesjustizminister GERHARD JAHN am 31. Oktober 1972 bekanntgab. Aus dem Fonds dieser Stiftung, der neben den von der Fa. Grünenthal eingebrachten 100 Millionen DM nebst Zinsen aus Bundesmitteln besteht, erhalten ca. 2 600 thalidomidgeschädigte Personen Rentenzahlungen je nach Ausmaß ihrer Behinderung [20, 21].

Literatur und Quellen

1. Zur Geschichte des Contergans siehe Kirk B (1999) Der Contergan-Fall: eine unvermeidbare Arzneimittelkatastrophe? Zur Geschichte des Arzneistoffs Thalidomid. Stuttgart
2. Zur Lenz'schen Biographie siehe Lenz W (1990) Living History-Biography: Nature and Nurture. American Journal of Medical Genetics 37:356–361
3. Die Geschichte der Firma Grünenthal wurde in der Hauszeitschrift „Die Waage" 35 (1996), 2, S 45–88 dargestellt.
4. Vgl. Anklageschrift des leitenden Oberstaatsanwaltes beim Landgericht Aachen, 4 Js 987/61, Bd I, Privatarchiv Dr. J.P. Havertz
5. Zeugenaussagen R. Voss ebenda
6. Schreiben eines leitenden Angestellten vom 13. Mai 1960 an den Leiter des Verkaufsbüros in Essen, Anklageschrift I, S 82
7. Kirk B (1999), wie [1], S 57
8. Weidenbach A (1959) Totale Phokomelie. Zentralblatt für Gynäkologie 81: 2049
9. Wiedemann H-R (1961) Hinweis auf eine derzeitige Häufung hypo- und aplastischer Fehlbildungen der Gliedmaßen. Die Medizinische Welt 12: 1863–1866
10. Knapp K, Lenz W (1963) Untersuchungen über Contergan in der Ätiologie der Fehlbildungen. Methodik der Information in der Medizin 2 H 2:50
11. Lenz W (1992) Die Thalidomid-Embryopathie. Persönliche Begegnungen mit dem Problem. In: Benatar N, Hoffmann R, Brüser P (Hrsg.) Dieter Buck-Gramcko. Eine Festschrift zum 65. Geburtstag. Erlangen, S 259–276
12. N.N. (1961) Schlafmittel: Zuckerplätzchen forte. Der Spiegel 15 Nr. 34:59–60
13. Siehe Zeugenaussage Lenz vom 5. März 1963, Nordrhein-Westfälisches Hauptstaatsarchiv, Zweigarchiv Schloss Kalkum, Gerichte Rep. 139, Bd 171, S 363–379
14. Bundesarchiv Koblenz, B189/11733, Diskussionsbemerkung von Privatdozent Dr. W. Lenz, Hamburg, zu dem Vortrag von R.A. Pfeiffer und W. Kosenow: Zur Frage der exogenen Entstehung schwerer Extremitätenmißbildungen. Tagung der Rheinisch-Westfälischen Kinderärztevereinigung in Düsseldorf am 19.11.1961
15. ebenda
16. Persönliche Mitteilung von Prof. W. Lenz in einem Gespräch mit Beate Kirk vom 9. Juni 1994
17. Interagency Coordination in Drug Research and Regulation. Hearings before the Subcommitee on Reorganisation and International Organizations of the Commitee on Government Operations. United States Senate, 87th Congress, Second Session, Agency Coordination Study, August 1 and 9, 1962, Opart I, Washington 1963, S 80

18. Schreiben von Dr. Frances Kathleen Oldham Kelsey vom 10. Juni 1997 an B. Kirk
19. N.N. (1967) Anklage im Contergan-Verfahren. Deutsche Apotheker Zeitung 107:385
20. Böhm D (1973) Die Entschädigung der Contergan-Kinder. Abriß und Leitfaden für die Eltern der Contergan-Kinder und Kommentar und Materialsammlung zum Gesetz über die Errichtung einer Stiftung Hilfswerk für behinderte Kinder. Siegen
21. Schreiben der Stiftung „Hilfswerk für behinderte Kinder" vom 3. März 1997 an B. Kirk
22. Vgl. Kirk (wie Anm. 1) und Stapel U (1987) Die Arzneimittelgesetze 1961 und 1976. Stuttgart (Quellen und Studien zur Geschichte der Pharmazie, 43)
23. Vgl. auch Seitz R (2001) Ein Comeback für Thalidomid? Deutsche Apotheker-Zeitung 141:3550–3551

1.2 Die Contergan-Epidemie
Ein Beispiel für das Versagen von Staat, Ärzteschaft und Wissenschaft?

K.-D. THOMANN

Mit der Einführung des Beruhigungsmittels Thalidomid (Contergan) im Jahre 1957 nahm die folgenschwerste Arzneimittelkatastrophe des 20. Jahrhunderts[1] ihren Lauf. Das neue Medikament wirkte beruhigend, es erwies sich im Tierversuch als atoxisch, die ersten Anwendungen am Menschen ließen keine Nebenwirkungen erkennen. Contergan wurde ab 1. Oktober 1957 rezeptfrei in den Apotheken verkauft. Die Herstellerfirma[2] empfahl die Einnahme des Medikamentes unter anderem bei Nervosität, Wechseljahrsbeschwerden, leichter sexueller Erregbarkeit der Frau, klimakterischen Beschwerden, Schlafstörungen, Affektlabilität, Angst und Kontaktschwäche (Abb. 1). Auch Schmerz- und Hustenmitteln wurde es zugesetzt.

Innerhalb kurzer Zeit wurde Thalidomid ein wirtschaftlicher Erfolg, Ärzte verordneten es freizügig, auch in der Selbstmedikation spielte es eine bedeutende Rolle. Contergan eroberte einen sehr großen Anteil des Beruhigungsmittelmarktes in Westdeutschland. Das Medikament war nur scheinbar frei von Nebenwirkungen, es schädigte die Nerven und beeinflusste die Entwicklung des Embryos. Je nach dem Zeitpunkt der Einnahme störte es die Ausbildung der Extremitäten, des Schädels und der inneren Organe. Waren lebenswichtige Organe betroffen, dann starb der Embryo ab, hemmte das Thalidomid die Entwicklung der Extremitäten, dann kamen fehlgebildete Kinder zur Welt. 1958 wurden 24 geschädigte Kinder geboren, die Zahl schnellte im Jahr 1961 auf 1515 hoch, um ein Jahr später wieder auf knapp Tausend abzusinken. In Deutschland wurden ungefähr 5000 Kinder mit Conterganschäden geboren, bis heute sind noch 2500 Menschen von den Folgen betroffen.

Als Contergan und alle anderen thalidomidhaltigen Arzneimittel am 26. November 1961 aus dem Handel gezogen wurden, war das ganze Ausmaß der Arzneimittelkatastrophe noch nicht absehbar. Für weitere neun Monate wurden Kinder mit fehlgebildeten Gliedmaßen,

---

[1] Kirk, B.: Der Contergan-Fall: eine unvermeidliche Arzneimittelkatastrophe? Zur Geschichte des Arzneistoffs Thalidomid. (Greifswalder Schriften zur Geschichte der Pharmazie und Sozialpharmazie, hrsg. v. C. Friedrich). Stuttgart 1999.
[2] Vgl. Anzeigen der Fa. Grünenthal in der Hauszeitschrift „Die Waage" 1 1959/1960.

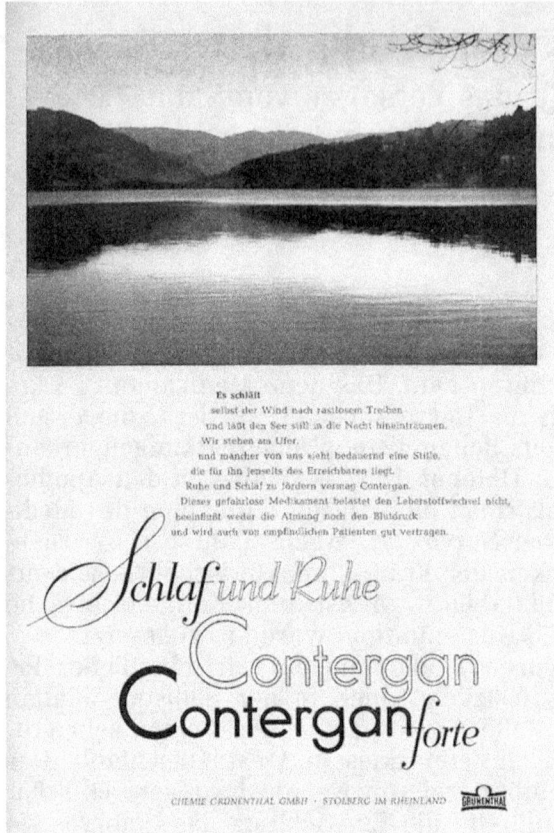

Abb. 1. Contergan-Werbung, Die Waage, Heft 2, 1959

Behinderungen der Sinnesorgane und neurologischen Störungen geboren. Endlich, am 25. Juli 1962 hatte der Spuk ein Ende.

Prozesse wurden geführt, Bücher geschrieben, Filme gedreht, heute ist das Medikament in einigen Ländern zur Behandlung der Lepra und bösartiger Erkrankungen zugelassen. Obwohl in mehr als vierzig Jahren viele Einzelheiten der Katastrophe aufgeklärt wurden, sind bis heute viele Fragen nicht beantwortet.

Versagten die staatlichen Aufsichtsbehörden?

Wie konnte nur ...? Wie konnte die Firma Grünenthal nur ein Medikament auf den Markt bringen, ohne zu wissen, ob es den Embryo schädigen würde? Wie konnten die Mütter wegen unerheblicher Befindensstörungen ein Beruhigungsmittel einnehmen? Wie konnten Ärzte das anfänglich rezeptfrei zu erhaltende Medikament verordnen? Warum schlugen die Krankenkassen keinen Alarm, als sie für immer mehr behinderte Kinder die Kosten der Behandlung aufbringen mussten? Wie konnte es passieren, dass tausende von behinderten Kindern geboren wurden, ohne dass den verantwortlichen Mitarbeitern eines hoch entwickelten Gesundheitswesens das Unübersehbare offensichtlich wurde. Tuberkulöse und Syphilitiker wurden registriert, gemeldet und notfalls mit staatlichem Zwang behandelt. Der gleiche Staat – vom Gesundheitsamt bis zum zuständigen Ministerium – schien offensichtlich die Augen vor der schwersten gesundheitlichen Bedrohung der Bevölkerung zu verschließen. Die vielfältigen Versäumnisse mögen als Anscheinsbeweis dafür dienen, dass die staatlichen Aufsichtbehörden ihre Pflicht, die Gesundheit der Bevölkerung zu schützen, sträflich vernachlässigt haben.

Wäre es nicht möglich gewesen, die sich anbahnende Entwicklung frühzeitig zu erfassen? Mehr als eine Generation nach den Ereignissen fällt uns die Antwort leicht: Durch Zusammenarbeit von Wissenschaft, Ärzten und staatlichen Institutionen hätte man die Häufung gleichartiger Fehlbildungen rasch erkennen, die Ursache finden und viele Menschen vor einer Behinderung schützen können.

Doch lösen wir uns einen Moment von selbstgefälligen Annahmen, vergessen wir die Schuldzuweisungen und versetzen wir uns in das Frühjahr 1958. Seit einem knappen halben Jahr war Contergan rezeptfrei in den Apotheken erhältlich. Die ersten Schwangeren trugen ihre behinderten Kinder aus. Offensichtlich füllte das Medikament eine Marktlücke aus. Die Menschen hatten sich langsam von den Schrecken des zweiten Weltkrieges erholt, die Trümmer waren aus den einst zerstörten Städten beseitigt und langsam normalisierte sich das Leben. Die jüngere Generation suchte nachzuholen, was ihr verwehrt worden war und die steigende Geburtenrate mag als Ausdruck der erhofften besseren Zukunft interpretiert werden. Allerdings lastete die drückende Stimmung des Kalten Krieges auf der Bevölkerung.

Erzeugen Atombombenversuche Missbildungen?

Die von Ost und West unvermindert fortgeführten Atomwaffenversuche beunruhigten die Bevölkerung. Nach den Atombombenabwürfen des Jahres 1945 konnte an einem Zusammenhang zwischen Radioaktivität und der Entstehung von Missbildungen auch beim Menschen nicht mehr gezweifelt werden. Die Atombombenversuche schürten die Befürchtung, dass die Zahl missgebildeter Neugeborener zunehmen könnte. Die in der Bevölkerung latent vorhandene Angst bekam durch die Beobachtungen des Bayreuther Kinderarztes Dr. KARL BECK[3] neue Nahrung. Am 10. Mai 1958 erschien in der Schwäbischen Landeszeitung ein großer Aufsatz[4], in dem die Be-

---

[3] Beck, K.F.: Missbildungen und Atombombenversuche. Stuttgart 1958.
[4] N.N.: Zum Schutz der Ungeborenen. In: Schwäbische Landeszeitung, 10. 5. 1958.

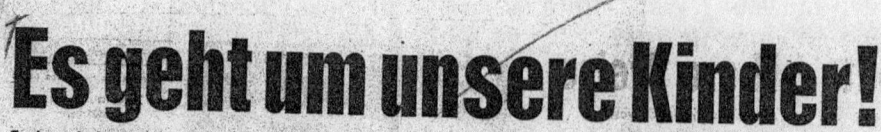

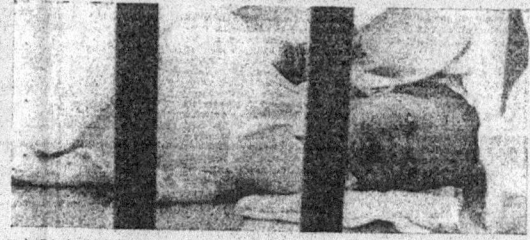

Abb. 2. Welt der Arbeit 16.5.1958

obachtungen des ehemaligen Chefarztes einer Kinderklinik ausführlich dargestellt wurden. BECK glaubte durch eigene Untersuchungen nachgewiesen zu haben, dass die Zahl der missgebildeten Kinder sich im vorangegangenen Jahr im Vergleich zur Vergangenheit verdreifacht hatte. BECK sah Fehlbildungen der Wirbelsäule und der Extremitäten bei Neugeborenen wesentlich häufiger als früher. Auf der Suche nach den Ursachen lenkte Beck seine Aufmerksamkeit auf die 13 Atombombenversuche, die zwischen Juni und Oktober 1956 stattfanden. Er glaubte festgestellt zu haben, dass die Empfängniszeit der Mütter, die missgebildete Kinder gebaren, in engem zeitlichen Zusammenhang mit den Atombombenversuchen stand. Der Autor des Zeitschriftenaufsatzes brachte den vermuteten Zusammenhang auf einen einfachen Nenner: „Immer wenn Atombomben explodieren, wurden kurz darauf im Bereich der fränkischen Klinik Embryos geschädigt, um sieben bis acht Monate später als missgebildete Kinder geboren zu werden!"

Wenige Tage später griff die unter Gewerkschaftlern weit verbreitete „Welt der Arbeit" die Vermutungen BECKS über die Zunahme der Fehlbildungen auf: „Mit den Neugeborenen stimmte etwas nicht. Es gab jetzt eine Missbildung nach der anderen. An jedem Bettchen weinte eine verzweifelte Mutter, klagte ein ratloser Vater das Schicksal an, das gesunden Eltern ein missgebildetes oder von Geburt her krankes Kind in die Wiege gelegt wurde"[5] (Abb. 2). Die Untersuchungen BECKS schlugen hohe Wellen. Obwohl seine Annahmen kurzfristig weder bestätigt noch entkräftet werden konnten, spiegelten sie ein

---

[5] N.N.: Es geht um unsere Kinder! In: Welt der Arbeit 16.5.1958.

weit verbreitetes Misstrauen wider. Seit Jahren erschienen in kurzer Folge Artikel, die über die Gefahren der Atombombenversuche berichteten und von Rundfunk und Fernsehen übernommen wurden.

Der Bundestag wird eingeschaltet

ERICH MENDE, Fraktionsvorsitzender der FDP im Bundestag, griff die Vermutungen BECKS auf und machte diese am 14. Mai 1958 zum Thema einer Anfrage im Bundestag[6] (Abb. 3). Die Bundesregierung wurde ersucht, Erhebungen anzustellen, ob die „Zahl der Missgeburten (Lebend- und Totgeburten)" seit 1950 zugenommen habe und ob ein Zusammenhang mit der Einwirkung radioaktiver Strahlung bestünde. MENDE wusste, dass die Freien Demokraten ein „heißes Eisen" angepackt hatten; aus der in der Bundesrepublik geführten Diskussion hätten sich auch Differenzen mit den westlichen Bündnispartnern ergeben können. MENDE sprach sich mit den anderen Bundestagsfraktionen ab, das Thema nicht im Plenum zu diskutieren, um keine „zusätzliche Beunruhigung der Frauen hervorzurufen, wie das bereits durch zahlreiche Veröffentlichungen illustrierter Zeitschriften geschehen sei".[7]

Da das Bundesgesundheitsministerium erst 1962 eingerichtet wurde, oblag die Bearbeitung der Anfrage der Gesundheitsabteilung des Bundesministeriums des Inneren. Ursprünglich wurde dem zuständigen Ministerium nicht viel Zeit eingeräumt, der Bundestag sollte bereits bis Ende November 1958 über das Ergebnis informiert werden. Der zuständige Sachbearbeiter Dr. ZOLLER zog zuerst das Statistische Bundesamt zu Rate und erhielt die Antwort[8], dass die wissenschaftliche Literatur die gestellte Frage nicht beantworten könnte. Immerhin verwies das Amt auf die Arbeit eines jungen Arztes, WIDUKIND LENZ, der im gleichen Jahr auf dem Internistenkongress über Missbildungen referiert hatte[9] und enttäuscht feststellen musste, dass „trotz aller bisherigen Nachforschungen ... nur bei einem geringen Teil der menschlichen Missbildungen die eigentlichen Ursachen" bekannt seien. Eine Vorbeugung sei kaum möglich.

Angesichts der für die Beantwortung der Anfrage zur Verfügung stehenden kurzen Zeitspanne befand sich die zuständige Abteilung in einem Dilemma. Beantwortete sie die Anfrage nur formal, dann wäre

---

[6] Antrag der Fraktion der FDP betr. Zunahme von Missgeburten. Dt. Bundestag, 3. Wahlperiode, Drucksache 386.
[7] N.N.: Keine Debatte über Missgeburten. In: Frankfurter Rundschau, 20.5.1958.
[8] Statistisches Bundesamt an Dr. Zoller v. 9.6.1958. Bundesarchiv Koblenz, B 142–474.
[9] Lenz, W.: Die Abhängigkeit der Missbildungen vom Alter der Eltern. Auszug aus dem Vortrag der 64. Tagung der Dt. Gesellschaft für innere Medizin, 19.4.1958. Bundesarchiv Koblenz, B 142-474.

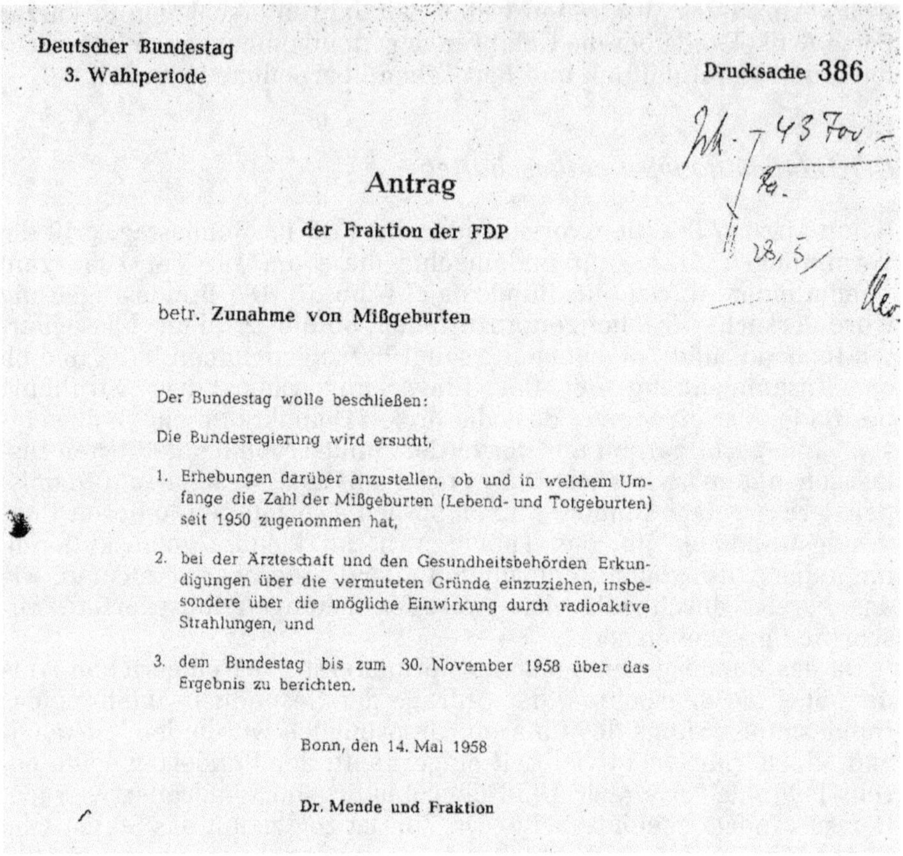

> **Deutscher Bundestag**
> **3. Wahlperiode**
>
> Drucksache 386
>
> ## Antrag
>
> der Fraktion der FDP
>
> betr. Zunahme von Mißgeburten
>
> Der Bundestag wolle beschließen:
>
> Die Bundesregierung wird ersucht,
>
> 1. Erhebungen darüber anzustellen, ob und in welchem Umfange die Zahl der Mißgeburten (Lebend- und Totgeburten) seit 1950 zugenommen hat,
>
> 2. bei der Ärzteschaft und den Gesundheitsbehörden Erkundigungen über die vermuteten Gründe einzuziehen, insbesondere über die mögliche Einwirkung durch radioaktive Strahlungen, und
>
> 3. dem Bundestag bis zum 30. November 1958 über das Ergebnis zu berichten.
>
> Bonn, den 14. Mai 1958
>
> Dr. Mende und Fraktion

Abb. 3. Antrag der FDP, 14.5.1958

dieser wahrscheinlich Genüge getan –, die Aussagekraft wäre aber gering gewesen. Nahm sie die Anfrage ernst, dann war der Zeitrahmen bei weitem zu eng gezogen. Dr. ZOLLER wollte sich absichern und legte die Unterlagen Bundesinnenminister SCHRÖDER[10] vor. Dieser wies die Gesundheitsabteilung an, detaillierte Erhebungen über die Missbildungen der letzten Jahre in allen elf Bundesländern zu veranlassen. Der Beschluss des Bundestages und die Anweisung des Innenministers trafen nicht auf ungeteilte Zustimmung. Kritik wurde von ärztlicher Seite geäußert. Dem Berliner Gynäkologen Prof. GESENIUS, Chefarzt des Martin Luther-Krankenhauses in Berlin, schien es nur schwer verständlich, „dass der Antrag der FDP vom Bundestag ohne Begründung und Aussprache einstimmig angenommen" worden sei. Er fragte: „Hätten nicht auch Laien sich sagen sollen, dass man eine so diffizile wissenschaftliche Frage erste einmal an zuständiger

---

[10] Bericht des Referates IV A 3 an den Innenminister v. 11.6.1958. Bundesarchiv Koblenz, B 142-474.

Stelle prüfen lässt, ehe man einen ganzen Dienststellen-Apparat in Bewegung setzt?"[11] Als GESENIUS seine Kritik formulierte, waren die ersten „Contergankinder" bereits geboren.

Erhebungen in elf Bundesländern

Im August 1958 wurden alle elf für die Gesundheit zuständigen Landesministerien aufgefordert,[12] die Frage eingehend zu prüfen. Diese Aufgabe gestaltete sich angesichts fehlender Daten nicht einfach. In Baden-Württemberg wurden die Hebammentagebücher durchgesehen und die großen Frauenkliniken angeschrieben. In Stuttgart[13] wurden alle Entbindungen seit 1915 statistisch ausgewertet, danach konnte „von einer Zunahme der Missgeburten nicht gesprochen" werden. In Bayern[14] wurde die Anfrage mit besonderer Sorgfalt bearbeitet, hatte doch ein Bayreuther Arzt den Stein ins Rollen gebracht. Neben den Kliniken hatten auch alle 53 ärztlichen Kreisverbände Erhebungen anzustellen. Die Geburten wurden bis 1935 zurückverfolgt, ohne dass die ermittelten Zahlen Hinweise für eine Zu- oder Abnahme der Fehlbildungen ergeben hätten. An der Universitätsklinik in Erlangen und der Frauenklinik in Bamberg wurde eine Abnahme der Fehlbildungen festgestellt. Der eingeschaltete Obermedizinalausschuss hielt die Äußerungen BECKS „als Grundlage zu einer sachlichen Erörterung [für] unbrauchbar". Allerdings ließ man offen, ob die Atombombenversuche die Zahl der an Leukämie Erkrankten erhöht hätte. Der Münchner Merkur glaubte, Entwarnung geben zu können und titelte am 25.10.1958 einen entsprechenden Bericht: „Übertriebene Angst vor Missbildungen" (Abb. 4).

Die Umfragen in Hessen, Rheinland-Pfalz, dem Saarland und Niedersachsen erbrachten ähnliche Ergebnisse. In Nordrhein-Westfalen und Schleswig-Holstein[15] sah man sich mangels Zahlenmaterial nicht in der Lage, die Frage zu beantworten. Von einer Auswertung der Krankenkassenstatistiken versprach man sich keinen Aufschluss, da die auf den Krankenscheinen angegebenen Diagnosen sich „nach der Zweckmäßigkeit der Honorierungsfragen und nicht nach dem objektiven Befund" richteten. In den Stadtstaaten Bremen, Hamburg und Berlin stand dagegen ausreichend statistisches Material zur Verfü-

---

[11] H. Gesenius an das Innenministerium v. 16.10.1958. Bundesarchiv Koblenz, B 142-474.
[12] Bundesinnenministerium an die für das Gesundheitswesen zuständigen obersten Landesbehörden v. 7.8.1958. Bundesarchiv Koblenz, B 142-474.
[13] Baden-württembergisches Innenministerium an das Bundesinnenministerium v. 11.11.1958. Bundesarchiv Koblenz, B 142-474.
[14] Bayer. Staatsministerium des Inneren an das Bundesinnenministerium v. 12.11.1958. Bundesarchiv Koblenz, B 142-474.
[15] Innenministerium Schleswig-Holstein an das Bundesinnenministerium v. 10.11.1958. Bundesarchiv Koblenz, B 142-474.

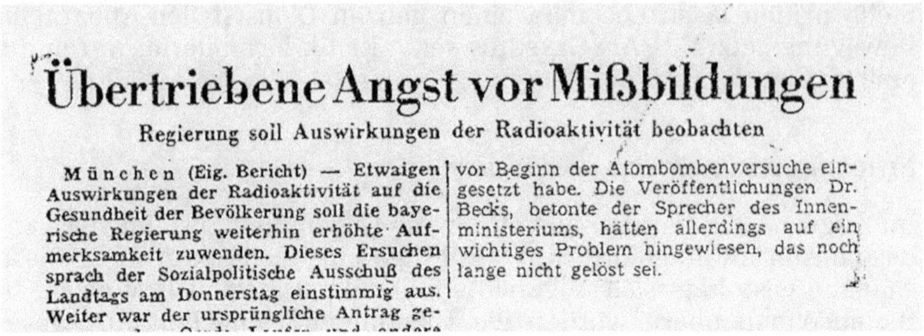

> **Übertriebene Angst vor Mißbildungen**
>
> Regierung soll Auswirkungen der Radioaktivität beobachten
>
> München (Eig. Bericht) — Etwaigen Auswirkungen der Radioaktivität auf die Gesundheit der Bevölkerung soll die bayerische Regierung weiterhin erhöhte Aufmerksamkeit zuwenden. Dieses Ersuchen sprach der Sozialpolitische Ausschuß des Landtags am Donnerstag einstimmig aus. Weiter war der ursprüngliche Antrag ge- vor Beginn der Atombombenversuche eingesetzt habe. Die Veröffentlichungen Dr. Becks, betonte der Sprecher des Innenministeriums, hätten allerdings auf ein wichtiges Problem hingewiesen, das noch lange nicht gelöst sei.

Abb. 4. Münchner Merkur, 25.10.1958

gung. Der Bremer Gesundheitssenator[16] konnte „eine Zunahme von angeborenen Missbildungen in den letzten drei Jahren" nicht beobachten. Die Auswertung der veröffentlichten Literatur über mehr als 600.000 Entbindungen in Berlin[17] ergab, dass die Zahl der Missbildungen nicht zugenommen hatte, sondern eher rückläufig" gewesen wäre. In Hamburg[18] hatte der Kinderarzt Dr. WIDUKIND LENZ mehr als 150.000 Geburten seit 1930 ausgewertet, seine Daten sprachen „nicht für eine Zunahme der Missbildungen in den letzten Jahren". LENZ ging sogar davon aus, dass eine „echte ...Abnahme der schweren Missbildungen" stattgefunden hätte. Die gleiche Schlussfolgerung zog LENZ[19] auch in einer Stellungnahme für das Bundesministerium für Atomenergie und Wasserwirtschaft.

Einen Mangel hatten die Hamburger Erhebungen, sie waren nicht aktuell. Die Gesundheitsbehörde der Stadt Hamburg bot Dr. ZOLLER im Oktober 1958 an, insgesamt 170.000 Geburtsbescheinigungen durchzusehen, die die Rubrik „sichtbare körperliche Fehler" enthielten. Die Behörde rechnete mit einem Aufwand von „ca. 250 Tagewerken" und bat das Bundesinnenministerium um einen Kostenzuschuss von 6000 DM. Nachdem sich das Statistische Bundesamt[20] nur zögerlich dafür ausgesprochen hatte und alle bisherigen Antworten negativ ausgefallen waren, verzichtete das Innenministerium auf das Angebot.

---

[16] Senator f.d. Gesundheitswesen (Bremen) an das Bundesinnenministerium v. 11.3.1959, Bundesarchiv Koblenz, B 142-474.
[17] Senator f.d. Gesundheitswesen (Berlin) an das Bundesinnenministerium v. 3.11.1958. Bundesarchiv Koblenz, B 142-474.
[18] Gesundheitsbehörde (Hamburg) mit Anlagen an das Bundesinnenministerium v. 3.10.1958, Bundesarchiv Koblenz, B 142-474.
[19] W. Lenz: Stellungnahme für das Bundesministerium für Atomkenernergie und Wasserwirtschaft. Anlage zum Schreiben des Ministeriums an das Innenministerium v. 15.11.1958, Bundesarchiv Koblenz, B 142-474.
[20] Statistisches Bundesamt an das Bundesinnenministerium v. 23.10.1958, Bundesarchiv Koblenz, B 142-474.

Das Ministerium befragte auch die Deutsche Gesellschaft für Gynäkologie über ihre Erfahrungen. Deren Vorsitzender, der Frankfurter Professor H. NAUJOKS[21], konnte keine Zunahme feststellen. Selbst wenn sich regional vermehrt Fehlbildungen nachweisen ließen, müssten außer radioaktiven Strahlen auch andere Gründe diskutiert werden, „so z. B. am Endes des Krieges mangelhafte Ernährung, Entbehrungen, Aufregungen, übermäßige Belastungen usw.". Aus kleinen Zahlen dürften keine weitgehenden Schlüsse gezogen werden.

Ein halbes Jahr, nachdem Dr. BECK die Diskussion angestoßen hatte, konnte weder eine Gesundheitsbehörde noch ein Ärztegremium die Thesen des Bayreuther Arztes bestätigen. Man warf ihm vor, die Bevölkerung grundlos beunruhigt zu haben. Das Thema hatte eine solche Breite erreicht, dass die Frankfurter Allgemeine Zeitung[22] ihren Lesern am 17.11.1958 mitteilte, Dr. BECK setze seine Untersuchungen zum Zusammenhang von Radioaktivität und Missbildungen der Embryos nicht fort. Grund hierfür sei neben seinem Alter die „unanständige Kritik" der Öffentlichkeit. Der Rückzug von BECK beendete die Diskussion nicht. Zudem war Beck zwischen die Mühlsteine der politischen Auseinandersetzung um die Wiederaufrüstung geraten. Die bereits zitierte „Welt der Arbeit" entsandte ihren Chefreporter[23] nach Bayreuth und veröffentlichte einen großen Aufsatz unter dem Titel: „Wie man Doktor BECK fertigmachte ... weil er sagte: Radioaktivität ist schuld an Missgeburten". Der Autor verwies auf die in der Bevölkerung verbreitete Angst vor Fehlbildungen und zitierte eine Landtagsabgeordnete: „Ich habe selbst eine Reihe von Ärzten befragt, die mir Dr. BECKS Feststellungen bestätigen konnten. Ja ich kenne Arztfamilien, die sich nicht trauen ein Kind zu wünschen, weil sie fürchten, dass es unter den herrschenden Gegebenheiten nicht gesund zur Welt kommt."

Für das Ministerium war die Resignation BECKS kein Anlass, die Untersuchungen abzubrechen. Im Dezember wurde der Bundestagspräsident um eine Fristverlängerung gebeten. Im Januar 1959 nahm endlich auch die Bundesärztekammer[24] Stellung. Der Vorsitzende der „Atomkommission" Dr. ECKEL konnte die Zunahme von Fehlbildungen Neugeborener nicht bestätigen, gleichwohl verwies er auf die ablehnende Haltung des Deutschen Ärztetages, der 1958 dringend eine Einstellung der Kernwaffenversuche gefordert hatte. Allerdings erwähnte ECKEL auch andere denkbare Ursachen für Fehlbildungen, zu berücksichtigen seien „neue zivilisatorische Belastungen" und „chemische Stoffe".

---

[21] H. Naujoks an das Bundesinnenministerium v. 28.10.1958, Bundesarchiv Koblenz, B 142-474.
[22] N.N.: Dr. Beck forscht nicht weiter. In: Frankfurter Allgemeine Zeitung 17.11.1958.
[23] Palm, R.D. in: Welt der Arbeit 28.11.1958.
[24] Bundesärztekammer an Bundesinnenministerium v. 16.1.1959, Bundesarchiv Koblenz, B 142-474.

Der Bundestag wird informiert:
Keine Zunahme von Missbildungen

Nach Abschluss der Ermittlungen verfasste ZOLLER den Bericht für den Deutschen Bundestag. Am 18. März 1959 wurden die Abgeordneten informiert. Die sorgfältige Aufarbeitung der eigens erhobenen Statistiken und der wissenschaftlichen Literatur war vorbildlich. Der Bericht[25] verzeichnete eine Zunahme der Missbildungshäufigkeit seit Anfang des Jahrhunderts, allerdings hätten die Fehlbildungen nach den Kriegen wieder abgenommen. Seit 1950 sei „nicht nur keine Zunahme, sondern an manchen Entbindungsanstalten sogar eine Abnahme der Missgeburtenhäufigkeit zu verzeichnen" gewesen. Ausführlich wurden wiederum die potentiellen Möglichkeiten der Fruchtschädigung diskutiert und dabei auch „chemische Noxen" angeführt, allerdings würde allgemein „die begründete Auffassung vertreten, dass es bisher beim Menschen kein äußeres Ereignis" gäbe, „durch das in den letzten zehn Jahren Missbildungen gehäuft entstanden sein könnten". Der Bericht schloss – bis auf besondere Einzelfälle – aus, dass radioaktive Strahlung als Ursache für die seit 1950 bekannt gewordenen Missbildungen in Frage kam. Angesichts der eindeutigen Ergebnisse wurde das Thema im Parlament nicht mehr diskutiert. Nach der Lektüre des Berichtes konnten die Abgeordneten sich sicher sein, dass dem künftigen Nachwuchs keine Gefahr drohte und diese Gewissheit auch in ihre Wahlkreise tragen. Verständliche Befürchtungen hatten sich als aufgebauschte Sensationsmache eines geltungssüchtigen Arztes erwiesen. Sollte tatsächlich ein behindertes Kind in ihrem Wahlkreis geboren werden, dann musste es sich um einen bedauerlichen Einzelfall handeln.

Fiktion und Wirklichkeit:
Eine Kommission der Deutschen Forschungsgesellschaft

Nach getaner Arbeit hätte das Ministerium nun die Akte schließen können. Aber trotz der in der Öffentlichkeit verbreiteten Sicherheit blieb eine nicht fassbare, untergründige Stimmung, die das Gefühl erzeugte, an den Vermutungen BECKS könne doch etwas Wahres sein. Die „Ärztlichen Mitteilungen"[26] berichteten ausführlich über das Ergebnis der Anfrage. Allerdings schlich sich in den Artikel ein sinnentstellender Schreibfehler ein. Nach Angabe des Ärzteblattes sei die

---

[25] Deutscher Bundestag 3. Wahlperiode, Drucksache 954: Bericht über die Häufigkeit und die Ursachen von Missgeburten in der Bundesrepublik Deutschland seit 1950.
[26] N.N.: Missgeburten und Missbildungen. Die Entwicklung in der Bundesrepublik seit 1950. Noch kein abschließendes Urteil über den Einfluss radioaktiver Strahlungen. In: Ärztl. Mitteilungen 44 1959, S. 550–553.

Bundesregierung der Ansicht, dass für die Entstehung von Missbildungen „ausschließlich Erbfaktoren" verantwortlich seien. Der Übertragungsfehler war für den bekannten Freiburger Pathologen Professor FRANZ BÜCHNER[27] Anlass, der Bundesregierung schwere Vorwürfe zu machen. Unter Hinweis auf internationale Forschungsergebnisse betonte BÜCHNER, „dass neben den genetischen Faktoren den peristatischen Faktoren, also denen der mütterlichen Umwelt" eine hohe Bedeutung zukomme. Die Bundesregierung gerate „in den Verdacht, über den heutigen Stand der wissenschaftlichen Diskussion sich nicht genügend unterrichtet zu haben". Das Verhalten der Bundesregierung könne in den internationalen Forschungszentren „nur großes Befremden auslösen, aber auch in der Bundesrepublik bei *den* Sachverständigen, die offenbar im vorliegenden Falle nicht gehört" worden seien. BÜCHER schloss, dass „das Ansehen der deutschen Wissenschaft durch eine solche Verlautbarung der Bundesregierung" gefährdet worden wäre. Nachdem das Schreiben BÜCHNERS an den Bundesinnenminister weitergeleitet worden war, wandte sich der Pathologe noch einmal persönlich an Minister SCHRÖDER[28]. Er verwies darauf, dass „die Fragen der Missbildungshäufigkeit und der Missbildungsentstehung ... nicht zur Ruhe kommen" würden: „Bei der Wichtigkeit dieser Fragen für unsere Volksgesundheit scheint es mir dringend erforderlich zu sein, dass unter der Initiative des Bundesinnenministeriums in Zusammenarbeit mit der Deutschen Forschungsgemeinschaft ein Arbeitskreis organisiert wird, der sich systematisch mit diesen Fragen beschäftigt und nach einiger Zeit über das Ergebnis exakter Untersuchungen berichtet, damit dem Bundesinnenministerium und der weiteren Diskussion zuverlässige Unterlagen zur Verfügung stehen. Vor einigen Monaten habe ich mir erlaubt, bei der Deutschen Forschungsgemeinschaft die Begründung eines solchen Arbeitskreises anzuregen." BÜCHNER bat SCHRÖDER, sein Anliegen zu unterstützen.

Im Innenministerium fiel die Anregung Büchners auf fruchtbaren Boden. Das Ministerium[29] dankte BÜCHNER für die Anregung und bat die DFG im September 1959, die „erforderlichen Untersuchungen und Arbeiten in geeigneter Weise einzuleiten". Die Diktion des Briefes lässt kaum daran zweifeln, dass das Ministerium bereit gewesen wäre, die Forschungen der DFG auch finanziell zu unterstützen. Die Mitarbeiter des Innenministeriums hatten alles in ihrer Macht Stehende getan, um die Fragen nach allen Seiten hin auszuleuchten, nun konnten sie erleichtert zur Kenntnis nehmen, dass ein auf die-

---

[27] F. Büchner an das Staatssekretariat des Bundeskanzleramtes (Dr. Dr. Janz) v. 2.6.1959. BA Koblenz B 142-474-II.
[28] F. Büchner an Bundesinnenminister Dr. Schröder v. 15.6.1959, BA Koblenz B 142-474-II.
[29] Bundesinnenministerium an F. Büchner v. 5.9.1959, BA Koblenz B 142-474-II.

sem Fachgebiet international ausgewiesener Forscher ihre Arbeit fortführen und die neuen Entwicklungen im Auge behalten würde. Als das Thema der Missbildungen im Herbst dieses Jahres innerhalb der Westeuropäischen Union diskutiert wurde, verwies das Ministerium[30] auf den Arbeitskreis der DFG und empfahl auch „den anderen Mitgliedsstaaten der WEU" entsprechende Kommissionen zu gründen.

Als BÜCHNER mit dem Ministerium korrespondierte, hatten in Deutschland ungefähr 100 Contergankinder das Licht der Welt erblickt. Hätte die DFG Ende 1959 tatsächlich einen Arbeitskreis gegründet, dann wäre den Mitgliedern die plötzliche Zunahme der Dysmelien nicht verborgen geblieben. Der vorgeschlagene Arbeitskreis existierte jedoch nur in der Vorstellung von BÜCHNER, in der Ministerialbürokratie wurde die imaginäre Einrichtung zu einer „Kommission" hochstilisiert, die den anderen europäischen Ländern als nachahmenswertes Beispiel empfohlen wurde.

Obwohl den Kinderärzten und Orthopäden die plötzliche Zunahme neugeborener Kinder mit Dysmelien nicht statistisch auffallen konnte, nahmen die Aufsätze zur Missbildungsfrage in der medizinischen Fachpresse zu. Diskutiert wurden vor allem äußere Einflüsse auf den Embryo[31] während der ersten drei Monate. In dieser Zeit sollte die Verabreichung bestimmter „Zellgifte" zu einem festgelegten Zeitpunkt immer wieder die Entwicklung der gleichen Organe beeinträchtigen. Erwogen wurden die fruchtschädigende Wirkung von Chinin, Vitaminüberdosierungen, Cortison, anderen zellwachstumshemmenden Medikamenten und Verhütungsmitteln[32]. Im April 1959 hielt der Dortmunder Frauenarzt Dr. SOERGEL einen Vortrag vor einer gynäkologischen Fachgesellschaft über die Bedeutung der Schwangerschaftsvorgeschichte für die Beurteilung angeborener Missbildung. Er warnte die anwesenden Frauenärzte: „Vorsicht mit Medikamenten in der Schwangerschaft". Im Herbst 1959 schloss der Kinderarzt HANS-RUDOLF WIEDEMANN[33] ein umfangreiches Manuskript Skelettanomalien ab, in denen die Conterganschädigungen noch nicht enthalten waren.

Obschon nicht mehr seine Aufgabe, registrierte Dr. Zoller die einschlägigen Fachartikel. Die Lektüre eines Aufsatzes des Assistenzarztes Dr. WITT[34] in der Zeitschrift „Der Landarzt" vom April 1960 beunruhigte den Ministerialbeamten. Im Titel „Vermehrtes Auftreten

---

[30] Vgl. Internes Schreiben betr. Note des Vereinigten Königreiches vom August 1959. Siehe auch: Bundesinnenministerium an F. Büchner v. 5.9.1959.

[31] Schubert, E.v: Über die Mängel der Missbildungsstatistiken aus geburtshilflichen Anstalten. In: Geburtshilfe und Frauenheilkunde 19 1959, S. 475–490.

[32] Durant-Wever, A.-M.: Empfängnisverhütung nicht Ursache von Missbildungen. In: Ärztl. Mitteilungen 44 1959, S. 1230–1232.

[33] Wiedemann, H.-R.: Die großen Konstitutionskrankheiten des Skeletts. Stuttgart 1960.

[34] Witt, H.-J.: Vermehrtes Auftreten von Missbildungen. In: Der Landarzt 36 1960, S. 372–375.

von Missbildungen" hatte der Autor offensichtlich das Fragezeichen vergessen. Oder postulierte er tatsächlich eine Zunahme? Witt sprach davon, dass man „vorläufig" nicht berechtigt sei, für die von ihm festgestellte „prozentuale Missbildungsfrequenz" der vergangenen zehn Jahre „einen bestimmten neuartigen exogenen Einfluss anzuschuldigen". ZOLLER wollte es genau wissen, er wandte sich im Oktober 1960[35] erneut an die DFG und bat um Auskunft, welche Ergebnisse der Arbeitskreis zur Missbildungshäufigkeit erzielt habe. Bei ernsthaftem Bemühen hätten die überlebenden 350 „Contergankinder" und die zahllosen Fehlgeburten nun nicht mehr übersehen werden können. Die nur wenige Tage später eintreffende Antwort[36] war enttäuschend. Man habe die Frage mehrfach erörtert und wollte einen epidemiologischen und experimentellen Arbeitskreis einrichten. Die Leitung sollte Prof. BÜCHNER übernehmen. Die Hoffnung des Innenministeriums, dass die von der Behörde angestoßenen Forschungen an kompetenter Stelle fortgeführt würden, hatte sich nicht erfüllt. Dabei nahm die Zahl der Neugeborenen mit Fehlbildungen von Tag zu Tag zu.

Im Januar 1961 wurde einer Hamburger Familie als zweites Kind ein Sohn ohne Arme geboren. Nachdem in Hamburg drei weitere Kinder mit ähnlichen Fehlbildungen zur Welt kamen, wandte sich der Vater[37] im Sommer 1961 an den Bundestagspräsidenten:

„Sehr geehrter Herr Präsident!
Gestatten Sie mir, dass ich Sie heute mit einem Problem bekanntmache, das auf den ersten Blick Schicksal einer einzelnen Familie zu sein scheint. Meiner Frau und mir ist am .. 1.1961 als 2. Kind ein Mädchen geboren worden, das keine Arme hat. Unser 1. Sohn ist völlig gesund und normal. Ebenso entwickelt sich unser Mädchen, es fehlen eben nur die Arme.

Meine Nachforschungen haben ergeben, dass seit Anfang 1961 allein in Hamburg weitere 3 Kinder mit denselben Abnormalitäten geboren worden sind. Gleiche Fälle sollen auch in verstärktem Maße seit Anfang 1961 in der gesamten Bundesrepublik aufgetreten sein. Die genaue Anzahl ist mir nicht bekannt.

Fachärzte, die ich konsultiert habe, sind beunruhigt über die außergewöhnliche Zunahme derartiger Fälle. Sie können nicht ausschließen, dass eventuell die Einwirkung von Atomstrahlen die Ursache dieser Missbildungen sein könnte."

Der Vater bat den Bundestagspräsidenten, „keinerlei Mühe" zu scheuen, um sich Klarheit darüber zu verschaffen, „ob die Atomstrahlen ... eine Gefahr für unsere Kinder" darstellten. Sein Schreiben gelangte endlich wieder zu Dr. ZOLLER. Die Informationen, die er in den letzten Monaten erhielt, konnten immer weniger durch seine Erhebungen erklärt werden. Doch was sollte er tun? Er informierte den Vater über

---

[35] Bundesministerium d. Inneren an DFG v. 13.10.1960, BA Koblenz B 142-474-II.
[36] DFG an Bundesinnenministerium v. 17.9.1960, BA Koblenz B 142-474-II.
[37] N.A. an Bundestagspräsidenten v. 30.8.1961, BA Koblenz B 142-474-II.

seine Nachforschungen und verwies darauf, dass „eine Kommission der Deutschen Forschungsgemeinschaft gebildet worden [sei], die sich in Zusammenarbeit mit der internationalen Forschung mit diesen Fragen" beschäftige. Das Ministerium griff jeden Strohhalm auf. Als der Marburger Orthopäde Professor GERHARD EXNER[38] zwei Wochen vor Aufklärung der Ursache der Conterganschädigung um die Übersendung der Bundestagsdrucksache nachsuchte, da in seiner Klinik mehrere behinderte Kinder geboren wurden, bat Zoller[39] eindringlich um Überlassung künftiger Untersuchungsergebnisse.

Dr. Widukind Lenz

Den Schlüssel zur Lösung des Problems fand der bereits erwähnte Kinderarzt Dr. WIDUKIND LENZ. Von Anfang an mit der Missbildungsfrage befasst und in die Untersuchung der Ministerien involviert, wurde er hellhörig, als in Hamburg die widerlegten Befürchtungen der 50er Jahre zur Realität wurden. Nachdem die von ihm untersuchten 150 000 Entbindungen keinen Hinweis für eine Zunahme der Missbildungen ergaben, wurde er mit dem Schicksal von mehr als 20 Kindern konfrontiert, die ähnliche Fehlbildungen aufwiesen. Auch Lenz muss sich lange in Sicherheit gewogen haben, denn erst Anfang November 1961 begann er sorgfältig, die Vorgeschichte der Mütter zu erheben, die Kinder mit Behinderungen entbunden hatten. Glaubte er anfangs noch mit einer Befragung von ein bis zwei Stunden auszukommen, so reichte dies nicht aus. Die Interviews wurden wiederholt, gemeinsam mit den Müttern inspizierte er die Hausapotheken und befragte die Ärzte, die die Mütter während der Schwangerschaft befragten. Von Interview zu Interview verdichtete sich ein Verdacht: Sollte das scheinbar unschädliche Contergan die Fehlbildungen verursacht haben? 14 Mütter hatten mit Sicherheit Contergan eingenommen, bei andern konnte der Beweis nicht erbracht werden. LENZ trug seine Erkenntnisse erstmalig auf einer Tagung der Kinderärzte am 19. November 1961[40] vor. Die Ausführungen ließen an Deutlichkeit nicht zu wünschen übrig. Obwohl er den Zusammenhang in streng wissenschaftlichem Sinne als nicht erwiesen ansah, hielt er ihn „für denkbar". Als „Mensch und Staatsbürger" wollte er seine Beobachtungen nicht verschweigen und habe der Herstellerfir-

---

[38] G. Exner an Bundesinnenministerium v. 1.11.1961, BA Koblenz B 142-474-II.

[39] Bundesinnenministerium an G. Exner v. 13.11.1961, BA Koblenz B 142-474-II.

[40] W. Lenz: Diskussionsbemerkung von Privatdozent Dr. W. Lenz, Hamburg zu dem Vortrag von R.A. Pfeiffer und K. Kosenow: Zur Frage der exogenen Entstehung schwerer Extremitätenmissbildungen. Tagung der Rheinisch-Westfälischen Kinderärztevereinigung in Düsseldorf am 19.11.1961. BA Koblenz B 189-11733.

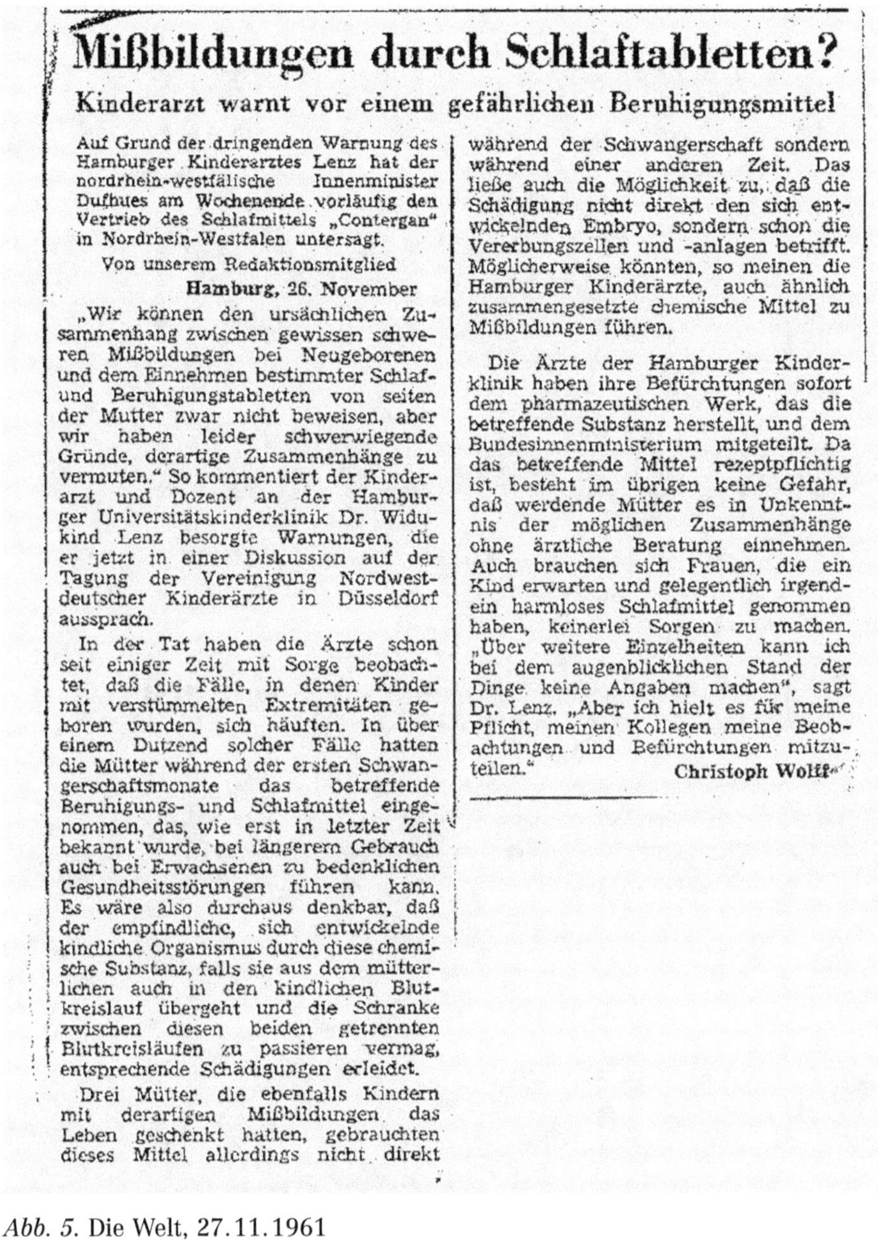

Mißbildungen durch Schlaftabletten?
Kinderarzt warnt vor einem gefährlichen Beruhigungsmittel

Auf Grund der dringenden Warnung des Hamburger Kinderarztes Lenz hat der nordrhein-westfälische Innenminister Dufhues am Wochenende vorläufig den Vertrieb des Schlafmittels „Contergan" in Nordrhein-Westfalen untersagt.

Von unserem Redaktionsmitglied

Hamburg, 26. November

„Wir können den ursächlichen Zusammenhang zwischen gewissen schweren Mißbildungen bei Neugeborenen und dem Einnehmen bestimmter Schlaf- und Beruhigungstabletten von seiten der Mutter zwar nicht beweisen, aber wir haben leider schwerwiegende Gründe, derartige Zusammenhänge zu vermuten." So kommentiert der Kinderarzt und Dozent an der Hamburger Universitätskinderklinik Dr. Widukind Lenz besorgte Warnungen, die er jetzt in einer Diskussion auf der Tagung der Vereinigung Nordwestdeutscher Kinderärzte in Düsseldorf aussprach.

In der Tat haben die Ärzte schon seit einiger Zeit mit Sorge beobachtet, daß die Fälle, in denen Kinder mit verstümmelten Extremitäten geboren wurden, sich häufen. In über einem Dutzend solcher Fälle hatten die Mütter während der ersten Schwangerschaftsmonate das betreffende Beruhigungs- und Schlafmittel eingenommen, das, wie erst in letzter Zeit bekannt wurde, bei längerem Gebrauch auch bei Erwachsenen zu bedenklichen Gesundheitsstörungen führen kann. Es wäre also durchaus denkbar, daß der empfindliche, sich entwickelnde kindliche Organismus durch diese chemische Substanz, falls sie aus dem mütterlichen auch in den kindlichen Blutkreislauf übergeht und die Schranke zwischen diesen beiden getrennten Blutkreisläufen zu passieren vermag, entsprechende Schädigungen erleidet.

Drei Mütter, die ebenfalls Kindern mit derartigen Mißbildungen das Leben geschenkt hatten, gebrauchten dieses Mittel allerdings nicht direkt während der Schwangerschaft sondern während einer anderen Zeit. Das ließe auch die Möglichkeit zu, daß die Schädigung nicht direkt den sich entwickelnden Embryo, sondern schon die Vererbungszellen und -anlagen betrifft. Möglicherweise könnten, so meinen die Hamburger Kinderärzte, auch ähnlich zusammengesetzte chemische Mittel zu Mißbildungen führen.

Die Ärzte der Hamburger Kinderklinik haben ihre Befürchtungen sofort dem pharmazeutischen Werk, das die betreffende Substanz herstellt, und dem Bundesinnenministerium mitgeteilt. Da das betreffende Mittel rezeptpflichtig ist, besteht im übrigen keine Gefahr, daß werdende Mütter es in Unkenntnis der möglichen Zusammenhänge ohne ärztliche Beratung einnehmen. Auch brauchen sich Frauen, die ein Kind erwarten und gelegentlich irgendein harmloses Schlafmittel genommen haben, keinerlei Sorgen zu machen. „Über weitere Einzelheiten kann ich bei dem augenblicklichen Stand der Dinge keine Angaben machen", sagt Dr. Lenz. „Aber ich hielt es für meine Pflicht, meinen Kollegen meine Beobachtungen und Befürchtungen mitzuteilen."

Christoph Wolff

Abb. 5. Die Welt, 27. 11. 1961

ma seine persönliche Meinung zum Ausdruck gebracht, „dass die sofortige Zurückziehung des Mittels erforderlich sei, bis seine Unschädlichkeit sicher nachgewiesen sei". Jeder Monat Verzögerung bedeute die Geburt von vielleicht 50 bis 100 schwer behinderten Kindern. LENZ nannte das Präparat nicht; als einer der anwesenden Ärzte

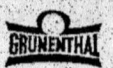

an 63 000 Ärzte!

CHEMIE GRÜNENTHAL GMBH , STOLBERG IM RHEINLAND

Med.-wissenschaftliche Abteilung

25. Nov. 1961

Sehr geehrte Frau Doktor!
Sehr geehrter Herr Doktor!

Aufgrund statistischer Erhebungen hält W. Lenz es für möglich, daß Contergan teratogenetische Eigenschaften besitzt. Lenz betont jedoch gleichzeitig, daß die vorliegenden Angaben für eine wissenschaftliche Beweisführung nicht ausreichen.

Bis zur Klärung dieser Frage nehmen wir mit sofortiger Wirkung Contergan aus dem Handel zurück.

In der Anlage überreichen wir Ihnen den vollständigen Text der diesbezüglichen Diskussionsbemerkung, die W. Lenz auf der Tagung der Rheinisch-Westfälischen Kinderärztevereinigung am 19.11.1961 in Düsseldorf abgegeben hat.

Mit vorzüglicher Hochachtung

CHEMIE GRÜNENTHAL GMBH

i.V.   i.V.

Abb. 6. Die Ärzteschaft wird informiert

fragte, ob es sich um Contergan handelte, nickte der Referent. Eine Woche später informierte die Welt am Sonntag[41] ihre Leser über das Referat von LENZ, der den Namen wiederum nicht erwähnte (Abb. 5). Die Redaktion wies allerdings auf die Entscheidung des nordrheinwestfälischen Innenministeriums hin, das den weiteren Vertrieb von Contergan untersagt hatte. Am darauf folgenden Montag war das Medikament nicht mehr in den Apotheken erhältlich. Am 25. November informierte die Firma Grünenthal die Ärzteschaft (Abb. 6), dass Contergan vom Markt genommen worden sei.

Am 27. November 1961 fiel es wie „Schuppen von den Augen"

Der 27. November 1961 sollte die westdeutsche Gesellschaft verändern. Vergessen war die Angst vor den Atombombenversuchen, die Gefahren der Arzneimittel rückten in das Interesse der Öffentlichkeit. In der sich anbahnenden Kapitalismuskritik der 60er Jahre war Contergan das Paradebeispiel für profitgierige Konzerne. Das Ministerium für Gesundheitswesen wurde zufälligerweise zu diesem Zeitpunkt gegründet, die Bemühungen der zuständigen Beamten gerieten in Vergessenheit, der Gesundheitsabteilung des Innenministeriums wurde der Vorwurf gemacht, die Katastrophe nicht rechtzeitig erkannt zu haben.

Dabei hatte Dr. BECK zum richtigen Zeitpunkt vor den falschen Gefahren gewarnt. Die Anfrage ERICH MENDES hätte in die deutsche Geschichte eingehen und Dr. ZOLLER hätte für seine Verdienste bei der Aufklärung der Contergankatastrophe mit den höchsten Orden geehrt werden können.

Der Deutschen Forschungsgesellschaft wäre dank der wissenschaftlichen Aufklärung der Wirkungen des Contergans internationale Anerkennung sicher gewesen. Doch die Wirklichkeit sah anders aus.

Wie einfach wäre es gewesen, wenn behinderte Säuglinge einer staatlichen Stelle gemeldet worden wären; innerhalb weniger Monate wäre dem Spuk ein Ende gemacht worden. Aber eine derartige Meldefrist gab es nicht. Die zwölfjährige nationalsozialistische Herrschaft wirkte noch nach. Das im Juli 1933 verabschiedete „Gesetz zur Verhütung erbkranken Nachwuchses" sah eine Meldepflicht bei „schwerer erblicher Missbildung" vor. Dieses Gesetz legte die Grundlage für die Sterilisierung und bereitete den Boden für die spätere Ermordung vieler zehntausend Behinderter. Das nationalsozialistische Vernichtungsprogramm wäre ohne eine systematische Erfassung der behinderten Menschen nicht möglich gewesen. Um eine Wiederholung ein für alle Mal auszuschließen, standen die Öffentlichkeit und die Ärzteschaft einer staatlichen Meldepflicht ablehnend gegenüber. Der Staat hatte sich

---

[41] Wolff, C.: Missbildungen durch Schlaftabletten? Kinderarzt warnt vor einem gefährlichen Beruhigungsmittel. In: Die Welt, 27.11.1961

angesichts des Missbrauchs zurückgezogen und es für ausreichend erachtet, dass alle behinderten Kinder in ärztliche Behandlung kamen. So mussten lediglich Hebammen fehlgebildete Neugeborene melden, auch für Kindergärtnerinnen und Lehrer bestand die Pflicht, die Gesundheitsämter über diejenigen behinderten Kinder zu informieren, die nicht ärztlich behandelt wurden.

Die Befürchtungen des Dr. BECK hätten sich als glückliche Fügung erweisen können, wenn die Ermittlungen des Innenministeriums frühzeitig Hinweise für die rasch ansteigende Zahl der behinderten Neugeborenen gegeben hätten. Aber die Experten sahen den „Wald vor lauter Bäumen" nicht. Um ihre Sache gut zu machen, vertrauten sie ausschließlich auf „harte Fakten", die langjährige wissenschaftliche Statistik. Die nicht dazu passenden Einzelfälle wurden als Bestätigung der Regel interpretiert. Zwar wurden mehr und mehr Kinder mit Conterganschäden geboren, ihr Schicksal ging in der Masse unter. Die Anfrage der FDP und die sorgfältigen Ermittlungen des Innenministeriums behinderten sogar die Aufklärung. Im Frühjahr 1959 stand in einem nicht anzweifelbaren Parlamentsbericht, dass die Zahl der fehlgebildeten Kinder nicht zugenommen hatte. Eltern, die sich danach an die Gesundheitsbehörden wandten, konnten nun mit gutem Gewissen auf die offizielle Publikation hingewiesen werden. Die Öffentlichkeit war immunisiert, „die Angst vor Missbildungen" musste als übertrieben gelten.

Einmal allerdings stand das Ministerium kurz vor der wahrscheinlichen Auflösung des Rätsels: Die vom Hamburger Gesundheitssenator angeforderten 6000 DM sollten Dr. LENZ zur Verfügung gestellt werden, um alle Entbindungen bis in die Gegenwart zu untersuchen. LENZ hätte die rasche Zunahme der behinderten Neugeborenen wahrscheinlich nicht übersehen. Eine frühere Aufklärung wurde zudem durch ein folgenschweres Missverständnis erschwert. Als der Pathologe BÜCHNER sich an Innenminister SCHRÖDER wandte, ging es ihm nicht um eine detaillierte wissenschaftliche Untersuchung und Weiterführung der Bemühungen der Gesundheitsabteilung, auch interessierten ihn die in der Bevölkerung verbreiteten Befürchtungen nicht. Seine angekündigten Arbeitskreise und Forschungsprogramme waren lediglich darauf gerichtet, der von ihm vertretenen Theorie der Missbildungsentstehung Gewicht zu verleihen und konkurrierende Fachvertreter zu isolieren. Das Innenministerium verließ sich seinerseits auf den anerkannten Gelehrten und empfahl das „deutsche Modell" anderen europäischen Ländern. Doch selbst als die nationale Katastrophe offensichtlich wurde, zeigte die DFG Desinteresse. Ende 1961 – Contergan war längst nicht mehr im Handel – wandten sich zwei Bundestagsabgeordnete[42] an das Innenministerium, um detail-

---

[42] MdB K. Bechert an Bundesministerium für Gesundheitswesen v. 13. 12. 1961.MdB M. Luda an Bundesministerin Schwarzhaupt v. 1. 12. 1961, BA Koblenz B 142-474-II.

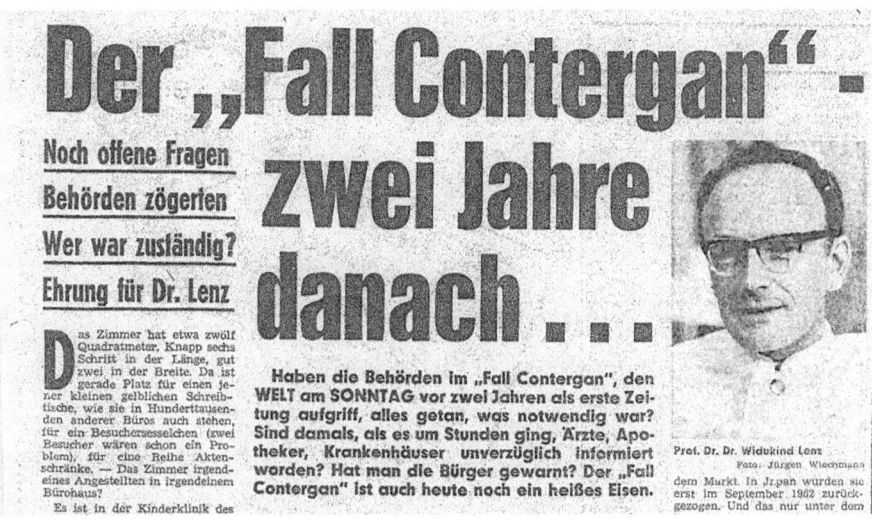

Abb. 7. Widukind Lenz, Welt am Sonntag, 1.12.1963

lierte Informationen zu erhalten. Dies verwies nochmals auf das avisierte „Schwerpunktprogramm Missbildungsentstehung und Missbildungshäufigkeit"[43]. Sicherheitshalber erkundigten sich die Ministerialbeamten noch einmal nach dem Stand der Forschung und baten die DFG um Vorlage der angekündigten Ergebnisse. Die Antwort[44] traf erst nach einer Mahnung ein: „Mit dem Beginn der Untersuchungen ist in Bälde zu rechnen." Zu diesem Zeitpunkt hatten die Mütter der 5000 Kinder, die mit schweren Behinderungen geboren wurden, andere Sorgen.

Der Gordische Knoten wurde nicht von den zuständigen staatlichen Institutionen und den führenden Wissenschaftlern gelöst. Die bewährten wissenschaftlichen Forschungsmethoden versagten ebenso wie das Instrument der parlamentarischen Anfrage. Einen allein auf sich gestellten Arzt Dr. WIDUKIND LENZ (Abb. 7) ließ das Schicksal der behinderten Kinder nicht los. Seine Untersuchungen waren in den Parlamentsbericht eingeflossen und hatten zu der trügerischen Sicherheit beigetragen. Nun vertraute er nicht mehr auf die Verlässlichkeit der Statistik, sondern befragte die betroffenen Mütter. In geduldigen Gesprächen deckte er die Ursache der Epidemie auf. Dass die „Contergan-Epidemie" abrupt im Juli 1962 endete, war sein Verdienst.

---

[43] Bundesministerium für Gesundheitswesen an MdB M. Luda v. 22.12.1961, BA Koblenz B 142-474-II.
[44] DFG an Bundesministerium für Gesundheitswesen v. 6.2.1963, BA Koblenz B 142-474-II.

1.3 Die Rolle der Ärzteschaft bei der Aufklärung der Contergannebenwirkungen und die Auswirkung auf die deutsche Arzneimittelgesetzgebung

B. Müller-Oerlinghausen

1961 war ein Wendejahr: Bis zu diesem Zeitpunkt hatte die Öffentlichkeit ein eher „romantisches" (Laurence 1973), sehr positives Verhältnis zu Arzneimitteln; ab und zu nahm sie vielleicht Notiz von bedeutenden Fortschritten, „Durchbrüchen" auf dem Gebiet der Arzneitherapie. 1961 änderte sich alles: Deutschland und die Welt erkannten in einem heilsamen Schock, dass neue Arzneimittel nicht nur Fortschritt darstellen, sondern dass sie enorme, häufig zunächst unerkannte Gefahrenpotenziale in sich bergen können. Hinter diese Erkenntnis können wir nie wieder zurück – es war der Sündenfall eines naiv-sorglosen Umgangs mit Arzneimitteln. Der englische Pharmakologe Laurence erwähnt, dass die höchste Zahl von *Phocomelien* sich bei Arztkindern fand, – vielleicht ein Hinweis darauf, dass gerade Ärzte ihren Frauen oder den Kollegenfrauen jeweils das neueste – und wie sie fälschlich meinten – damit vermutlich beste Mittel zukommen lassen wollten, – oder hatten sie einfach am ehesten das Geld, sich das rezeptfreie Contergan selbst zu besorgen?

Die deutsche Ärzteschaft, ihre Meinungsbildner und ihre Institutionen haben in der Contergankatastrophe eine sehr heterogene Rolle gespielt. Sie haben teilweise früh gewarnt bzw. erste Signale des drohenden Unheils sensibel aufgenommen (und weitergegeben); sie haben teilweise, als das Ausmaß des Unglücks langsam sichtbar wurde, mutig und beharrlich entweder alte Forderungen, z.B. der deutschen Pharmakologen, nach größerer Arzneimittelsicherheit in diesem Lande wiederholt bzw. vorausschauend und mit Blick auf andere Länder eine grundsätzliche Reform der Arzneimittelzulassung statt der bisher üblichen „Registrierung" verlangt. Doch gab es auch Kollegen, die noch über Jahre hinaus den ursächlichen Zusammenhang zwischen den Missbildungen bzw. Nervenschäden und *Thalidomid* als nicht wissenschaftlich belegt ansahen, die statt dessen Atombombenversuche oder Nahrungskonservierungsmittel als Auslöser vermuteten. Manche von ihnen konnten auch im Alsdorfer Prozess eine Schuld des Unternehmers nicht erkennen.

Ich will in der Kürze der Zeit versuchen zu skizzieren, welche Konsequenzen die verfasste Ärzteschaft und insbesondere eine ihrer ältesten Institutionen, die Arzneimittelkommission (AkdÄ), zu den Vorfällen bezog, und welche Konsequenzen sie forderte. Ich will auch kurz auf einzelne Teile der Urteilsbegründung im Alsdorfer Prozess eingehen und ihre Bedeutsamkeit für unser heutiges Verständnis von Arzneimittelsicherheit.

Es ist nicht zynisch oder ironisch gemeint, sondern es hat einen traurig-bitteren Hintergrund, wenn ich sagen muss: die Thalidomidkatastrophe kam geschichtlich gesehen quasi zum rechten Zeitpunkt. Deutschland hatte zwar eine mächtige chemische und pharmazeutische Industrie, aber es hatte über lange Zeit kein modernen Ansprüchen genügendes Arzneimittelgesetz (AMG). Bis zum Jahre 1961 war in Deutschland die Herstellung und Vermarktung von Arzneimitteln ein praktisch voraussetzungsloser, gesetzesfreier Raum. Wenn ich in die Archive der Arzneimittelkommission gehe, dann sind die 50er Jahre der deutschen Gesundheitspolitik unter anderem von dem immer dringlicher werdenden Ruf der Arzneimittelkommission nach einem Arzneimittelgesetz bestimmt. 1958 überreichte die Kommission dem damaligen Innenminister, GERHARD SCHRÖDER, eine Petition für ein Arzneimittelgesetz. Und erstmals publizierte die AkdÄ in diesem Jahr 1958 einen Aufruf an alle Ärzte und Ärztinnen, jeden Verdacht auf eine Arzneimittelnebenwirkung der Geschäftsstelle zu melden; diese Aktion – eine echte Innovation in unserem Lande – wurde gemeinsam mit der Gesellschaft für Innere Medizin im August 1961, schon unter dem Eindruck des sich anbahnenden Sicherheitsproblems von Contergan wiederholt. 1963 wurde dann erstmals ein entsprechender Meldebogen vorgestellt.

Der Entwurf der Bundesregierung für ein AMG sah damals vor, dass alle vorhandenen Arzneispezialitäten in einem zentralen Register erfasst werden sollten. Dies sollte einer wirkungsvollen Überwachung dienen – ein folgenschwerer Irrtum, wie sich später herausstellte. In dem Entwurf der SPD wurde dagegen bereits eine behördliche Genehmigung gefordert, die als Voraussetzung die Dokumentation über präklinische und klinische Studien des Arzneimittels haben sollte. Ebenso setzte sich die SPD, basierend auf einer Forderung der AkdÄ, für die automatische Rezeptpflicht bei allen neu auf den Markt kommenden Arzneimitteln ein. Leider wurde dieser Petition im ersten Arzneimittelgesetz von 1961 nicht gefolgt, aber immerhin wurde jetzt wenigstens das Herstellen von Arzneimitteln erstmals an eine behördliche Herstellungserlaubnis gekoppelt.

Die immer wieder ausgesprochene Forderung der AkdÄ nach einer automatischen Rezeptpflicht hatte auch einen mit Contergan zusammenhängenden kasuistischen Hintergrund: Wie die seinerzeitige Geschäftsführerin, Frau Dr. HOMANN, im Alsdorfer Prozess ausführte, waren der Kommission im Februar 1961 erstmals mögliche Nervenschäden unter Contergan von zwei Kommissionsmitgliedern gemeldet worden (darunter der Vater eines unserer heutigen neurologischen Fachmitglieder, Prof. JANZEN, Frankfurt). Der Hersteller hatte es nicht für nötig gehalten, sich mit der AkdÄ darüber ins Benehmen zu setzen. Auch über die Vorgänge um die Beantragung der Rezeptpflicht ließen die Verantwortlichen von Grünenthal die AkdÄ offenbar vorsätzlich im Unklaren. Einer der Angeklagten im Alsdorfer Prozess hatte noch 1961 in einem persönlichen Gespräch mit dem damaligen Vorsitzenden der AkdÄ, Prof. KOLL, erklärt, dass „an der Sache gar nichts dran sei". Die AkdÄ hat deshalb am 23. Juni 1961 einen entsprechenden dringlichen Antrag an das Innenministerium von Nordrhein-Westfalen gestellt, gleichzeitig wurde eine Warnung an die Kassenärztliche Bundesvereinigung herausgegeben. Am 1. August 1961 wurde schließlich Contergan unter Rezeptpflicht gestellt, d. h. am gleichen Tag, an dem das erste deutsche AMG in Kraft trat.

Das Alsdorfer Gericht hat zwar eingeräumt, dass die AkdÄ unzureichend informiert worden war, hat aber dennoch gerügt, dass sie „zu wenig aktiv und allzu zögernd reagiert" habe. Dieser Vorwurf war historisch gesehen vielleicht nicht berechtigt, aber aus heutiger Sicht muss konstatiert werden, dass es in der Tat seinerzeit auch in der AkdÄ heterogene Auffassungen gab zu der Frage, wann z. B. der Zeitpunkt gekommen ist, eine beobachtete (mögliche) Nebenwirkung im Beipackzettel zu erwähnen oder gar ein Mittel vom Markt zu nehmen. So findet sich im Schriftenverzeichnis der AkdÄ keine offizielle Bekanntgabe aus dem Jahre 1961 zu den möglichen Risiken von Contergan. Und die Ausführungen des seinerzeitigen Vorstandsmitgliedes der AkdÄ und der Bundesärztekammer vor dem Gericht zu der Frage, ob der Beipackzettel von Contergan den üblichen Anforderungen an Information in einem Beipackzettel für rezeptfreie Schlafmittel entsprochen habe, wirken aus heutiger Sicht zumindest irritierend. Originalaussage von Dr. KREIENBERG: „Ich würde es für gefährlich halten, eine verdächtige Nebenwirkung, bevor das Ausmaß ihrer Schädigung eine Relevanz hat, ... in den Beipackzettel hineinzubringen." Die Arzneimittelkommission, fuhr er fort, sammele jährlich Hundert(e) von Nebenwirkungen von Arzneimitteln. Wenn diese alle in den Beipackzettel aufgenommen würden, würde dies „den ganzen Arzneimittel-Markt mit einem Misstrauen versehen, den wir uns nicht leisten können".

Dies ist eine Auffassung, der wir auch heute noch bei Kritikern der Risikoinformationen der AkdÄ im Deutschen Ärzteblatt begegnen mit dem Argument, Ärzteschaft und Patienten würden durch Hinweise auf einzelne beobachtete mögliche Nebenwirkungen – seien sie auch gravierender Natur – nur beunruhigt; man müsse die wissenschaftliche Klärung erst abwarten.

Hier haben wir eine entscheidende Lektion aus Contergan gelernt: Die Lektion heißt, dass jeder Verdacht einer Nebenwirkung ein bedeutsames Signal sein kann; dass diese Signale zentral zusammengeführt, kontinuierlich intelligent ausgewertet werden müssen, dass vorab Kausalität nicht ausgeschlossen werden darf mit dem Argument, dass nicht sein kann, was nicht sein darf; und dass zumindest

Verordner und Patienten über mögliche Risiken zu informieren sind. Deshalb genügt nach heutigem Verständnis ein begründeter Verdacht, um auch eventuelle Maßnahmen der Behörde auszulösen.

Die deutsche Ärzteschaft hat – und dies ist im internationalen Raum ein einzigartiger Vorgang – in den Jahren nach 1961 ein gut funktionierendes Spontanerfassungssystem für Nebenwirkungen mit klaren Regeln für die Bewertung eines unerwünschten Ereignisses aus eigener Initiative aufgebaut, aus dem heraus sich eine enge Zusammenarbeit mit der Bundesoberbehörde entwickelt hat, die heute wie in allen EU-Ländern für die Nebenwirkungserfassung letztendlich verantwortlich ist. Die Ärzteschaft, d.h. die AkdÄ, ist verantwortlich für die Bekanntgabe wesentlicher neuer Nebenwirkungen im Deutschen Ärzteblatt zur Unterrichtung der Ärzteschaft. Sie ist beteiligt an dem in den 70er Jahren entwickelten so genannten Stufenplan der Bundesrepublik, der dann in Kraft tritt, wenn eine Häufung gravierender unerwünschter Arzneimittelwirkungen (UAW) national oder international beobachtet wird. Die einzelnen Stufen reichen von der Offenlegung allen Erkenntnismaterials durch den Hersteller bis zu verschiedenen Maßnahmen der Behörde inclusive, nach dem jeweiligen Ermessen der Behörde, einer frühzeitigen Unterrichtung der Öffentlichkeit über ein laufendes Stufenplanverfahren.

1978 trat endlich in der Bundesrepublik ein modernes neues Arzneimittelgesetz in Kraft, an dessen Formulierung die verfasste Ärzteschaft wesentlichen Anteil hatte, und das die Lehren von 1961 und danach produktiv integrierte. Dazu gehörte insbesondere die Verbindlichkeit und Regelung klinischer Studien zur behördlichen Zulassung eines Medikamentes. Dieser Begriff „Zulassung" (statt der früher üblichen Registrierung) findet sich erstmals in entsprechenden Forderungen, die 1970 der 73. Deutsche Ärztetag für die Formulierung einer Vorwegnovelle zum neuen deutschen AMG formuliert hatte.

Dabei sind im Gesetz und seinen Novellierungen mit aktiver Unterstützung der deutschen Ärzteschaft wesentliche Aspekte der Urteilsbegründung des Alsdorfer Prozesses teilweise umgesetzt worden, nämlich

- dass es nicht einer restlosen Aufklärung des Mechanismus und eines eindeutigen wissenschaftlichen Belegs des Vorhandenseins einer vermuteten Nebenwirkung bedarf, um einen entspechenden Verdacht bekannt zu machen und
- dass grundsätzlich beim Vorhandensein eines begründeten Verdachts „das Interesse des Verbrauchers, sich durch die Einnahme eines Arzneimittels keiner Schädigung seiner Gesundheit auszusetzen, dem Interesse des Arzneimittelherstellers an einem uneingeschränkten Vertrieb seines Präparates vorzugehen hat."

Wir haben als Ärzteschaft und als Bürger dieses Landes sehr darauf zu achten, dass wir mit den zu erwartenden Änderungen des Europäischen Arzneimittelrechts nicht hinter diesen inzwischen auch in Deutschland erreichten Standard zurückfallen; denn es ist kein Zufall, dass die Europäische Arzneimittelbehörde nicht, wie es rechtens wäre, im Direktorat „Gesundheit" untergebracht ist, sondern im Direktorat „Enterprise", – also bei der Wirtschaft.

Und lassen Sie mich zum Schluss noch eine Lehre aus Contergan ziehen, die heute das Denken der AkdÄ und vieler ihr nahestehender pharmakritischer Institutionen bestimmt, die aber dennoch nicht von allen verstanden wird; sie ist kurz und bündig in dem englischen Lehrbuch der Klinischen Pharmakologie von Laurence vor 30 Jahren wie folgt formuliert: „Abgesehen von offensichtlich lebens-rettenden, arzneitherapeutischen Innovationen, sollte die Neuheit eines Medikamentes ein Grund sein, es nicht zu verschreiben, ausgenommen dann, wenn es sich um wissenschaftliche Studien handelt, oder: wenn ältere, in ihren Wirkungen gut bekannte Medikamente im Einzelfall versagt haben, – und dies so lange, bis der Stellenwert der Innovation im Verhältnis zu schon vorhandenen Medikamenten allgemein beurteilt werden kann."

Wäre dieser Grundsatz in den 50er Jahren berücksichtigt worden, und hätte es eine automatische Rezeptpflicht für Innovationen gegeben, wäre die Contergan-Katastrophe, zumindest in ihrem tragischen Ausmaß, den Opfern erspart geblieben.

Literatur

Schröder JM, Düppenbecker H, Müller-Oerlinghausen B, Scheler F (2003) Die Arzneimittelkommission der deutschen Ärzteschaft: von den Anfängen bis zur Gegenwart. Deutscher Ärzte-Verlag, Köln

Laurence DR (1973) Clinical Pharmacology. Churchill Livingstone, Edinburgh London

1.4 Die Entstehung und Aufgabe der Stiftung „Hilfswerk für behinderte Kinder"

St. Breuer

Vorbemerkung

Der Bericht über Entstehung und Aufgaben der Stiftung „Hilfswerk für behinderte Kinder" konzentriert sich auf die entschädigungsrechtliche Seite der Conterganproblematik. Hier geht es um den finanziellen Ausgleich für die den Betroffenen zugefügten Schäden und deren erlittene Einbußen an Lebensqualität. Fragen der Gerechtigkeit der gesetzlichen Regelungen sollen hier nicht diskutiert werden.[1]

Die Stiftung „Hilfswerk für behinderte Kinder" ist eine öffentlich-rechtliche Stiftung, die durch Gesetz vom 17. Dezember 1971[2] von der Bundesrepublik Deutschland errichtet wurde. Unmittelbarer Anstoß für die Gesetzesvorlage waren die zwischen 1958 und 1962 geborenen Contergangeschädigten Kinder. Damals hat der Umstand, dass in einem katastrophalen Ausmaß fehlgebildete Kinder zur Welt kamen, in der Öffentlichkeit allgemein Bestürzung und Erschütterung hervorgerufen. Es wurde die Frage gestellt, in welchem Umfang der Staat selbst durch eine mangelhafte Arzneimittelgesetzgebung hierfür eine Verantwortung zu tragen hat.[3] Eine vergleichbare Fragestellung hat sich Jahrzehnte später wieder ergeben, nämlich im Zusammenhang mit der Infektion sehr vieler Menschen mit dem HIV-Virus durch Blut und Blutprodukte in den 80er Jahren.[4] Nach dem Vorbild der hier vorzustellenden Stiftung ist 1995 mit Mitteln des Bundes, der Länder und betroffener Unternehmen eine Stiftung „Hu-

---

[1] vgl. aus der Rechtsprechung: BVerfGE 42, 263 = NJW 1976, 1783; BGHZ 64, 30 = NJW 1975, 1457; aus der Literatur: Böhm, Die Entschädigung der Contergan-Kinder, 1973; Derleder/Winter, Die Entschädigung für Contergan, DuR 1976, 260 ff.; Bundesverband Contergangeschädigter (Hrsg.), Contergan: Die Eltern, 2003; Gemballa, Der dreifache Skandal, 1993; Kirk, Der Contergan-Fall: eine unvermeidbare Arzneimittelkatastrophe?, 1999.
[2] Gesetz über die Errichtung einer Stiftung „Hilfswerk für behinderte Kinder", BGBl. I, 2018 ff., im folgenden Stiftungsgesetz.
[3] vgl. BR-Drucks. 261/70, S. 118.
[4] vgl. Koch, Böses Blut. Die Geschichte eines Medizin-Skandals, 1990.

manitäre Hilfe für durch Blut und Blutprodukte HIV-Infizierte" errichtet worden.[5] Die Arzneimittelgesetzgebung musste erneut überarbeitet werden.[6]

Die Entstehung der Stiftung

STRAFVERFAHREN UND VERGLEICH ALS ANSTOSS
FÜR POLITISCHE ÜBERLEGUNGEN

1969 hatte Bundeskanzler BRAND in seiner Regierungserklärung ausgeführt: „Wir werden Errungenes sichern und besonders für die Mitbürger sorgen, die trotz Hochkonjunktur und Vollbeschäftigung im Schatten leben müssen, die durch Alter, durch Krankheit oder strukturelle Veränderungen gefährdet sind. Die Bundesregierung wird um verstärkte Maßnahmen bemüht sein, die den Benachteiligten und Behinderten in Beruf und Gesellschaft, wo immer dies möglich ist, Chancen eröffnen."[7] So konnte die Bundesregierung die Augen vor den rechtlichen Schwierigkeiten[8] bei dem strafrechtlichen Vorgehen gegen die Verantwortlichen der Firma Grünenthal und der Verfolgung zivilrechtlicher Schadensersatzansprüche gegen das Unternehmen nicht verschließen. Seit Bekanntwerden der Contergankatastrophe ermittelte die Staatsanwaltschaft Aachen gegen Geschäftsleitung und Angestellte der Firma Grünenthal. Im März 1967 wurde eine über 900 Seiten umfassende Anklageschrift erstellt. Im Januar 1968 wurde das Hauptverfahren vor der großen Strafkammer des Landgerichts Aachen eröffnet. Die Eltern von 220 durch Contergan geschädigten Kindern hatten sich dem Verfahren als Nebenkläger angeschlossen, um ihre zivilrechtlichen Ansprüche zu verfolgen. Im Rahmen dieses Verfahrens verpflichtete sich die Firma Grünenthal auf der Grundlage eines Vergleichs 100 Mio. DM zum Ausgleich aller Ansprüche zur Verfügung zu stellen, die wegen Fehlbildungen von Thalidomidhaltigen Präparaten der Firma geltend gemacht werden konnten. Bedingung dieses Vergleichs war, dass die Eltern und die gesetzlichen Vertreter der Kinder auf alle Ansprüche gegen die Fir-

---

[5] Gesetz über die humanitäre Hilfe für durch Blutprodukte HIV-infizierte Personen, BGBl. I 1995, S. 974; einen Überblick zur Vorgeschichte und zu den gesetzlichen Regelungen gibt Deutsch, NJW 1996, 755 ff.
[6] vgl. Kirk, a.a.O., S. 226 f.; Weitergehenden Forderungen zur Änderung der Haftung bei Arzneimittelschäden und nach einer Kodifizierung des Rechts der medizinischen Dokumentation – hierzu Schacht, AnwBl. 1996, 440 ff. – wurde bislang nicht entsprochen.
[7] zitiert nach: BT-Drucks. VI/926, S. 6.
[8] hierzu Bruns, Ungeklärte verfahrensrechtliche Fragen des Contergan-Prozesses, Festschrift für Maurach (1972), S. 469 ff.; ders., Ungeklärte materiellrechtliche Fragen des Contergan-Prozesses, Festschrift für Heinitz (1972), S. 317 ff.

ma verzichten und dass die Firma von allen übergeleiteten Ansprüchen (z.B. von Ansprüchen der Krankenkasse und der Träger der Sozialhilfe) freigestellt wird.[9]

Insbesondere unter Berücksichtigung dieses Vergleichs wurde das Strafverfahren durch die Staatsanwaltschaft und die I. Große Strafkammer des Landgerichts Aachen mit Beschluss vom 18.12.1970[10] eingestellt. Die Justizbehörden erwarteten, dass die Schadensersatzansprüche der missgebildeten Kinder schneller und weitgehender befriedigt würden, als dies durch Zivilprozesse möglich wäre. Nachdem alle Eltern in entsprechenden Erklärungen auf weitere Ansprüche gegen die Firma Grünenthal verzichtet hatten, überwies diese drei Treuhändern die ersten 50 Mio. der Vergleichssumme. Erst 1972 wurden dann die übrigen Mittel von der Firma Grünenthal unmittelbar an die Stiftung geleistet.[11] Bei dieser Gelegenheit soll allerdings nicht unerwähnt bleiben, dass die Auseinandersetzung zwischen den Rechtsvertretern der Eltern und behinderten Kinder sowie der Firma Grünenthal hart und verständlicherweise wohl auch mit Verbitterung geführt wurde. Auch das im Weiteren darzustellende Gesetz und die diesbezüglichen staatlichen Aktivitäten sind kritisiert und angegriffen worden. Sowohl der Bundesgerichtshof als auch das Bundesverfassungsgericht mussten sich in schwierigen Entscheidungen[12] mit der Verfassungsmäßigkeit der Stiftung „Hilfswerk für behinderte Kinder" auseinandersetzen. Die Entscheidungen der Gerichte sind in der rechtswissenschaftlichen Literatur kritisiert worden.[13] Noch 1986 beschäftigte sich das OLG Köln mit der dann verneinten Frage, ob im Zusammenhang mit den gerichtlichen Auseinandersetzungen in den 70er Jahren von der Firma Grünenthal ein Prozessbetrug begangen wurde.[14]

GESETZGEBUNGSGESCHICHTE

Aus Anlass der Contergan-Katastrophe und des sich seit Jahren dahin schleppenden Gerichtsverfahrens verfolgte die Bundesregierung zunächst Pläne zur Errichtung einer „nationalen Stiftung", die allen behinderten Kindern, deren Zahl damals auf über eine halbe Million geschätzt worden war, Hilfe bringen sollte. Begründet wurde diese in ein Gesetzgebungsverfahren eingebrachte Lösung mit der Umsetzung innerer Reformen, der Verwirklichung des Aktionsprogramms der Bundesregierung zur Förderung der Rehabilitation Behinderter vom

---

[9] Der Vergleichstext ist abgedruckt in: Gemballa, a.a.O., S. 171 ff.
[10] LG Aachen, JZ 1971, 507 ff.
[11] vgl. die bei Böhm, a.a.O., S. 103–104 teilweise abgedruckte Garantieerklärung der Fa. Grünenthal.
[12] BGHZ 64, 30=NJW 1975, 1457 und BVerfGE 42, 263=NJW 1976, 1783.
[13] Braun, JuS 1976, 788; de Lazzer, JZ 1977, 78; Derleder, VuR 1987, 275.
[14] OLG Köln, VuR 1987, 274.

April 1970 und einer Antwort der Bundesregierung vom 2. Juni 1970 auf eine große Anfrage im Bundestag zur Rehabilitation Behinderter. Dadurch sollte die fundamentale Grundentscheidung der Verfassung verwirklicht werden, wonach Menschen mit Behinderung die gleichen Chancen für ein menschenwürdiges Dasein erhalten sollen wie Menschen ohne Behinderung[15]. Im Bundesrat erklärte der damalige rheinland-pfälzische Staatssekretär GEISSLER: ... „der Entwurf [versucht] ein brennendes Problem in unserer Gesellschaft zu lösen, ... das von in dem nun schon seit Jahren sich dahin schleppenden Gerichtsverfahren einfach nicht gelöst werden konnte. Gerade diese Gerichtsverfahren haben bewiesen, dass die moderne Gesellschaft zivilisatorische Probleme aufgibt, die von der Gerichtsbarkeit nur noch formal und damit im Grunde eben nicht mehr gelöst werden können. Daher wäre selbst ... in einem großangelegten Zivilverfahren für die dysmeliegeschädigten Kinder ... wohl kaum eine Lösung gefunden worden."[16]

Diese Pläne ließen sich jedoch in der politischen Diskussion nicht durchsetzen. Ein wesentlicher Ablehnungsgrund für den Aufbau einer „nationalen Stiftung" war in der damaligen Ankündigung der Bundesregierung zu sehen, nach dem Inkrafttreten des Stiftungsgesetzes im Bundeshaushalt zum Zwecke der Unterstützung der Kinder veranschlagte Mittel zu streichen bzw. zu kürzen. Außerdem erfüllten sich die Erwartungen der Bundesregierung auf namhafte finanzielle Zuwendungen an die Stiftung aus Wirtschaft und Gesellschaft nicht.

Der seinerzeit federführende Ausschuss für Jugend, Familie und Gesundheit des Deutschen Bundestages erarbeitete daraufhin eine Gesetzesfassung, die sich auf die Leistungen für die contergangeschädigten Kinder konzentrierte. Daneben wurde vorgesehen, aus einer gesondert zur Verfügung gestellten Vermögensmasse von zunächst 50 Mio. DM Mittel für Forschungs- und integrationsfördernde Maßnahmen bereitzustellen.

Dieser Gesetzentwurf fand am 23. Juni 1971 in erster Lesung die Zustimmung des Bundestages.

Den Gedanken an eine umfassende finanzielle Unterstützung aller behinderten Kinder trug der Bundestag durch eine gleichzeitige Entschließung Rechnung, durch die die Bundesregierung aufgefordert wurde, weitere gesetzliche Initiativen zur Verbesserung der Leistungen an behinderte Menschen vorzuschlagen.

Nach Beschlussfassung im Bundestag und Bundesrat wurde das Gesetz am 17. Dezember 1971 verkündet.[17] Es konnte jedoch noch nicht

---

[15] Verhandlungen des Deutschen Bundestages – Stenographische Berichte Deutscher Bundestag – 6. Wahlperiode 58. Sitzung, 16.06.1970, S 3203 D.

[16] Stenographischer Bericht über die 353. Sitzung des Bundesrats am 05.06.1970, S 119 C.

[17] BGBl I, S. 2018

in Kraft treten, da Voraussetzung hierfür war, dass die in der Vergleichslösung von der Firma Grünenthal versprochenen 100 Mio. DM der Stiftung in vollem Umfang zur Verfügung standen.[18] Da die Treuhänder die Auszahlung des Geldbetrages an die Stiftung vom Einverständnis der Mehrzahl der betroffenen Eltern abhängig machten, verzögerte sich das Inkrafttreten des Gesetzes. Als problematisch stellte sich § 23 Abs. 1 des Stiftungsgesetzes dar, da hierin festgelegt wurde, dass alle Ansprüche gegenüber der Firma Grünenthal aus dem Vergleich vom 10. April 1970 erlöschen. Eine Zustimmung der betroffenen Eltern zur Einbringung des Vergleichsbetrags in die Stiftung bewirkte somit, dass die 1970 erstrittenen Ansprüche entfielen. Nachdem Entwürfe der Vergaberichtlinien den Eltern überlassen werden konnten, erklärten die Treuhänder schließlich ihre Bereitschaft zur Einbringung der Vergleichssumme unter der Bedingung, dass sie diese auch weiterhin treuhänderisch im Auftrag der Stiftung verwalten würden. Der Bundesjustizminister lehnte dies ab. Eine Einigung mit allen drei Treuhändern konnte nicht erreicht werden.[19] Nachdem die Firma Grünenthal eine Garantieerklärung[20] gegenüber dem Justizminister abgegeben hatte, gab dieser als Tag des Inkrafttretens den 31. Oktober 1972 bekannt.[21]

Der Verfahrensweg zur Inkraftsetzung des Stiftungsgesetzes ist kritisiert[22] und auch gerichtlich angegriffen worden. Der Bundesgerichtshof hat 1975 § 29 Stiftungsgesetz[23] für verfassungsmäßig erklärt und auch die Regelung des § 23 Abs. 1 Stiftungsgesetz für mit Artikel 14 Grundgesetz vereinbar erklärt.[24] Das Bundesverfassungsgericht hat sich diesem Ergebnis angeschlossen und diese Bestimmungen ebenfalls als verfassungsmäßig anerkannt.[25] Der Bundesgerichtshof hat schon damals erkannt, dass „mit den gewiss bescheidenen Mitteln der Stiftungslösung den Bedürfnissen der betroffenen Kinder selbstverständlich nicht entsprochen werden kann".[26] Er stellte aber fest, dass „das Gesetz an ebenfalls sehr bescheidenen Verhältnissen der Vertragslösung gemessen werden" muss.[27] Im

---

[18] vgl. § 29 des Stiftungsgesetzes „Dieses Gesetz tritt in Kraft, sobald sicher gestellt ist, dass die ... genannten Mittel der Stiftung in vollem Umfang zur Verfügung gestellt werden. Der Bundesminister der Justiz gibt den Tag des Inkrafttretens im Bundesgesetzblatt bekannt."
[19] vgl. Kirk, a.a.O., S. 101 ff.
[20] teilweise abgedruckt bei Böhm, a.a.O., S. 103 f.
[21] BGBl. I, S. 2045
[22] Braun, JuS 1976, 788; de Lazzer, JZ 1977, 78; Derleder, VuR 1987, 275.
[23] vgl. Fn. 18.
[24] BGHZ 64, 30 = NJW 1975, 1457.
[25] BVerfGE 42, 263 = NJW 1976, 1783; zur Bestimmtheit des Zeitpunkts des Inkrafttretens auch heute noch zweifelnd Bryde in: Münch/Kunig, GGK III, 5. Aufl. 2003, Rn. 18 zu Art. 82 m.w.Nw.
[26] BGHZ 64, 30, 39 = NJW 1975, 1457, 1460.
[27] BGHZ 64, 30, 39 = NJW 1975, 1457, 1460.

Nachhinein ist mehrfach die Frage gestellt worden, ob das Stiftungsgesetz tatsächlich die von der Bundesregierung herausgestellten erheblichen Vorteile gegenüber der Vergleichslösung gebracht habe.[28]

ZIELE DER STIFTUNGSLÖSUNG

Der gesetzlichen Regelung lagen folgende Zielsetzungen zugrunde:
- Den behinderten Kindern musste eine schnelle und wirksame Hilfe gewährt werden.
- Die vereinbarte Vergleichssumme von 100 Mio. DM wurde als nicht ausreichend angesehen.
- Eine gerechte Verteilung der Mittel musste sichergestellt werden.
- Alle contergangeschädigten Kinder – auch die, die nicht an dem Vergleich teilgenommen hatten oder überhaupt nicht verfahrensbeteiligt waren – mussten ebenfalls angemessene Hilfe erhalten.
- Es sollte eine möglichst umfassende Anrechnungsfreiheit bei der Bemessung anderer staatlicher Leistungen sichergestellt werden.

Es entstand eine öffentlich-rechtliche Stiftung des Bundes mit eigener Rechtspersönlichkeit. Im Bereich der mittelbaren Bundesverwaltung angesiedelt und der Rechtsaufsicht des Bundesministeriums für Familie, Senioren, Frauen und Jugend unterworfen, war und ist es Aufgabe der Stiftung, die den contergangeschädigten Menschen zuerkannten gesetzlichen Leistungen zu gewähren. Durch die gewählte Verfassung als Stiftung wurde den Betroffenen die Möglichkeit gegeben, eigene Vertreter in den Stiftungsrat und die medizinische Kommission der Stiftung zu entsenden und auf diese Weise wichtige Mitsprache- und Mitwirkungsrechte bei der Umsetzung des gesetzlichen Auftrages wahrzunehmen.[29]

Die von Grünenthal gezahlte Vergleichssumme von 100 Mio. DM wurde gemäß der Vereinbarung in das Stiftungsvermögen überführt. Aus Haushaltmitteln des Bundes wurde das Vermögen um weitere 220 Mio. aufgestockt.[30] Die Betroffenen erhielten einen Rechtsanspruch auf Gewährung von Leistungen der Stiftung.[31]

---

[28] Braun, Jus, S. 788, 792; Derleder/Winter DuR, 260, 275 f.; Kirk, a.a.O., S. 104.
[29] § 7 Abs. 1 Stiftungsgesetz; § 19 Abs. 4 Stiftungsgesetz begründet ein Vorschlagsrecht für die Besetzung der medizinischen Kommission.
[30] § 4 I Nr. 1 Stiftungsgesetz i.d.F. v. 31.01.1980, BGBl. I, S. 111.
[31] § 13 Stiftungsgesetz

Leistungen der Stiftung

LEISTUNGEN AN DIE CONTERGAN-GESCHÄDIGTEN

Der gesetzliche Leistungskatalog beinhaltet eine einmalige verzinsliche Kapitalentschädigung von 511 Euro bis zu 12 782 Euro und eine lebenslange monatliche Rente von ursprünglich 51 Euro bis zu 230 Euro. Die Höhe der jeweils zuerkannten Leistungen richtet sich nach der Schwere des Körperschadens und der hierdurch hervorgerufenen Körperfunktionsstörungen. Die Leistungen sind steuerfrei, unpfändbar und bleiben bei der Ermittlung von Einkommen und Vermögen nach anderen Gesetzen weitgehend anrechnungsfrei.[32]

Darüber hinaus kann die Rente für einen Zeitraum von höchstens 15 Jahren für den Erwerb oder zur wirtschaftlichen Stärkung von zu eigenen Wohnzwecken genutztem Grundbesitz oder zur Finanzierung von Bedürfnissen, die in unmittelbarem Zusammenhang mit den Behinderungen der Betroffenen stehen (z.B. operative oder prothetische Versorgung), kapitalisiert werden.[33]

Auf der Grundlage einer von der Bundesregierung erlassenen Richtlinie, die einen Katalog der thalidomidbedingten Schäden und ein Punktesystem für die Bemessung des jeweiligen Schadensumfangs beinhaltet, erließ die Stiftung bis heute an insgesamt 2872 leistungsberechtigte Personen Bescheide über die Gewährung von Kapitalentschädigung und Rente. 211 der anerkannten Leistungsempfänger leben im weltweiten Ausland. Die Struktur des Punktesystems ermöglichte es, rd. 60% der Leistungsempfänger die Höchstrente zuzuerkennen.

Um eine nachhaltige und wirksame Hilfe sicherzustellen, passt der Gesetzgeber die Leistungen von Zeit zu Zeit an die Entwicklung der Lebenshaltungskosten an. Bis heute wurden die monatlichen Renten insgesamt neunmal erhöht[34]. Die ursprünglich niedrigste Rente von 51 Euro beträgt heute 121 Euro, die höchste Rente wurde von 230 Euro auf 545 Euro aufgestockt. Dies bedeutet eine Steigerung von rd. 136%.

Seit der Aufnahme ihrer Tätigkeit zahlte die Stiftung an die Berechtigten Kapitalentschädigung und Zinsen in Höhe von 29 Mio. Euro. Die Summe der gezahlten Rentenleistungen beträgt 320 Mio. Euro. Zusammen mit den Ausgaben für kapitalisierte Renten von 26 Mio. Euro ergibt sich eine Gesamtleistung der Stiftung in Höhe von 375 Mio. Euro.

Inzwischen sind 142 Berechtigte verstorben. Dies entspricht rd. 5% der Gesamtzahl der zugelassenen Leistungsempfänger.

---

[32] § 21 Stiftungsgesetz
[33] § 14 Abs. 3 Stiftungsgesetz, zuletzt geändert durch Art. 1 Nr. 2 Neuntes Gesetz zur Änderung des Gesetztes über die Errichtung einer Stiftung „Hilfswerk für behinderte Kinder" vom 21.06.2002, BGBl. I S. 2190.
[34] Zuletzt: Art. 1 Nr. 1 Neuntes Gesetz zur Änderung des Gesetzes über die Errichtung einer Stiftung „Hilfswerk für behinderte Kinder" vom 21.06.2002, BGBl. I, S. 2190.

Leistungen der Stiftungen setzen einen Antrag eines Geschädigten voraus.[35] Das Gesetz sah in der ursprünglichen Fassung keine Anmeldefrist vor. Erst später, 1982, ist durch eine entsprechende Gesetzesänderung der Ablauf der Anmeldefrist bei der Stiftung auf den 31.12.1983 festgelegt worden.[36] Im Einigungsvertrag wurde für Antragsteller aus den neuen Bundesländern die Anmeldefrist im Rahmen einer Ausnahmeregelung bis zum 31.12.1993 verlängert.[37] Anträge, die nach Ablauf dieser Fristen eingingen, musste die Stiftung daher zwingend zurückweisen. Überlegungen, diese Anmeldefrist aufzuheben, um möglichen weiteren berechtigten Anspruchstellern, die aus welchen Gründen auch immer diese Frist versäumt haben, Leistungen zukommen lassen zu können, ist der Gesetzgeber bislang nicht gefolgt.

Die institutionelle Förderung nach Teil III des Stiftungsgesetzes

Der Gesetzgeber hat der Stiftung einen zweiten Aufgabenbereich zugedacht, der bis heute mit einem beachtlichen persönlichen und finanziellen Engagement von der Stiftung umgesetzt worden ist.

Getrennt von den für die Leistungen an Contergangeschädigte zur Verfügung gestellten Mitteln hat der Gesetzgeber eine zweite Vermögensmasse in einer Höhe von 100 Mio. DM (ursprünglich 50 Mio. DM) in die Stiftung eingebracht.[38] Die Erträge, die aus der Anlage dieses Vermögens am Kapitalmarkt erzielt werden, sollen für Maßnahmen eingesetzt werden, die die Lebenssituation *aller* behinderten Menschen und deren Integration in Arbeit und Gesellschaft verbessern helfen.

Bis heute hat die Stiftung fast 800 Projekte mit einer zusammengefassten Zuschusssumme von 123,8 Mio. Euro in diesem Sinne gefördert.

Schwerpunkte bildeten dabei die intensive Förderung des Baus von Kindergärten und Werkstätten sowie, aufgrund der besonderen Bedarfslage herausragend, die Schaffung von geeignetem Wohnraum für behinderte Menschen. Aber auch die Realisierung von Forschungs- und Entwicklungsprojekten wurde – vor allem in den frühen Jahren der Geschäftstätigkeit – finanziell unterstützt. Beispielsweise bewilligte die Stiftung in den 70er Jahren Zuschüsse für die Entwicklung und Erprobung von Bedienungssystemen für Kfz, die speziell auf die Bedürfnisse der gliedmaßengeschädigten Contergan-

---

[35] § 19 Abs. 1 Stiftungsgesetz
[36] Art. 1 Nr. 2 Drittes Gesetz zur Änderung des Gesetzes über die Errichtung einer Stiftung „Hilfswerk für behinderte Kinder" vom 22.12.1982, BGBl. I, S. 2006.
[37] Einigungsvertrag vom 23.09.90, Anlage I, Kapitel X, Sachgebiet H, Abschnitt III, Nr. 15 BGBl. II, 885, 1097.
[38] § 25 Stiftungsgesetz

betroffenen zugeschnitten waren. Auf diese Weise wurde es auch den heranwachsenden Betroffenen ermöglicht, den Führerschein zu erwerben und am Straßenverkehr teilzunehmen.

Abschließende Bewertung: Wurden die mit der Stiftungslösung verbundenen Ziele erreicht?

Nach mehr als 30 Jahren Stiftungstätigkeit lässt sich bei aller möglichen Kritik feststellen, dass die mit der Errichtung der Stiftung verfolgten Ziele erreicht worden sind.

Trotz der großen Herausforderungen, vor denen vor allem die für die Stiftung tätigen medizinischen Gutachter bei der Erarbeitung des Schadens- und Punktesystems standen, konnte die Bewilligungstätigkeit der Stiftung in den Jahren 1973 und 1974 schnell anlaufen. Erste Abschlagszahlungen wurden zu einem frühen Zeitpunkt geleistet.

Aus heutiger Sicht hätte die durch den Vergleich mit Grünenthal erzielte Summe von 100 Mio. DM auch nicht annähernd ausgereicht, um die berechtigten Ansprüche der Geschädigten angemessen zu befriedigen. Die zuvor genannten, bis heute aufgelaufenen Gesamtleistungen in Höhe von 375 Mio. Euro sprechen für sich.

Seit Mai 1997 war das Stiftungsvermögen wegen der wiederholt vorgenommenen Anpassung der Stiftungsleistungen aufgezehrt. Seitdem werden alle Ausgaben der Stiftung aus Bundeshaushaltsmitteln finanziert.

Auch das Ziel einer gerechten Verteilung der knappen Mittel ist erreicht worden. Die bundesgesetzliche Lösung bot die besten Voraussetzungen für den Aufbau eines sachgerechten und an den Grundsätzen der Verhältnismäßigkeit und Angemessenheit orientierten Verteilungssystems.

Durch die Stiftungslösung ist es gelungen, vielen contergangeschädigten Menschen, die an dem Vergleich mit der Firma Grünenthal nicht beteiligt gewesen waren und möglicherweise unversorgt geblieben wären, den Zugang zu Leistungen zu ermöglichen. Über die Zahl der seinerzeit rd. 2300 am gerichtlichen Verfahren gegen Grünenthal Beteiligten hinaus hat die Stiftung in über 500 weiteren Fällen die Leistungsberechtigung anerkannt. Darunter sind viele ausländische, aber auch deutsche Betroffene, die erst zu einem späteren Zeitpunkt von einem Zusammenhang ihrer Behinderungen mit Contergan und dem in Deutschland aufgebauten Leistungssystem erfahren hatten.

Schließlich ist es durch die bundesgesetzliche Regelung gelungen, einen zusätzlichen zentralen Grundsatz der Leistungsgewährung sicherzustellen. Die Leistungen der Stiftung sollen den Betroffenen neben allen anderen – vor allem staatlichen – Leistungen ungeschmälert zufließen. Nur dann können sie ihren Zweck, den Geschädigten Ausgleich für erlittene Einbußen an Lebensqualität und Nachteile im Lebensalltag zu gewähren, wirklich erfüllen. Die gesetzliche Regelung entzieht die Stiftungsleistungen dem Gläubigerzugriff, regelt deren Einkommensteuerfreiheit und gewährleistet einen nahezu umfassenden Anrechnungsschutz bei der Bewilligung von Leistungen nach anderen Gesetzen.[39]

Die ursprünglich vom Gesetzgeber beabsichtigte Gründung einer umfassenden Stiftung für alle behinderten Kinder ist nicht erreicht worden. Soweit ersichtlich wird dieses Anliegen von Seiten der Politik heute nicht mehr verfolgt. Für die Contergangeschädigten konnte mit der Stiftungsgründung jedoch eine Lösung erreicht werden, die die vorhandenen bzw. die vom Bundeshaushalt bereitgestellten Mittel zuverlässig und nach einem sachgerechten Verteilmaßstab auszahlt.

---

[39] vgl. § 21, 22 Stiftungsgesetz

2 Fehlbildungen in der Geschichte

2.1 Schrecken – Neugier – Wissen: Individuelle und gesellschaftliche Umgangsweisen mit fehlgebildeten Kindern in historischer Perspektive

K. Stukenbrock

Am 30. Juni 1827 mittags um 12 Uhr wurde in Dieskau, einem kleinen Ort in der Nähe von Halle, ein ausgetragenes, gut genährtes, lebendes Mädchen mit einem Microcephalus geboren.[1] Da „der Mutter der Anblick des entstellten Kindes zu grausend war" [8], brachte man das Kind noch am selben Abend in das Entbindungsinstitut nach Halle. Dort nahm der damalige Assistent, ein Schüler des Anatomen Johann Friedrich Meckel d. J. (1781–1833), Anton Friedrich Hohl (1789–1862) das Kind in Empfang und versorgte es. Um dem Kind seine ungeteilte Aufmerksamkeit widmen zu können, brachte er es in sein Zimmer, in dem ihn nun „Gäste mancher Art, neugierige und wissbegierige, Gelehrte und Nichtgelehrte, beehrten" [8]. Nach drei Tagen starb das Kind. Hohl übergab die Leiche dem Anatomen Meckel, der daraus ein Feuchtpräparat erstellte, das heute noch Bestandteil der Anatomischen Sammlungen in Halle ist.

Der Schrecken der Mutter, die Neugier des Publikums, das Wissenwollen des Arztes – alle drei im Titel erwähnte Aspekte spielen in dem Fall des kleinen Mädchens eine Rolle. Das heißt aber nicht, dass hier eine Reihenfolge oder gar Chronologie unterstellt werden soll. In diesem individuellen Fall des Mädchens mit dem Microcephalus nicht; und auch nicht in einer allgemeinen zeitlichen Chronologie von der Antike über das Mittelalter bis hin zur heutigen Zeit. Verdeutlicht werden soll vielmehr, dass sich jede Gesellschaft ihre je andere Ausformung im Umgang mit Fehlbildungen geschaffen hat, wobei alle drei Aspekte – Schrecken, Neugier und Wissen – ineinander griffen und auch den individuellen Umgang mitbestimmten. Im Fokus der Untersuchung steht die Zeit der Jahrhundertwende vom 18. zum 19. Jahrhundert, da sich hier die Anfänge einer naturwissenschaftlichen Medizin abzeichneten – was sich als nicht unwesentlich für den Umgang mit Fehlbildungen herausstellen sollte und auch für die heutige Zeit nicht wirkungslos geblieben ist. Die Teratologie – die Lehre von den Fehlbildungen – habe, so wird gesagt, die Dämonologie aus den Deutungsmustern herausgenommen. Sünde und Aberglaube spielten

---

[1] U. R. Klunker hat diesen Fall ausführlich in seiner Dissertation behandelt [9].

nun keine Rolle mehr [5, 7]. Man habe jetzt zwischen Fabelwesen und natürlichen Fehlbildungen unterschieden und suchte für Letztere auf naturwissenschaftlicher Basis nach Erklärungen.

Beginnen möchte ich mit einer kurzen Darstellung dieser Erklärungsmodelle, also mit der Frage nach den Ursachen der Fehlbildungen, die eng mit dem individuellen und gesellschaftlichen Umgang damit zusammenhängen. Dann möchte ich noch einmal auf das Mädchen mit dem Microcephalus zurückkommen, um anhand dieses Beispiels einige Aspekte des Umgangs mit Fehlbildungen an Neugeborenen, denen man kaum eine Überlebenschance einräumte, aufzuzeigen. Abschließend möchte ich auf Fehlbildungen bei herangewachsenen Menschen eingehen, da man hier natürlich im Gegensatz zu den Neugeborenen fragen kann, wie sie selbst ihre Fehlbildungen sahen.

Es ist schwierig, sich diesen Themen in historischer Perspektive anzunähern. Wissenschaftliche Konzepte und Abhandlungen über die Ursachen von Fehlbildungen und Erklärungsmodelle gibt es natürlich – auch Bilder von Menschen, die auf Jahrmärkten ausgestellt werden [6, 15]. Was es hingegen selten gibt, sind Lebensbeschreibungen, in denen z.B. individuelles Empfinden wiedergegeben wird. Die behinderten Menschen selbst standen nicht im gesellschaftlichen Interesse, deshalb gibt es auch nur eine spärliche Überlieferung – meistens kommt sie aus anderen Zusammenhängen, aus denen man auf diese Fragestellungen schließen kann. Auch die Quellen, die hier erwähnt werden, sind in anderen Zusammenhängen entstanden.

Fehlbildungskonzepte

Missgestalten und so genannte Monstrositäten wurden seit jeher als Bedrohung empfunden. Ihre Existenz wiedersetzte sich der natürlichen Ordnung der Welt und wurde mit nicht erfassbaren und verwerflichen Seiten des Lebens assoziiert [6]. Gedeutet wurden Missgestalten als sehr verschiedene Wesen, die in den unterschiedlichen historischen Zeitepochen und Kontexten einen je eigenen Platz zugewiesen bekamen: In der Antike kannte man Halbgötter, mythologische Kreaturen und Fabelwesen. Letztere sind auch kennzeichnend für das Mittelalter. In der frühen Neuzeit sah man in Menschen und auch Tieren mit körperlichen Abweichungen Gestalten, die entweder auf bereits vergangene Geschehnisse verwiesen oder auf zukünftige Ereignisse hindeuteten [5].

Ebenso vielfältig wie die Erscheinungsformen waren auch die Ursachen, die zur Erklärung der Deformationen herangezogen wurden. Sie reichten von einem strafenden oder Zeichen setzenden Gott und dem Teufel über menschliche Verfehlungen, wie Wollust, Sodomie, Ungläubigkeit oder Leichtsinn, bis hin zu psychischen Einflüssen auf die Schwangere und mechanische Gewalt. Nach Hagner lösten sich diese Erklärungsmuster nicht ab, sie bestanden vielmehr zeitweise nebeneinander, „überlagerten sich sogar und hatten ihre Gültigkeit auch dann noch nicht verloren, als im 17. Jahrhundert die Natur [...] zur hauptsächlichen Ursache der körperlichen Deformation erklärt wurde" [6]. Erst das Zeitalter der Aufklärung brachte neue Ansätze und Erklärungsmodelle für die Abweichungen und Fremdartigkeiten. Dieser Prozess lässt sich als Bestandteil der modernen Verwissenschaftlichung und Rationalisierung ansehen [6].

Nachdem also im 17. Jahrhundert Dämonie, Hexerei und übernatürliche Phänomene als Erklärung für Fehlbildungen an Einfluss verloren, versuchte man, diese mit Hilfe der so genannten Präformationstheorie zu erklären. Alle Lebewesen – so diese Theorie – waren durch den göttlichen Schöpfungsakt in unendlich kleiner Gestalt vorgebildet, bis sie sich zu einem vollständigen Organismus entwickelten. Abweichungen waren insofern von Anfang an unvollkommen angelegt. Gesetzmäßigkeiten hatte man hierbei noch nicht im Blick, man interessierte sich vielmehr für das Einzigartige und Außergewöhnliche und ging davon aus, dass solche Phänomene einen Zugang zu den „Geheimnissen" der Natur liefern konnten [6].

Im Laufe des 18. Jahrhunderts dagegen setzte man auf Gesetzmäßigkeiten. Abweichungen und Außergewöhnlichkeiten wurden nicht mehr als Launenhaftigkeit der Natur angesehen, sondern man versuchte nun, die dahinter steckenden Regelhaftigkeiten und Gesetzmäßigkeiten zu entdecken [6]. Man war bestrebt, Fehlbildungen in das Naturgefüge einzubauen. Nach der Theorie der Epigenese lag der Entwicklung ein bestimmter Plan zugrunde. Die einzelnen Teile des Körpers entwickelten sich aus unorganisierter Materie, die Organe entstanden nacheinander und gingen teilweise auseinander hervor. Fehlbildungen waren danach Abweichungen der Bildungstätigkeit in einem entscheidenden Moment der Organbildung. Doppelungen entstanden durch zuviel Wachstum, Fehlendes durch zu wenig Wachstum. Einen wesentlichen Faktor schrieb man hierbei der Ernährung der schwangeren Frau zu [6, 10].

Dieser prinzipielle Unterschied zwischen dem Blick auf das Merkwürdige und Besondere und dem Blick auf das Regelhafte lässt sich auch an den Sammlungen erkennen. Während im 17. Jahrhundert in den Naturalienkabinetten der Schwerpunkt auf der Sammlung von Kuriositäten und Einzigartigkeiten der Natur lag – unabhängig davon, ob es sich um Lebewesen, Mineralien oder Sonstiges handelte – war das Prinzip der wissenschaftlichen Sammlungen des 18. und 19. Jahrhunderts die Darstellung des Vergleichs und die Suche nach den Gesetzmäßigkeiten. In den anatomischen Sammlungen versuchte man mit den Präparaten zu vergleichen, um so den regelhaften Abläufen der Natur auf die Spur zu kommen: Man verglich Menschen mit Tieren und man versuchte, das Normale darzustellen, indem man die Abweichung heranzog. Fehlbildungen verschwanden also nicht aus den Schauräumen, aber sie bekamen einen anderen Stellenwert [3, 4, 6, 7, 12, 16].

Neugeborene

Einer derjenigen, die sich Anfang des 19. Jahrhunderts in besonderer Weise mit der Teratologie beschäftigten, war der Anatom JOHANN FRIEDRICH MECKEL – eben jener, dem die Leiche des eingangs erwähnten Mädchens mit dem Microcephalus zur Sektion und Präparation von seinem Assistenten übergeben worden war. MECKEL hat daraus ein Feuchtpräparat erstellt und es seinen Sammlungen hinzugefügt (Abb. 1). Im Laufe seines Forscherlebens hat er den Sammlungsbestand, den er von seinen Vorfahren übernommen hatte, auf etwa 12.000 Exemplare ausgebaut – ein großer Teil davon sind human-teratologische Präparate. Viele davon sind heute noch in den Anatomischen Sammlungen in Halle erhalten [9, 16].

Es ist wenig darüber überliefert, wie die toten Kinder zu MECKEL gelangt sind. Die Leichenablieferung an die Universitäten war zu die-

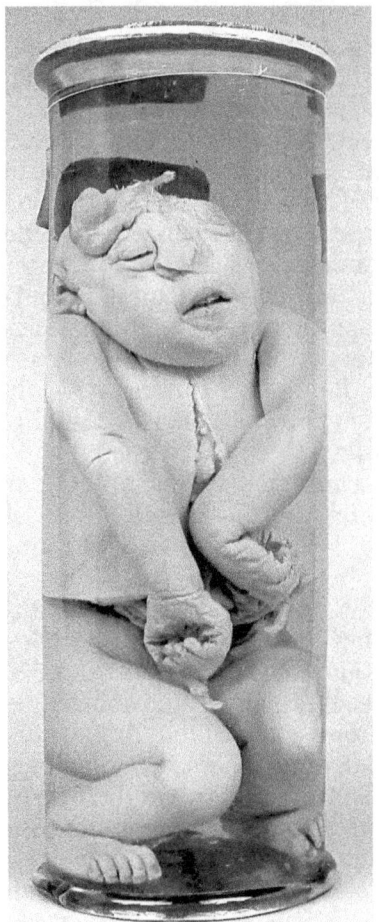

Abb. 1. Klunker Nr. 111; 118/2/3: Feuchtpräparat von einem neugeborenen Mädchen im zylindrischen Glas (Höhe 39 cm, Durchmesser 15 cm), Etikett: „N. 1247, Hirnlose Missgeburt". (Mit freundlicher Genehmigung der Anatomischen Sammlungen des Instituts für Anatomie und Zellbiologie der Martin-Luther-Universität Halle-Wittenberg, Meckelsche Sammlungen)

ser Zeit durch Verordnungen geregelt. In diesen Verordnungen waren als eine Leichengruppe, die gewissermaßen den Anatomen zur Verfügung gestellt werden sollten, Fehl- und Totgeburten sowie verstorbene Kinder mit Fehlbildungen genannt [18]. Bei „unserem Microcephalus" [8] – wie MECKELS Assistent HOHL, der das Kind betreut hatte, es fast liebevoll nannte – war dies offensichtlich kein Problem. Die Mutter lehnte ihr Kind aufgrund der Fehlbildung ab, ihr graute davor. Sie hatte das Kind anscheinend freiwillig wenige Stunden nach der Geburt an das Entbindungsinstitut abgegeben. Ein weiteres Indiz für die ablehnende Haltung der Eltern in diesem Fall ist die Tatsache, dass das Mädchen im Kirchenbuch keinen Taufeintrag bekommen hat. Die Geburt ist registriert – jedoch ohne Namen und ohne Nennung der Taufpaten [9]. Offensichtlich wollte man dem Mädchen keine Identität geben. Hohl dagegen hat sich sehr intensiv um das Mädchen gekümmert. Er hat über die drei Tage, die das Mädchen gelebt hatte, ausführliche Notizen hinterlassen. Die tagebuchartigen Einträge lassen vermuten, dass er sich hingebungsvoll um das Mädchen bemüht und sich sehr darum gesorgt hat, dass es ihm gut geht. Für den 1. Juli 1827 notierte er:

> „In der Nacht schrie es einige Male, beruhigte sich jedoch, wenn ihm Milch gegeben wurde. Gegen morgen fing die Temperatur an zu sinken, und ein Collapsus des ganzen Körpers stellte sich ein. Ein mässig warmes aromatisches Kräuterbad, neue umschläge auf den Kopf brachten jedoch sehr bald neues Leben und die vorige Rundung der Glieder wieder. Theils um zu beobachten, ob und wie eine gegebene Medicin wirken würde, theils auch, um eine Oeffnung, die seit der Geburt nicht erfolgt war, zu verursachen, theils endlich, um vielleicht der Spannung und Auftreibung des Unterleibes zu begegnen, gab ich 1 Theelöffel von Syrup mit Fenchelwasser. Nach 2 Stunden ging auch eine bedeutende Quantität dicken Kindspeches ab, und der gespannte Leib erhielt eine natürliche Beschaffenheit." [8]

Auch die Beschreibung, wie er dem Kind mit einem Teelöffelchen Milch eingeflößt hat, weil es mit einer Flasche nicht funktionierte, und wie es dann jedes mal behaglich knurrte, „wie gesunde, an der Brust der Mutter ruhende Kinder es wohl zu machen pflegen" [8], verdeutlicht, dass er sich eingehend gesorgt und auch die menschlichen Äußerungen des Babys wahrgenommen hat. Was allerdings auch anklingt, ist sein wissenschaftliches Interesse. Er hat sich auch um das Kind bemüht, weil er beobachten wollte. Ganz deutlich wird dies in seinem Anhang, den er den Tagebuchaufzeichnungen zugefügt hat. Dort geht es beispielsweise um die Dauer des Überlebens des Kindes, die er mit Fällen vergleicht, die ihm aus der Literatur bekannt waren [8].

Die ablehnende Haltung der Eltern, die bei der Geburt dieses Mädchens deutlich wird, ist nicht generalisierbar. Es gab genauso Eltern, die sich sehr um ihre Kinder bemüht haben, obwohl es eindeutig war, dass es kaum eine Überlebenschance gab. Trotzdem haben sie ihre Kinder versorgt und bis zum Tod gepflegt. Auch haben sie mit Vehemenz und gegen Widerstände dafür gesorgt, dass ihnen die zur damaligen Zeit wichtigen Zeichen zuteil wurden, die sie in die menschliche Gesellschaft aufnahmen: Das waren die Taufe und Namensgebung sowie ein ordnungsgemäßes Begräbnis.

LORENZ berichtet in ihrer Untersuchung über den Umgang mit so genannten Missgeburten im 18. Jahrhundert von einem Mädchen, dass im Jahr 1745 in der Nähe von Königsberg mit nach außen liegenden Organen geboren wurde. Die Eltern beobachteten, dass das Kind gleich nach der Entbindung schwächer wurde. So haben sie es behutsam gewindelt und in der Kirche taufen lassen. Nach der Taufe haben sie es von den Windeln befreit und mit warmen und weichen Kissen bedeckt. Am folgenden Tag starb das Kind. Die Eltern hatten absichtlich keinen Arzt, sondern nur die Hebamme benachrichtigt. Diese und alle Zeugen sollten sich ruhig verhalten, da die Eltern zu Recht befürchteten, dass ihnen das tote Kind genommen und der Königsberger Anatomie zur Zergliederung übergeben werden würde, wo es dann in Spiritus gelegt und von Publikum betrachtet werden konnte [10].

Über hundert Jahre später ist aus Oschersleben in der Nähe von Magdeburg ein ähnlicher Fall überliefert [21]. Am 11. Mai 1869 hatte die Ehefrau des Uhrmachers FREITAG ein Zwillingspaar geboren, bei dem der Rumpf zusammengewachsen und die unteren Extremitäten nur einmal vollständig ausgebildet waren. Im Bericht an die Königliche Regierung heißt es: „Beide in Betreff der Gesichtsbildung fast schön zu nennende Kinder leben und nehmen Nahrung zu sich, scheinen aber nicht zu gedeihen und werden immer matter, so daß das Absterben derselben sehr bald eintreten kann" [21]. Der Anlass des Schreibens an die Regierung war zum einen die Anzeige einer fehlgebildeten Geburt, die im Falle des Todes nach den Verordnungen an das Anatomische Museum nach Berlin geschickt werden sollte, zum anderen aber auch die Weigerung des Vaters, dies zuzulassen: Die Eltern des Zwillingspaares haben „die Erklärung abgegeben, daß sie ihre Kinder nach dem Absterben hier wollen begraben lassen und daher nicht in die Absendung derselben in das anatomische Museum zu Berlin willigen werden" [21]. Die Polizeiverwaltung fragte also in diesem Fall nach, wie sie sich zu verhalten habe, und ob sie „Zwangsmaßregeln gegen die FREITAGschen Eheleute" anwenden solle. Mit dem Hinweis, dass die Eltern einer Ablieferung der Leichen ihrer Kinder an das Museum zustimmen müssten, wurde von polizeilichen Maßnahmen abgesehen [21]. Auch hier haben sich die Eltern also fürsorglich um die Kinder gekümmert und viel Mühe darauf verwendet, sie ordnungsgemäß begraben zu lassen und so die Abgabe an die Anatomie zu verhindern.

Dass die Eltern nicht immer in dieser Weise handelten, belegen die zahlreichen human-teratologischen Präparate in den Sammlungen. Auch zwei Präparate einer kindlichen Doppelfehlbildung sind Be-

Schrecken – Neugier – Wissen 57

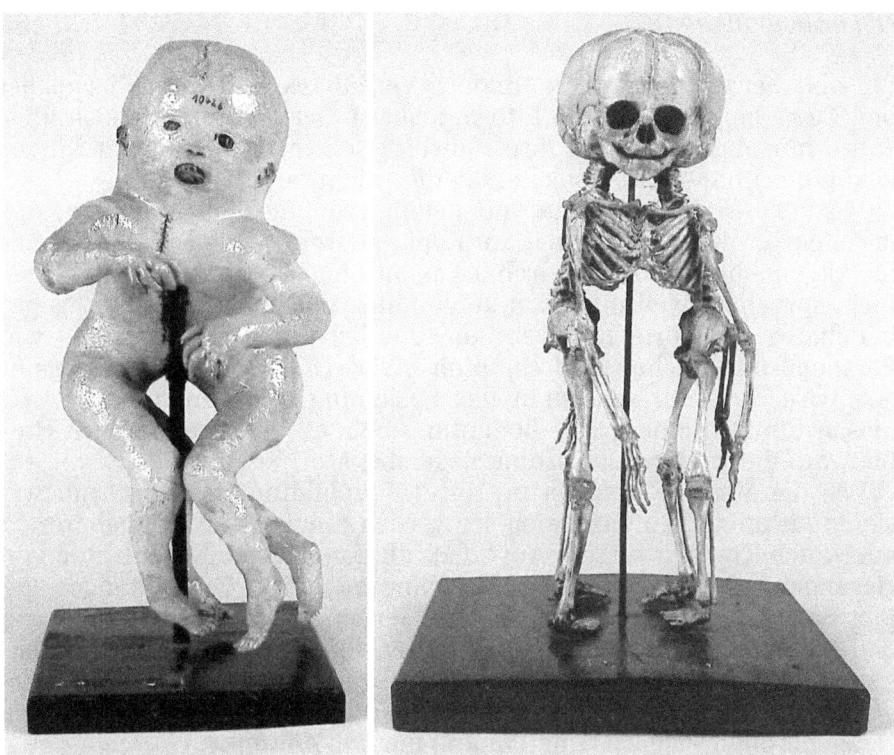

Abb. 2. Klunker Nr. 311; 83/2/4 und Klunker Nr. 283; 83/2/5: Skelett und Integument einer Doppelmissgeburt mit einem Kopf. Auf Metallgestell und Holzplatte montiert. Höhe: 30 und 34 cm. (Mit freundlicher Genehmigung der Anatomischen Sammlungen des Instituts für Anatomie und Zellbiologie der Martin-Luther-Universität Halle-Wittenberg, Meckelsche Sammlungen)

standteil der MECKELschen Sammlungen (Abb. 2). Ähnlich wie bei den Kindern aus der Nähe von Magdeburg handelt es sich um ein Zwillingspaar. Es hatte allerdings nur einen Kopf und war an der Brust zusammengewachsen [16]. Die Präparate zeigen zudem die Kunstfertigkeit bei der Herstellung dieser Exponate, die hauptsächlich als Forschungsobjekte und natürlich für den Unterricht der Studenten gedacht waren.

Wie die Eltern im Einzelfall auf die Geburt eines fehlgebildeten Kindes reagierten, ist kaum überliefert. Oft ist nicht mehr als eine ablehnende Haltung oder Trauer über den schmerzlichen Ausgang einer Schwangerschaft zu erfahren. Nottaufen oder Widerstand gegen die Leichensektion, sowie das Beharren auf einer Beisetzung weisen jedoch darauf hin, dass diese betroffenen Familien ihrem Kind mit Hilfe dieser Rituale einen Platz in ihrem Leben und im Leben der Gesellschaft zuwiesen bzw. zuweisen wollten [10].

Herangewachsene

Bei den heranwachsenden Kindern verhält es sich ähnlich wie bei den Neugeborenen. Es gab Eltern, insbesondere Mütter, die sich über Jahre hingebungsvoll um ihre teilweise schwerstbehinderten Kinder gekümmert haben, und solche, die dies nicht taten [10].

MECKEL selbst berichtete von einem zwölfjährigen Mädchen, das mit einer großen Geschwulst am Kopf geboren worden war: „Sie war im Allgemeinen gesund, durchaus nicht ohne Verstand, konnte aber nicht sprechen, weil man sich keine Mühe mit ihrer Erziehung gegeben hatte. Sie hörte und verstand deutlich, besass Gedächtnis von Personen und Sachen und combinirte sie" [13]. An diesen Äußerungen wird deutlich, dass man der Erziehung und dem Umgang mit diesen Kindern eine große Bedeutung beimaß, insbesondere im Hinblick auf die weitere Gestaltung des Lebens.

Wie die Menschen selbst mit ihren Fehlbildungen lebten und wie sie damit umgingen, lässt sich schwerlich anhand von Neugeborenen oder auch Kindern zeigen. Aussagekräftiger sind die Geschichten von Herangewachsenen, die ihr Leben lang mit ihren Fehlbildungen gelebt hatten, wie zwei Beispiele von Menschen mit Fehlbildungen an den Extremitäten belegen. Beide hatten ihr Leben in ihren Möglichkeiten gestaltet und teilweise auch gegen gesellschaftliche Widerstände durchgesetzt. Aktenkundig geworden sind sie – genau wie die Neugeborenen – im Zusammenhang mit der Anatomie.

1829 meldete der Amtsassessor einer kleinen Gemeinde in der Nähe von Göttingen der dortigen Universität den Tod eines 51jährigen Schuhmachers, dessen Leiche er der Göttinger Anatomie anbot, da sie ihm besonders interessant erschien. Er schrieb: Im hiesigen Dorf „lebte ein Schumacher Kammer, dessen höchst sonderbar verkrüppelte Gestalt, ein Rumpf ohne Untertheil, indem die Beine nur in ein Paar ganz verschränkten in einander liegenden Enden bestanden, zu den Merkwürdigkeiten der hiesigen Gegend zu rechnen war, der gleich einem Affen beständig auf den Händen ging und den Rumpf durch die Kraft der auf die Erde statt der Beine und Füße gestämmten sehr langen Arme und Hände, ohne Gebrauch einer Krücke, wozu er *zu verkrüppelt* war, nachschlepte, trotz dem aber sich mit einer unglaublichen Schnelligkeit fortbewegen konnte und im Erklettern der Bäume und Verübung von Waldfreveln allen Meister war, auch nach einander zwey Frauen genommen und mit diesen 5 Kinder erzeugt hat" [23]. Um die Besonderheiten dieses Menschen zu zeigen und so das Interesse der Anatomen zu wecken, hat der Amtsassessor seinem Schreiben eine Zeichnung hin zugefügt (Abb. 3) [20, 24].

Dieser Mann hatte offensichtlich trotz seiner Fehlbildungen einen Handwerksberuf gelernt, geheiratet und Kinder bekommen. Auf den ersten Blick erscheint dies relativ normal, man könnte meinen, dass weder er noch sein Umfeld mit seiner Behinderung ein Problem hat-

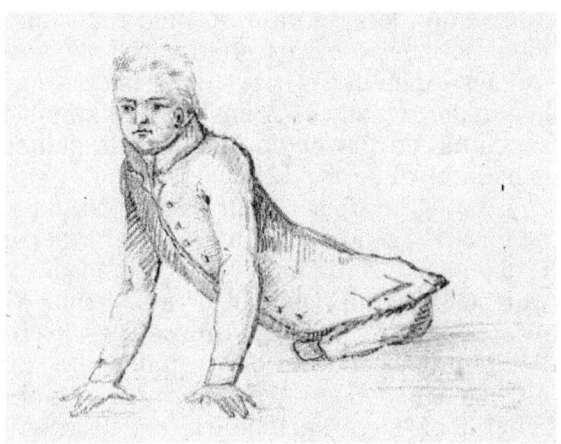

Abb. 3. Kuratorium 4 IV d Anatomie, Nr. 24, Vergütung der Kosten für die an die Anatomie zu Göttingen abgelieferte Leiche des weyl. Schumachers Kammer zu Wahnhausen, 1830, Bl. 1. (Mit freundlicher Genehmigung des Universitätsarchivs der Georg-August-Universität Göttingen)

ten. Dass es so unproblematisch wahrscheinlich nicht war, zeigt der Hinweis auf den Waldfrevel. Er hatte sich und eventuell seine Familie anscheinend auf diese Weise ernährt oder ernähren müssen.

Weitere Aufschlüsse ermöglicht der zweite Fall. Ein Schneider aus der Nähe von Braunschweig war mit ähnlichen Fehlbildungen auf die Welt gekommen [11, 14, 18, 22, 23]. Ihm fehlten die unteren Gliedmaßen und der rechte Arm. Im Übrigen sei er gesund und nach seiner Aussage nie krank gewesen. Seinen Lebensunterhalt verdiente er sich als Schneider und als Schreiber. Als er 1798 – mittlerweile 45 Jahre alt – heiraten wollte, verweigerte ihm der Pfarrer allerdings das Aufgebot. Das dadurch in Auftrag gegebene Gutachten durch das Sanitätskollegium machte diesen Menschen erstmalig aktenkundig [11, 14, 23]. Sowohl er als auch seine Frau wurden zu ihrem Sexualleben befragt und seine Geschlechtsorgane auf ihre Funktion hin untersucht. Beide Partner bestätigten, dass sie auch unabhängig vom Ausgang der Untersuchung weiterhin zusammenleben wollten. Nachdem die Untersuchung ergab, dass der Mann zeugungsfähig war und ein Eheverbot das Zusammenleben der beiden nicht verhindern konnte, wurde ihnen die Heirat erlaubt.

Fünf Jahre später – die beiden hatten mittlerweile einen gesunden Sohn – trat der Mann erneut in Erscheinung [18, 22]. Diesmal wandte er sich an die Braunschweiger Anatomie mit dem Angebot, seinen Körper nach seinem Tod zur Sektion zur Verfügung zu stellen. Als Gegenleistung wollte er selbst und seine Familie bis zu seinem Tod versorgt werden. Die Anatomie war durchaus nicht abgeneigt, nicht zuletzt wegen der „interessanten" Fehlbildungen, sah sich aber letztlich doch gezwungen, das Angebot abzulehnen, da man befürchtete, dass der Mann noch viele Jahre lebte und noch viele gesunde Kinder zeugte, für die dann ebenfalls aufzukommen wäre.

Interessant ist die Begründung des Schneiders für sein Angebot. Er betonte, dass er es sein Leben lang geschafft habe, selbst für sich und in den letzten Jahren auch für seine Familie zu sorgen. Im Moment sei aber die wirtschaftliche Lage so schlecht, dass er befürchtete, der Armenkasse zur Last zu fallen. Auf dem „platten Land" bestünden wenig Verdienstmöglichkeiten für einen Schreiber. In dieser Situation hat er dann versucht, seinen Körper als Verdienstmöglichkeit einzusetzen [23].

Auffällig an dieser Begründung ist, dass er für seine schlechte ökonomische Situation nicht die Behinderung anführte, sondern sein Problem nach außen verlagerte und die wirtschaftliche Lage verantwortlich machte. Obwohl er aus seiner Sicht sein Leben hätte meistern können, waren es äußere, gesellschaftliche und wirtschaftliche Bedingungen, die ihn daran hinderten. Er konnte nicht heiraten, ohne sich einer Begutachtung zu unterziehen, und die schlechte wirtschaftliche Lage verhinderte es, dass er für seinen Lebensunterhalt sorgen konnte. Ganz deutlich wird hier auch die Diskrepanz zwischen dem individuellen Empfinden des Schneiders und den gesellschaftlichen Umgangsweisen mit seinen Fehlbildungen – insbesondere dann, als er etwas tun wollte, was unter „normalen" Umständen exakt den gesellschaftlichen Normen entsprach – nämlich heiraten!

Was an diesem letzten Beispiel anklingt, bisher jedoch nicht erwähnt wurde, ist der soziale Aspekt der Problematik, der auch oder gerade in der historischen Perspektive nicht vernachlässigt werden darf.

Im von dem Sozialhygieniker ALFRED GROTJAHN (1869–1931) im Jahr 1912 herausgegebenen *Handbuch der Sozialen Hygiene* heißt es im Artikel *Krüppelwesen*:

„Wenn ein Kind als Sohn eines wohlhabenden Vaters mit angebornem Fehlen eines ganzen Armes geboren ist, so ist er doch nicht Gegenstand der öffentlichen Krüppelfürsorge, weil der Vater aus eigenem Vermögen den Jungen zur höchstmöglichen Erwerbsfähigkeit bringen wird. Leidet dagegen ein Kind an einem an sich mäßigen Gebrechen, z.B. einer Rückgratsverkrümmung mittleren Grades, ist aber zugleich Vollwaise oder unehelich und schwachsinnig oder taubstumm oder blind und arm zugleich, so bedarf dieses Kind besonderer Hilfe, weil es ohne diese körperlich, moralisch und wirtschaftlich verkommen würde" [1].

Demnach waren Bedeutung und Folgen einer Fehlbildung vom sozialen Status der Betroffenen abhängig. Auch die Eltern der fehlgebildeten Kinder, deren Leichen im 18. und 19. Jahrhundert der Anatomie zur Verfügung gestellt werden sollten, gehörten üblicherweise der Unterschicht an. Dieses Faktum ist zwar so in den Verordnungen nicht immer benannt, sieht man sich jedoch die Berufe der Eltern an, die in den Akten genannt werden, so sind diese in der Regel Hof- und Hausbedienstete [18].

Für die letzten 250 Jahre lässt sich also feststellen, dass „Monster" und Fabelwesen ins Reich der Phantasie verbannt wurden. Man versuchte, körperliche Fehlbildungen in die Gesetze der Lebensentstehung zu integrieren; woraus allerdings nicht unweigerlich folgte, dass Fehlbildungen zum „normalen" Bestandteil des Lebens selbst geworden wären [6]. Obwohl insbesondere in den letzten Jahrzehnten immer wieder Toleranz angemahnt wurde, sind Kategorien wie Unvollkommenheit und Vervollkommnung, Norm und Abweichung nicht aus der Diskussion verschwunden. Nach wie vor wird in der Abweichung eine Störung bis hin zur Bedrohung gesehen, der mit adäquaten Mitteln zu begegnen sei. Erst die sich in den letzten Jahren etablierenden Disability Studies versuchen, einen anderen Ansatz zu etablieren [2, 17, 19].

Literatur

1. Biesalski K (1912) Krüppelwesen. In: Grotjahn A, Kaup J (Hrsg) Handwörterbuch der sozialen Hygiene, Bd 1. Vogel, Leipzig, S 695–703
2. Garland-Thomson R (2003) Andere Geschichten. In: Lutz P, Macho T, Staupe G et al. (Hrsg) Der [im-]perfekte Mensch. Metamorphosen von Normalität und Abweichung. Böhlau, Köln, S 418–425
3. Grote A (Hrsg) (1994) Macrocosmos in Microcosmo. Die Welt in der Stube. Zur Geschichte des Sammelns 1450 bis 1800. Leske + Budrich, Opladen
4. Habrich C (1994) Zur Typologie medizinischer Sammlungen im 17. und 18. Jahrhundert. In: Grote A (Hrsg) Macrocosmos in Microcosmo. Die Welt in der Stube. Zur Geschichte des Sammelns 1450 bis 1800. Leske + Budrich, Opladen, S 371–396
5. Hagner M (1995) Monstrositäten haben eine Geschichte. In: Hagner M (Hrsg) Der falsche Körper. Beiträge zu einer Geschichte der Monstrositäten. Wallstein, Göttingen, S 7–20
6. Hagner M (1995) Vom Naturalienkabinett zur Embryologie. Wandlungen des Monströsen und die Ordnung des Lebens. In: Hagner M (Hrsg) Der falsche Körper. Beiträge zu einer Geschichte der Monstrositäten. Wallstein, Göttingen, S 73–107
7. Hagner M (2003) Monstrositäten in gelehrten Räumen. In: Lutz P, Macho T, Staupe G et al. (Hrsg) Der [im-]perfekte Mensch. Metamorphosen von Normalität und Abweichung. Böhlau, Köln, S 42–61
8. Hohl AF (1828) Geschichte eines Microcephalen; seine Geburt, äußere Beschaffenheit und Erhaltung am Leben durch 70½ Stunde. In: Niemeyer WH (Hrsg) Zeitschrift für Geburtshülfe und practische Medicin. Buchhandlung des Waisenhauses, Halle, Bd 2, 1. St, S 173–188
9. Klunker UR (2003) Bestand und Identität der human-teratologischen Präparate in den Meckel'schen Sammlungen unter besonderer Berücksichtigung des wissenschaftlichen Werkes von Johann Friedrich Meckel dem Jüngeren (1781–1833). Diss. med. Halle (Saale), hier S 39–47
10. Lorenz M (1998) Von Monstren und Menschen. Der Umgang mit sogenannten „Mißgeburten" im 18. Jahrhundert. In: Rheinheimer M (Hrsg) Subjektive Welten. Wahrnehmung und Identität in der Neuzeit. Wachholtz, Neumünster, S 91–108
11. Lorenz M (1999) Kriminelle Körper – Gestörte Gemüter. Die Normierung des Individuums in Gerichtsmedizin und Psychiatrie der Aufklärung. Hamburger Edition, Hamburg, hier S 127–133
12. Luyendijk-Elshout AM (1994) „An der Klaue erkennt man den Löwen". Aus den Sammlungen des Frederik Ruysch (1638–1731). In: Grote A (Hrsg)

Macrocosmos in Microcosmo. Die Welt in der Stube. Zur Geschichte des Sammelns 1450 bis 1800. Leske + Budrich, Opladen, S 643–660
13. Meckel JF (1822) Beschreibung zweier, durch sehr ähnliche Bildungsabweichungen entstellter Geschwister. Deutsches Archiv für die Physiologie 7, 1. H: 99–176, hier S 153
14. Roose TGA (1802) Beiträge zur öffentlichen und gerichtlichen Arzneikunde, Bd 2. Wilmans, Frankfurt a M, Fall III, S 40–56
15. Sander S (2003) Die Handzeichnung einer Fehlbildung aus dem Jahr 1682. Medizinhistorisches Journal 38:175–186
16. Schultka R (1999) Die Hallesche Anatomie und ihre Sammlungen. Ein Instituts- und Sammlungsführer. Lau, Reinbek
17. Shakespeare T (2003) Betrachtungen zu den britischen Disability Studies. In: Lutz P, Macho T, Staupe G et al. (Hrsg) Der [im-]perfekte Mensch. Metamorphosen von Normalität und Abweichung. Böhlau, Köln, S 427–433
18. Stukenbrock K (2001) „Der zerstückte Cörper". Zur Sozialgeschichte der anatomischen Sektionen in der frühen Neuzeit (1650–1800). Medizin Gesellschaft und Geschichte (Beiheft 16), Steiner, Stuttgart, hier S 37–78 und 166
19. Tervooren A (2003) Einleitung. In: Lutz P, Macho Th, Staupe G et al. (Hrsg) Der [im-]perfekte Mensch. Metamorphosen von Normalität und Abweichung. Böhlau, Köln, S 416–417
20. Wagener S (1995) „... wenigstens im Tode der Welt noch nützlich und brauchbar ...". Die Göttinger Anatomie und ihre Leichen. Göttinger Jahrbuch 43:63–90

Aktenverzeichnis

21. Landeshauptarchiv Sachsen-Anhalt, Magdeburg, Rep. C 28 If, Nr. 1246, Die vorgekommenen pathologischen und monströsen Merkwürdigkeiten (Mißgeburten), 1823–1874, hier Bl. 19–20
22. Niedersächsisches Staatsarchiv Wolfenbüttel, Bestand 111 Neu, Obersanitätskollegium Landesmedizinal-Kollegium, Nr. 351: Gesuch des verkrüppelten Schneiders Barthold Ernst aus Jerxheim um lebenslängliche Unterhaltszahlung gegen spätere Überführung seiner Leiche an die Anatomie, 1802–1803
23. Niedersächsisches Staatsarchiv Wolfenbüttel, Bestand 111 Neu, Obersanitätskollegium Landesmedizinal-Kollegium, Nr. 2496: Gutachten über die von dem verstümmelten Schneider Barthold Ernst in Jerxheim geplante Ehe, 1798
24. Universitätsarchiv Göttingen, Kuratorium 4 IV d Anatomie, Nr. 24, Vergütung der Kosten für die an die Anatomie zu Göttingen abgelieferte Leiche des weyl. Schumachers Kammer zu Wahnhausen, 1830

2.2 Die bildliche Darstellung menschlicher Fehlbildungen in der Geschichte

D. WESSINGHAGE

Fehlbildungen im Bereich der Extremitäten des Menschen sind seit alters her bekannt. So finden sie sich bereits als Darstellungen aus früheren Hochkulturen – z.B. in Mittel- und Südamerika – künstlerisch gestaltet, vor allem in Keramik. Fehlbildungen sollen häufig in arabischen Ländern vorgekommen sein; begründet wird das damit, dass hier Ehen unter Verwandten eher gefördert wurden und Inzucht nicht unbedingt verboten war (SOURNIA-TOELLNER).

Häufiger wurden in sogenannten Kulturvölkern verstümmelt Geborene weder geschützt noch unterstützt, so daß sie vielfach nicht überlebten, während bei den von den christlichen Europäern früher häufig als Wilde verachteten Indianern in Mexiko z.B. Montezuma II., König der Azteken, die Betroffenen ausdrücklich unter seinen Schutz stellte.

Anlass der Erinnerung, der zu unserem diesjährigen Kongreß führte, war eine – hoffentlich nie mehr wiederkehrende – Katastrophe. Sie hat vor nunmehr vier Jahrzehnten eine ganze Generation mit einer großen Zahl von Eltern und vor allem einen viel zu großen Anteil ihrer Kinder durch Fehlentwicklungen heimgesucht. Sie ließ sie in der Zwischenzeit, läßt sie aber auch noch weiterhin erdulden, was die so genannte ‚Moderne' mit all ihren ‚Errungenschaften' ihnen angetan hat. Hoffen wir, daß dieser Kongreß zur Erinnerung, diese Tage des Besinnens und auch Gedenkens, dazu beitragen werden, daß sich die durch eine ersetzbare Medikamenten-Gruppe verursachte Katastrophe des Contergan bzw. des Thalidomid mit ihren schwerwiegenden Folgen für uns und kommende Generationen nie mehr wiederholen wird. Für uns, das heißt für die entwickelnden Pharmakologen und die produzierende Industrie, für die leichtgläubigen und mehr oder weniger schnell verordnenden Ärzte, aber auch für die ebenfalls mehr oder weniger kritiklos konsumierenden Patienten. Vor allem aber hoffen wir, daß in Zukunft exogen bedingte Schäden mit so erheblichen körperlichen und seelischen Beeinträchtigungen bei unseren Kindern weitestgehend vermieden werden.

Bei der Suche nach frühen Zeugen, nach MITleidenden – oder, besser gesagt: nach Leidensgenossen – aus vergangenen Zeiten wurden wir fündig in eigener Bibliothek. In einem Katalog des bekannten Münchner Auktionshauses Zisska u. Kistner aus den vergangenen Jahren fanden wir eine Abbildung aus dem „Buch der Natur" des

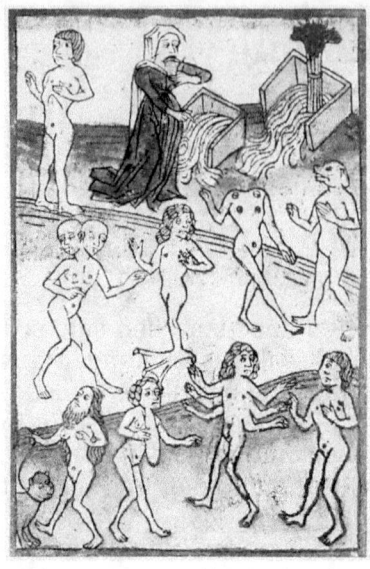

Abb. 1. Angeborene Extremitätenveränderungen im „Liber de naturis rerum" des Kunrat von Megenberg (1309–1374) aus dem fränkischen Kloster Mainberg

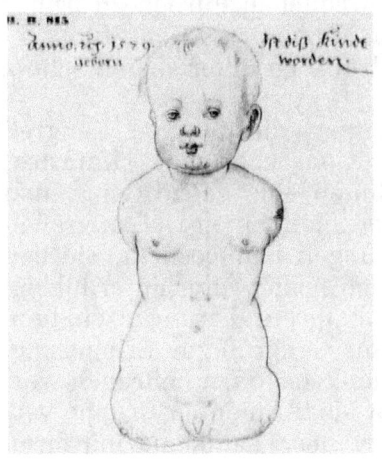

Abb. 2. Amelie, Geburt von 1579. Germanisches Nationalmuseum, Nürnberg

KUNRAT VON MEGENBERG (1309–1374) – dem Kloster Mainberg in Franken entstammend –, dem u. a. nach Erfurt und Paris, Regensburg und Wien weitgereisten Theologen. Das „Buch der Natur" war der erste Versuch eine systematisierte Naturgeschichte in deutscher Sprache zu schaffen. Zwischen 1475 und 1499 erschienen sechs Auflagen der Übersetzung des „Liber de naturis rerum". Dargestellt waren hier neben anderen Mißbildungen auch Deformitäten an den Extremitäten: eine „Sirene" mit Verschmelzung beider Beine und ein Sechsarmiger, eine Fehlbildung genannt Polymelie (Abb. 1).

Andere, zum einen als Wunder, zum anderen – wie bei einem Teil dieser Branche auch heute noch nicht unüblich – als Spektakel dar-

Die bildliche Darstellung menschlicher Fehlbildungen in der Geschichte 65

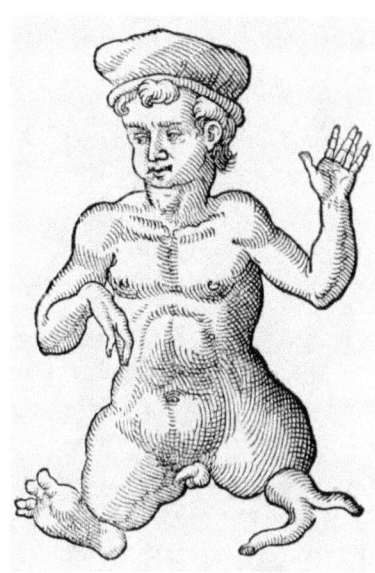

Abb. 3. Wundergeburt in Peter Uffenbachs „Thesaurus chirurgiae" (1610)

gestellte Abbildungen lassen sich in den frühen Zeitungen ab etwa 1500 nachweisen: so in den Flugblättern mit ihren Holzstichen und dem erläuternden Text; die Zeichnung einer Wundergeburt in der „Neuen Zeitung" – herausgegeben von MATTHES RAUCH 1578 aus Nürnberg – und einer anderen eines gliedlosen Kindes von 1579 fanden sich im Nürnberger Germanischen Nationalmuseum (Abb. 2).

1589 lebte der ohne Arme geborene JOHANN STOSS.

Von AMBROISE PARÉ (1510–1590) aus Paris als Mitautor wurden noch nach seinem Tode im „Thesaurus chirurgiae" des PETER UFFENBACH (1566–1635) von 1610 unter mehreren „Wundergeburten" – u.a. weibliche und männliche Sirenen – auch einige mit Veränderungen an oberen und unteren Extremitäten veröffentlicht (Abb. 3).

Zur gleichen Zeit schließlich – im Jahre 1609 (deutsche Auflage: 1610) erschien ebenfalls in Frankfurt/M. – das erste uns bekannte Fachbuch über Mißbildungen mit dem Titel „Monstrorum historia memorabilis, monstrosa humanorum partuum miracula, stupendis conformationum formulis ab utero materno enata, viuis exemplis, observationibus & pictoris, referens" (Abb. 4).

Verfaßt und bebildert wurde dieses Buch, das er neben einigen anderen veröffentlichte, von JOHANN GEORG SCHENCK VON GRAF(F)ENBERG, filius, philiatro Hagenoensium Alsatia, poliatro comitisque Hanoensis physico medico (+1620), über dessen frühe Jahre wir bisher nichts in Erfahrung bringen konnten. Er war der Sohn des JOHANNES SCHENCK v. G. (1530–1598), der nach dem Studium u.a. bei LEONHARD FUCHS in Tübingen, dann in Straßburg und Freiburg praktizierte und der vor allem durch sein mehrfach aufgelegtes Buch „Observationum medicarum rararum, novarum, admirabilium et monstrosarum volu-

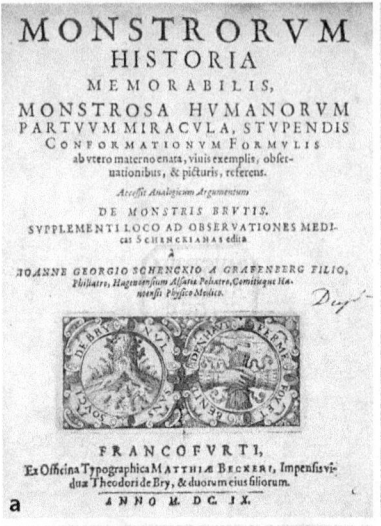
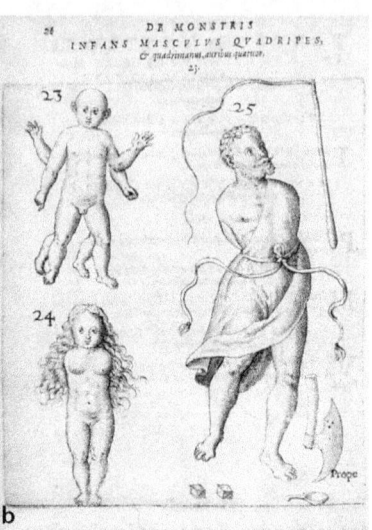
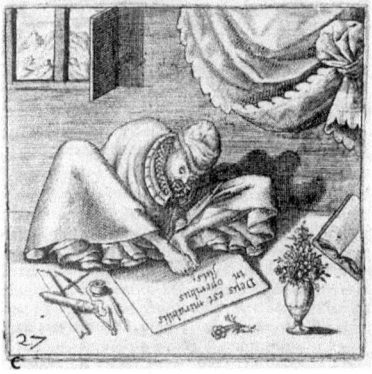

Abb. 4. Johann Georg Schenck von Grafenberg d. Jüngere aus Hagenau. *a* „Monstrorum historia memorabilis, monstrosa humanorum partuum miracula, stupendis conformationum formulis ab utero materno enata, viuis exempluis, observationibus & pictoris, referens". *b* Verschiedene „Monstra", auch mit Extremitätenfehlbildungen. *c* Der berühmte armlose Stadtschreiber von Schwäbisch-Hall: Thomas Schweicker (1541–1602)

men", das ja auch schon „Monstra" enthielt, bekannt wurde. In seinem Werk stellte Sohn JOHANN GEORG SCHENCK VON GRAFENBERG die wenigen selbstgesehenen und wohl auch die zahlreichen Stiche der Miß- und Fehlbildungen zusammen, derer er über Flugblätter und frühe Zeitungen habhaft werden konnte. Wie anders hätte er sonst, verteilt über lange Zeit und über ein großes Einzugsgebiet hinweg, vereinzelte Beobachtungen in solcher Vielzahl sammeln können.

In seinem Buch finden sich neben den zahlreichen der Welt sonst unbekannt gebliebenen Thoracopagen und Zwillingen, diese von der später so genannten „siamesischen" Art, auch Darstellungen Extremitätengeschädigter, darunter auch des wohl bekanntesten Armlosen im ausgehenden Mittelalter (Abb. 4 b, c).

Sein Name war THOMAS SCHWEICKER (1541–1602): er stammte aus einer alten Bäckerfamilie in Schwäbisch-Hall, und, obwohl armlos und lernend mit den Füßen zu schreiben, wurde er aufgrund seiner kalligraphischen Fähigkeiten nicht nur zum Stadtschreiber sondern auch zum Archivar seiner Heimatstadt berufen. Bei seiner im Sitzen erfolgenden Tätigkeit hielt man seine langen Zehen für Finger, seine Füße für Hände.

Dem Kaiser MAXIMILIAN II., der auf der Durchreise Schwäbisch-Hall besuchte, musste Schweicker mit den Füßen ein Glas Wein einschenken. 1598 wurden ihm und seinen Brüdern vom Pfalzgraf bei Rhein ein Wappen – zwei in Puffärmeln steckende gekreuzte Arme mit Händen, darunter eine Brezel – verliehen.

Auch in der neueren Literatur wird die Geschichte SCHWEICKERS noch immer erzählt, seine Bilder weiterhin dargestellt, so fanden sich Abbildungen auf Medaillen, die z. B. in der Münzsammlung Dr. BRETTAUER katalogisiert wurden [Wien 1937].

Um 1589 schrieb der ebenfalls armlose Hamburger JOHANN STOSS Kaufmannsbriefe für die Börse mit dem rechten Fuß.

1596 wurde MAGDALENE EMOHNE im Dorff Engerhave bei Embden in Ost Frießland geboren und später als Wundergeburt konterfeit. Wie auf den Abbildungen von 1616 sichtbar, war von den vier Extremitäten nur das rechte Bein von rechter Größe und vollständig, das linke war kleiner und verfügte lediglich über vier Zehen. Arme waren bis auf kleine, direkt am Rumpf ansetzende Stummel nicht vorhanden.

Ebenfalls auf einem Flugblatt erschien 1651 ein Stich der 39-jährigen armlosen Stockholmerin MAGDALENA RUDOLFA THUINBUJ(Y)

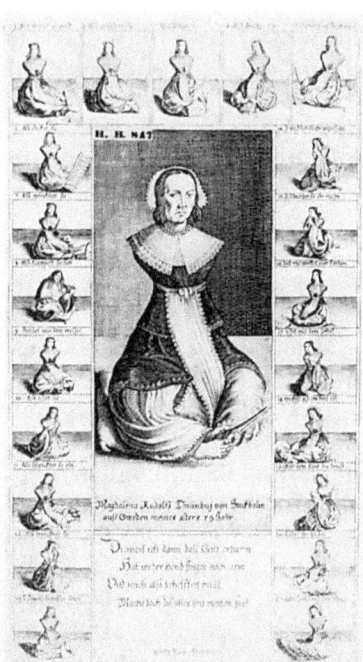

Abb. 5. Die armlose Stockholmerin
Magdalena Rudolfa Thuinbuj;
Germanisches Nationalmuseum, Nürnberg,
Kupferstich von 1651

(Abb. 5), die zusätzlich durch einige in deutscher Sprache verfaßte Zeilen auf ihre Situation aufmerksam macht [WÜRTZ]:

> Dieweil ich dann, daß Gott erbarm
> Hab weder Hände, Finger, noch Arm
> Und mich allso beschaffen muß.

Die „Tausendkünstlerin" THUINBUJ konnte laut dem Kupferstich von WOLFGANG KILIAN von 1681

> mit den Füßen Fäden einfädeln und
> mit diesen nähen, aber auch sticken und stricken;
> sie konnte einschenken und auch trinken,
> Scher schneiden und das Gesicht wischen und sich schneuzen;
> sie spielt mit würffel und karten,
> wickelt ihr Kind, gibt die Brust,
> füttert ihr Kind und isset mit dem leffel.
> Wie viele andere Ohnarmer ihre Waffe,
> so ladet auch sie ihr pistol.

Von dem Wiener THEODOSUS STEIB wurde 1652 im Alter von 23 Jahren eine Abbildung gefertigt: „Was der armlos mit die Füß schreibt".

Schließlich konnte nicht nur anhand seiner Bilder nachgewiesen werden, daß der Tausendsassa MATHIAS BUCHINGER (geb. 1674) aus Brandenburg nicht nur Jahrmarktswunder, sondern auch als Lebenskünstler durchaus seinen Mann stand: seine vier Frauen schenkten ihm insgesamt elf Kinder. Uns wurde nicht übermittelt, ob er auf eines dieser Sprößlinge auch seine auffälligsten Eigenschaften übermittelte. Er verfügte extremitätenlos lediglich über, wie es heißt „vier direkt am Rumpf angesetzte kümmerliche Stümpfe".

Er schrieb und zeichnete, mit dem rechten Fuß, mit Hilfe einer Feder, die er auch selbst schnitt, er zählte Geld, spielte Hackbrett, mischte Karten und kegelte, er lud seine Flinte und er barbierte sich. Er mußte aber auch, wie viele seiner Leidensgenossen, auf Jahrmärkten auftreten. In Deutschland und anderen europäischen Ländern spielte er vor seinen Besuchern verschiedene Musikinstrumente; er schrieb, spielte mit Karten und Würfeln und zeigte ihnen Zauberkunststücke.

Auch JOB VAN MEEK'REN (1611–1666), der wohl als Erster auch über eine heteroplastische Knochentransplantation und zwar vom Hund auf den durch Säbelhiebe bearbeiteten defizitären Schädel eines russischen Soldaten (der unchristlich anmutende Hundeknochen als Transplantat musste später auf Betreiben eines umso christlicheren Popen entfernt werden), berichtete ebenfalls in seinen 1682 noch erschienenen „Observationes" anhand von Abbildungen über Extremitätenmißbildungen (Abb. 6).

NICOLAUS TULP (1606–1669), bekannt durch das von REMBRANDT gemalte Gemälde „Die Anatomie des Dr. TULP", publizierte ebenfalls in einem erst 1739 erschienenen Buch als menschliche Mißbildungen

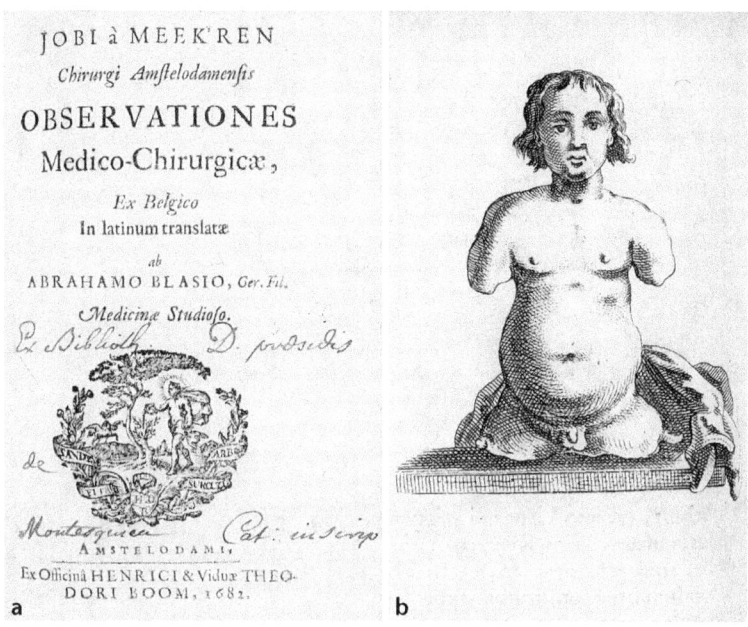

Abb. 6. Job à Meek'ren. *a* „Observationes Medico-Chirurgicae 1682.
b Abbildung einer Amelie

vorwiegend „siamesische Zwillinge", während sich hier Fehlbildungen der Extremitäten nicht finden.

Um das Jahr 1767 trat „le petit Pepine", mit einer Phokomelie behaftet – einer „auffälligen Mißbildung" aller vier Extremitäten, die zu allen Zeiten die Geister bewegte –, in Paris auf.

Als Türke verkleidet wurde er 1775 auf einem Stich von REGNAULT dargestellt (Abb. 7).

Ein weiterer Ohnhänder wie auch Armloser war CÄSAR DUCORNET (1806–1856), geboren in Lille in ärmlichen Verhältnissen. Trotz seiner Klumpfüße mit nur 4 Zehen lernte er bald schon, diese weitgehend normal wie Hände mit Fingern zu gebrauchen: nach dem Greifen und Halten, auch von Schere und Messer, von Feder und Pinsel erlernte er Schnitzen, Schreiben und auch das Malen. Sein künstlerisches Talent wurde bald schon, auch von Förderern, erkannt. So kam er über die Liller Kunstschule an die Pariser Kunstakademie. Nach frühen Schwierigkeiten, auch bedingt durch seine körperlichen Unzulänglichkeiten, wurden die Ergebnisse seines Schaffens zunehmend anerkannt, immer wieder erhielt er Auszeichnungen oder wurde anderweitig geehrt, bis er 1856 starb (Abb. 8).

Bereits während seines Studiums veröffentlichte der später so genannte Teratologe Professor ADOLPH WILHELM OTTO (1786–1845) seine Dissertation mit dem Titel „(Museum) Monstrorum trium cerebro atque cranio destitutorum anatomica et physiologica disquisitio"

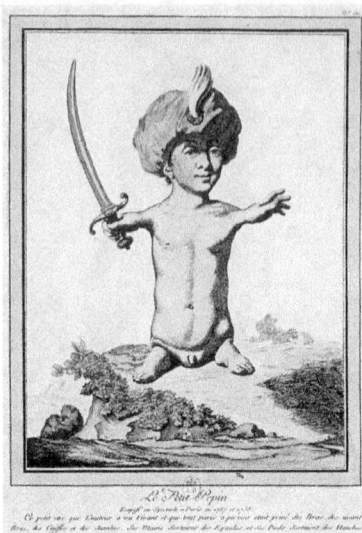

Abb. 7. Le petit Pepin, – der kleine Pepin –, als Türke verkleidet, von 1775

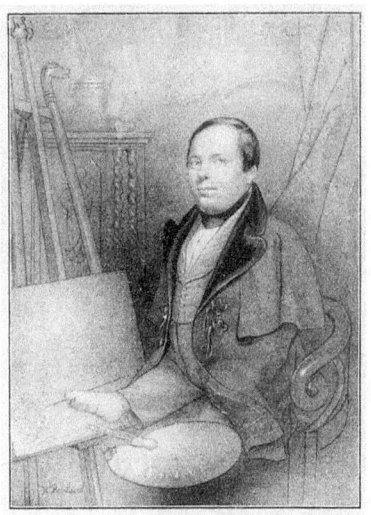

Abb. 8. Der armlose Maler Cäsar Ducornet (1806–1856)

(1808). 1811 habilitierte er sich in Frankfurt/M. mit dem Buch „Monstrorum sex humanorum anat. et physiol. disquisitio". 1813 wurde er Anatom in Breslau, wo auch 1841 sein Hauptwerk „Monstrorum sexcentorum descriptio anatomica" als Atlas mit 150 Abbildungen auf 30 Tafeln erschien.

CHARLES FELU (1831–1900) war auch einer der armlosen Maler. Er kopierte vor allem in Paris eine Reihe bekannter Gemälde.

Ebenfalls als Maler wurde ADAM SIEPEN (1851–1904) bekannt. Ihm fehlten außer beiden Armen auch noch der rechte Oberschenkel, wobei Unterschenkel mit Fuß direkt am Becken ansetzten. In Düren in guten Verhältnissen mit einer Reihe gesunder Geschwister geboren, durchlief er eine Ausbildung als Maler an der Düsseldorfer Kunstakademie.

Schließlich wurde der Fall des im ostpreußischen Königsberg geborenen CARL HERMANN UNTHAN (1848–1929) bekannt. Armlos lernte er unter Zuhilfenahme seiner Beine eine Violine aber auch sein Gewehr, neben einer Reihe anderer Geräte, zu bedienen. Als guter Schwimmer rettete er sogar ein Menschenleben.

EMIL BOERNER publizierte sein Buch „Phocomelie".

1898 erschien dann das Buch des Marburger Gynäkologen JOHANN FRIEDRICH AHLFELD (1843–1929) mit dem Titel „Lehrbuch und Atlas der Mißbildungen des Menschen".

Seit alters her sind angeborene Fehlbildungen an einzelnen, mehreren und auch allen Extremitäten bekannt. Wir versuchten, aus eigener Bibliothek einige besondere, aus unterschiedlichen Jahrhunderten stammende Fälle zusammenzustellen. Die Betroffenen fanden vor allem als spektakulär erscheinende „Wundergeburten" bereits Zugang in die jeweils zeitgenössische Literatur. Ihr vereinzeltes Auftreten ließ bisher jedoch keine Schlüsse auf die Genese dieser Fehlbildungen zu.

Vielleicht sind jedoch die neuerlichen Erkenntnisse über die zeitliche Einordnung embryotoxischer Auswirkungen im Verlauf der Thalidomidkatastrophe hilfreich, die Entwicklung auch einzelner Veränderungen in früheren Zeiten besser zu erfassen.

Literatur

Ahlfeld JF (1898) Atlas zu Mißbildungen des Menschen. Grunow, Leipzig

Boerner E (1887) Anatomische Untersuchung eines Kindes mit Phocomelie. Elwert, Marburg

Holzmair E (1937) Katalog der Sammlung Dr. Josef Brettauer Medicina in Nummis. Selbstverlag Wien

von Engelhardt D (2002) Biographische Enzyklopädie deutschsprachiger Mediziner. Saur, München

Hirsch A, Wernich A, Hübotter F (1929–1934) Biographisches Lexikon der hervorragenden Ärzte aller Zeiten und Völker, Bd 1–5, 2. Aufl. Urban & Schwarzenberg, Berlin Wien

Jessen J, Voigt R (1996) Bibliographie der Autobiographien Bd 4 Selbstzeugnisse, Erinnerungen, Tagebücher und Briefe deutschsprachiger Ärzte. Saur, München u. a.

van Meek'ren J (1682) Observationes Medico-Chirurgicae. Boom H & T Amstelodam

Otto AW (1841) Museum monstrorum – Monstrorum sexcentorum, Breslau

Schenck zu Grafenberg JG filio (1609) Monstrorum historia memorabilis, monstrosa humanorum partuum miracula, stupendis conformationum formulis ab utero materno enata, viuis exemplis, observationibus, & pictoris, referens. Becker M, Frankfurt/M.

Sournia J-C, Poulet J, Martiny M, Töllner R (1980–1984) Illustrierte Geschichte der Medizin Bd 1–9. Andreas & Andreas, Salzburg

Tulpius N (1739) Observationes medicae, editio Sexta. Wishoff G, Leiden

Uffenbach P (1610) Thesaurus chirurgiae, continens praestantissimorum autorum: Ambrosius Pareus, Parisiensis. Hoffmann N u. Fischer J, Frankfurt/M.

Voswinckel P (2002) Nachträge und Ergänzungen. Bd III–IV. Olms, Hildesheim u. a. von: Fischer I (1932–1933) Biographisches Lexikon der hervorragenden Ärzte der letzten fünfzig Jahre, Bd I–II. Urban & Schwarzenberg, München u. a.

Würtz H (1919) Sieghafte Lebenskämpfer. Seybold, München Leipzig

Würtz H (1932) Zerbrecht die Krücken, Krüppel-Probleme der Menschheit. Voss, Leipzig

3 Die Verursachung von Gliedmassenschädigungen durch Tahlidomid: Medizinische Grundlagen

3.1 Das Fehlbildungsmuster der Thalidomid-bedingten Dysmelie*

H.-G. WILLERT

Angeborene Fehlbildungen des menschlichen Gliedmaßenskelettes treten in einem so großen Formenreichtum auf, dass scheinbar kaum ein Fall dem anderen gleicht. Dies war auch der erste Eindruck als bei Neugeborenen der Jahre 1958 bis 1962 eine bis dahin nicht beobachtete Häufung von Fehlbildungen auffiel, deren Ursache LENZ 1961 in der Einnahme von Thalidomid während der Frühschwangerschaft erkannte. WIEDEMANN hatte als erster im gleichen Jahr darauf hingewiesen, dass es sich dabei um hypo- und aplastische Fehlbildungen der Gliedmaßen, oft in Kombination mit Entwicklungsstörungen der Kopf-, Brust- und Bauchorgane handelte. Sie werden heute im Überbegriff „Thalidomidembryopathie" zusammengefasst. Für die Entwicklungsstörungen an den Gliedmaßen hat sich die Bezeichnung „Dysmelie" eingebürgert.

Material und Methode

In den Jahren 1959 bis 1979 sahen wir in den Orthopädischen Kliniken Frankfurt, Hannover, Heidelberg, Tübingen, Oxford und Zürich 287 Kinder mit Entwicklungsstörungen der Gliedmaßen bei Thalidomidembryopathie und konnten 557 Fehlbildungen der oberen und 136 Fehlbildungen der unteren Extremitäten klinisch und röntgenologisch analysieren. Dabei ordneten wir die individuellen Erscheinungsbilder nach dem Schweregrad der Skelettdefekte und dem Befall der einzelnen Knochen.

Untersuchungsergebnisse

Bei der genaueren Betrachtung und Aufschlüsselung der zunächst verwirrenden Vielfalt im Erscheinungsbild Thalidomid-bedingter Fehlbildungen (Abb. 1 und 2) konnten wir für das Skelett der oberen und unteren Extremitäten verschiedene Gesetzmäßigkeiten aufzeigen

---

* Dem Andenken meines Freundes, Professor Dr. Lothar Henkel * 16.12.1931, † 07.01.1998 gewidmet.

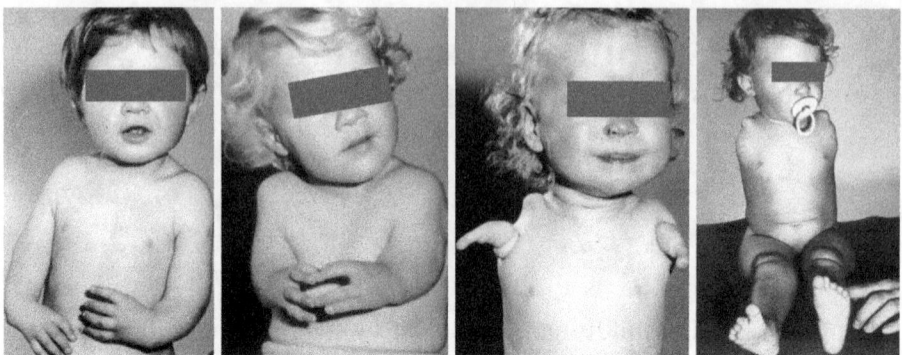

Abb. 1. Thalidomidembryopathie: Klinisches Erscheinungsbild, Schweregrad der Gliedmaßendefekte der *oberen* Extremitäten von links nach rechts zunehmend

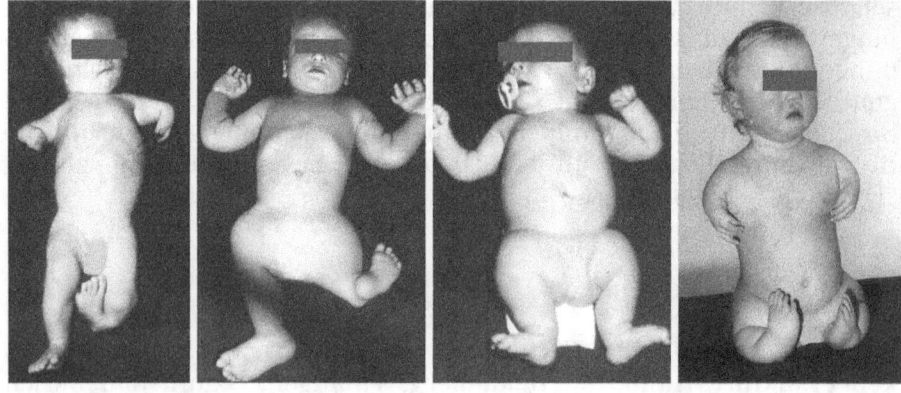

Abb. 2. Thalidomidembryopathie: Klinisches Erscheinungsbild, Schweregrad der Gliedmaßendefekte der *unteren* Extremitäten von links nach rechts zunehmend

(HENKEL und WILLERT 1969; WILLERT und HENKEL 1969). Diese Gesetzmäßigkeiten prägen ein charakteristisches Muster der Erscheinungsbilder: Den Fehlbildungen liegt eine Reduktion des Gliedmaßenskelettes zugrunde. Die Variationen ihres Erscheinungsbildes bestimmen das *Fehlbildungsmuster der Dysmelie*. Dieses wird durch die Ordnung der einzelnen Fälle nach dem Schweregrad der Skelettdefekte erkennbar (Abb. 3 und 4). Es ergeben sich *teratologische Reihen*, die am Arm mit einer Entwicklungsstörung des Daumens (Hypoplasie oder Dreigliedrigkeit) beginnen und unter zunehmender Ausdehnung der Skelettdefekte mit dem völligen Fehlen der oberen Extremität (Amelie) enden (Abb. 5). Am Bein stehen am Anfang dieser Reihe eine Entwicklungsstörung (meist Überschußbildung) der großen Zehe und am Ende wiederum das vollständige Fehlen der unteren Extremität (Abb. 6).

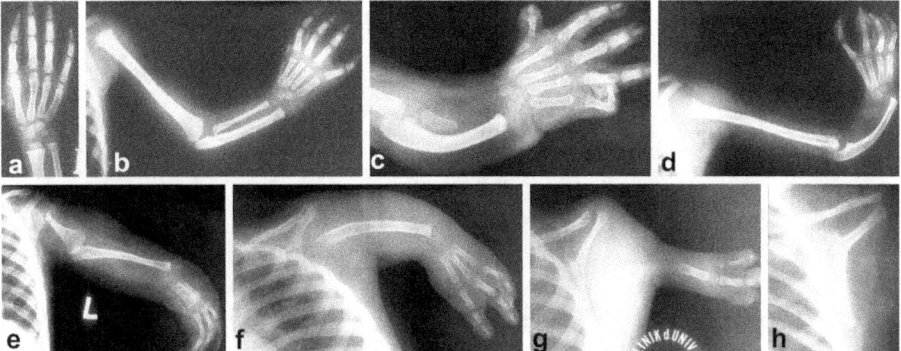

Abb. 3. Thalidomidembryopathie: Röntgenbefunde obere Extremitäten. *a* Hypoplasie d. Daumens; *b* Hypoplasie d. Daumens, Hypoplasie d. Radius; *c* Hypoplasie d. Daumens, partielle Aplasie d. Radius; *d* Aplasie d. Daumens + I. Metacarpale, totale Aplasie d. Radius; *e* Aplasie d. Daumens, d. II. Fingers + I.+II. Metacarpalia; Aplasie d. Radius, partielle Aplasie d. Humerus; *f* Aplasie d. Daumens, d. II. Fingers + I.+II. Metacarpalia; Aplasie d. Radius, totale Aplasie d. Humerus; *g* Phokomelie: Aplasie zweier Finger + Metacarpalia; Hypoplasie zweier Finger + Aplasie d. Metacarpalia; Aplasie d. Radius, Aplasie d. Humerus; evtl. noch nicht verknöcherter Rest d. Ulna; *h* Amelie: Aplasie sämtlicher Knochen d. oberen Extremität

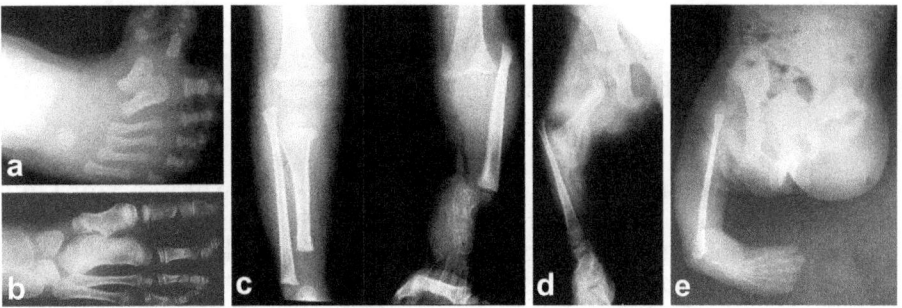

Abb. 4. Thalidomidembryopathie, Röntgenbefunde untere Extremitäten: *a* Überschussbildung am tibialen Fußrand mit Synostose d. I.+II. Metatarsale + Doppelung der überschüssigen tibialen Zehe, die fibulare mit 3 Gliedern; *b* Aplasie der Großzehe, geringe Hyperplasie und zusätzliche basale Epiphyse d. II. Metatarsale + Hyperplasie d. III. Metatarsale; *c* Rechts: partielle Aplasie d. Tibia, links: totale Aplasie d. Tibia; *d* Totale Aplasie d. Tibia, partielle Aplasie d. Femur; *e* Totale Aplasie d. Tibia, totale Aplasie d. Femur

Aus den dazwischen liegenden Stadien der Defektbildung ergibt sich eine *Reduktionstendenz der Extremität als Ganzes*. Sie ist gekennzeichnet durch den schrittweise zunehmenden, erst teilweisen, dann vollständigen Ausfall (Defekt) einzelner oder mehrerer Skelettelemente, die longitudinal, also in der Längsachse der Extremität hintereinander geschaltet sind.

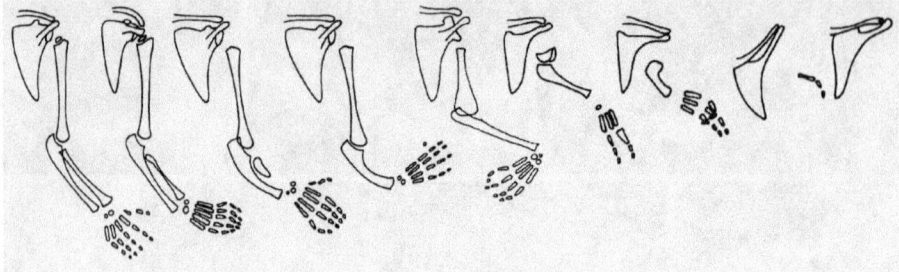

Abb. 5. Thalidomid-bedingte Dysmelie, teratologische Reihe der oberen Extremität

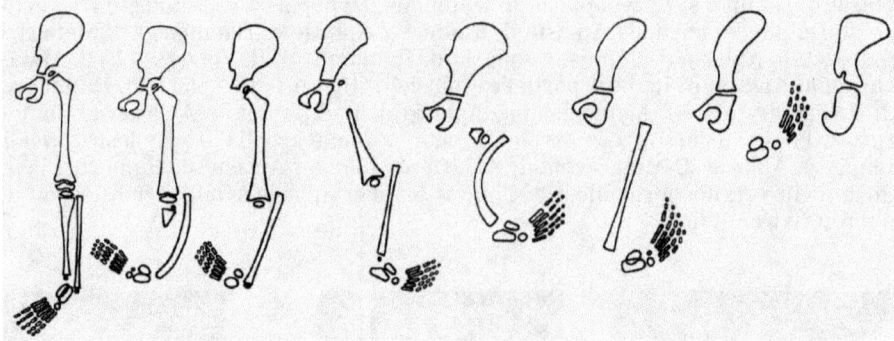

Abb. 6. Thalidomid-bedingte Dysmelie, teratologische Reihe der unteren Extremität

Bei der Thalidomid-bedingten Dysmelie sind am Arm in erster Linie die radiale Seite der Hand und der Radius, bei höheren Schweregraden auch Humerus und Schultergürtel, am Bein die tibiale Seite des Fußes, die Tibia, das Femur und das Becken betroffen. Während an der oberen Extremität die Reduktion des Humerus erst beginnt, wenn der Radius schon vollkommen fehlt, kommen an der unteren Extremität Defekte des Femur auch bei weitgehend intaktem Unterschenkelskelett vor. Charakteristisch für die Reduktionstendenz, besonders der oberen Extremität als Ganzes, ist auch die enge Kopplung zwischen dem Schweregrad der Defekte am Skelett der langen Röhrenknochen des Armes, der Handwurzel und der Hand. So geht beispielsweise eine hochgradige Reduktion von Radius und Humerus fast immer mit dem Verlust des Daumens und der nächsten radialen Fingerstrahlen einher. Am Fuß ist es die Überschussbildung seitens des Großzehenstrahls, die auf die Wechselbeziehung zwischen der Entwicklungsstörung an Fuß-, Fußwurzel- und Beinskelett hinweist.

Zu erwähnen ist schließlich noch die Tendenz zur Verschmelzung von Skelettelementen als Begleiterscheinung der Reduktion ihres Bildungsmaterials. Am häufigsten sind Synostosen am Unterarm zwischen

Radius und Ulna und zwischen den Handwurzelknochen zu beobachten, sowie am Fuß zwischen den Fußwurzelknochen aber auch zwischen den Mittelfußknochen. Sehr kleine Reste eines hochgradig reduzierten Knochens verschmelzen mit einem weniger reduzierten Nachbarknochen, wie z. B. Reste des Femurkopfes mit dem Becken oder der distalen Tibiaepiphyse mit dem Talus (WILLERT und HENKEL 1969).

> Defekte, die in erster Linie die ulnare Seite der Hand und des Armes oder die fibulare Seite des Fußes und Beines betreffen, gehören nicht zum Fehlbildungsmuster der Thalidomid-bedingten Dysmelie und können auf Grund ihres Erscheinungsbildes klar von diesem abgegrenzt werden. Es war auch zu keiner Häufung dieser Fehlbildungstypen im Rahmen der Thalidomidkatastrophe gekommen. Das Gleiche gilt für die transversalen Defekte, die als so genannte congenitale Amputationen in Erscheinung treten.

Eine Gesetzmäßigkeit im Ausmaß der Reduktion zeigt sich auch in der *Reduktionstendenz der einzelnen Knochen*. In der geringsten Ausprägung äußert sie sich in einer Hypoplasie, bei welcher der Knochen verschmächtigt, seine individuelle Form aber noch erhalten bleibt. Mit zunehmendem Schweregrad der Entwicklungsstörung fallen dem Substanzverlust immer größere Knochenabschnitte zum Opfer. Vom geringen Defekt bis zum totalen Schwund hält die Rückbildung jeweils eine bestimmte Richtung und Reihenfolge ein. Daraus

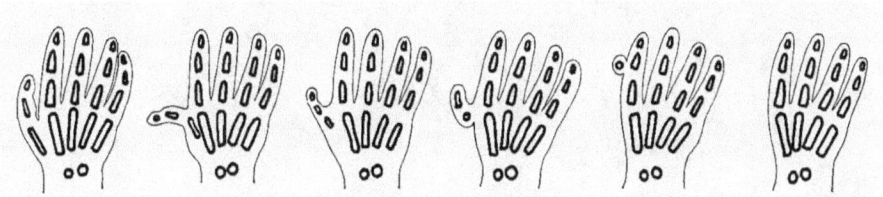

Abb. 7. Thalidomid-bedingte Dysmelie, Reduktionstendenz des Daumenstrahls

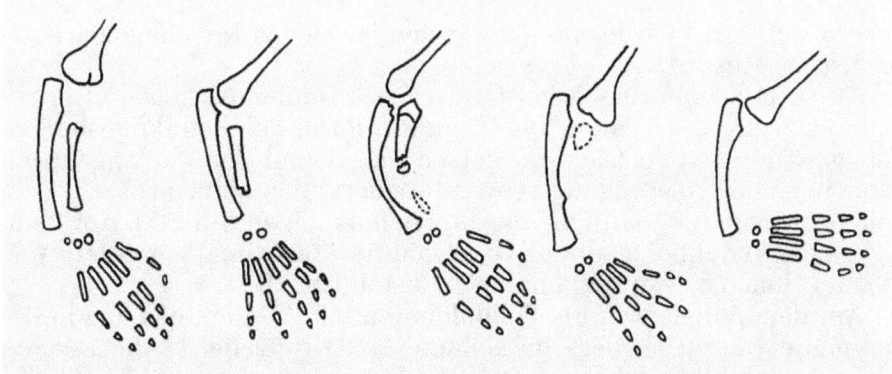

Abb. 8. Thalidomid-bedingte Dysmelie, Reduktionstendenz des Radius

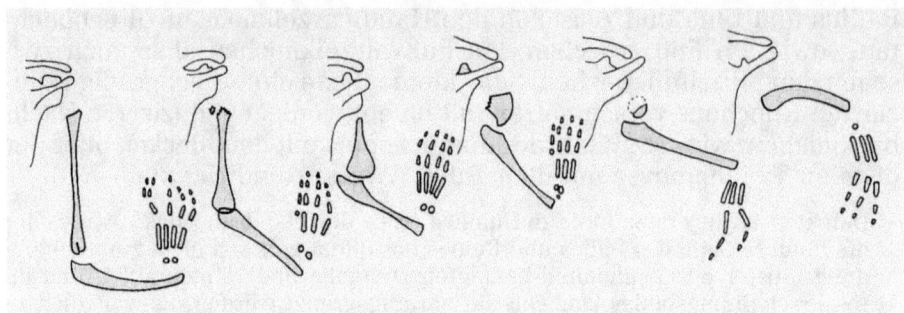

Abb. 9. Thalidomid-bedingte Dysmelie, Reduktionstendenz des Humerus

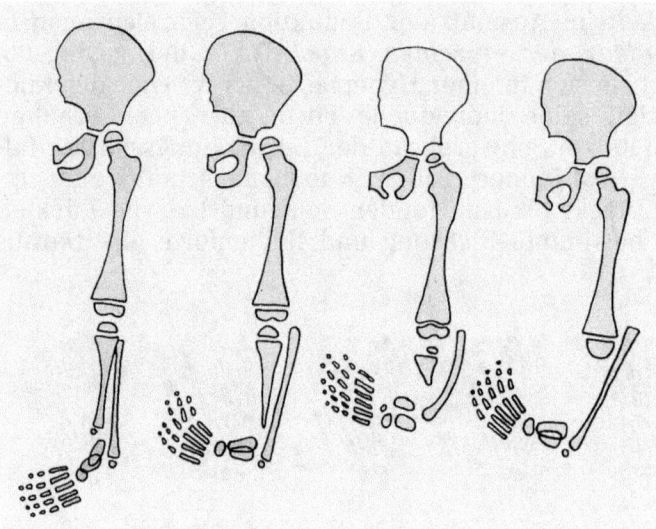

Abb. 10. Thalidomid-bedingte Dysmelie, Reduktionstendenz der Tibia

ergibt sich dann wiederum ein, für den jeweiligen Knochen charakteristisches Muster.

Am Arm ist die Reduktionstendenz des Daumenstrahls von proximal nach distal gerichtet. Die leichteste Form der Reduktionsfehlbildung ist die Hypoplasie von Metacarpale I und der Phalangen; mit zunehmender Ausprägung schwindet zuerst das Metacarpale I, dem die proximale und dann die distale Phalanx folgen (Abb. 7). Am Radius ist die Reduktionstendenz von distal nach proximal gerichtet (Abb. 8), am Humerus von proximal nach distal (Abb. 9).

Am Bein äußert sich die Fehlbildung am Fuß in erster Linie in der bereits erwähnten Überschussbildung am Großzehenstrahl. Die Reduktion der Tibia schreitet von distal nach proximal (Abb. 10), die des Femur von proximal nach distal fort (Abb. 11).

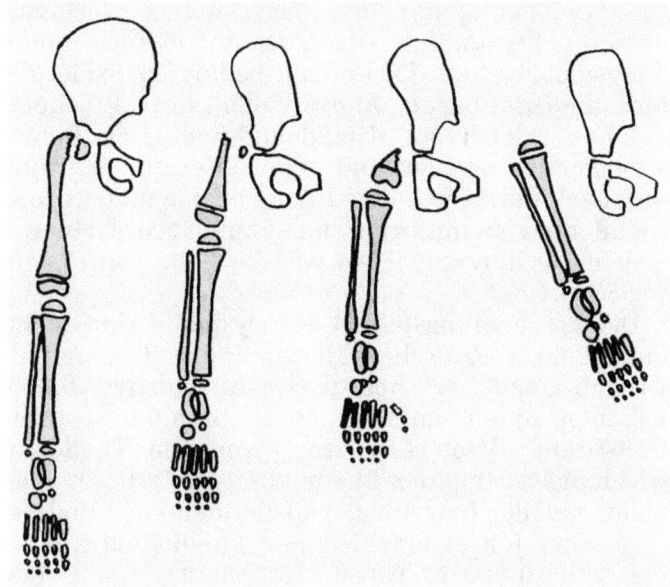

Abb. 11. Thalidomid-bedingte Dysmelie, Reduktionstendenz des Femur

Diskussion

Aufgrund der dargestellten Befunde ergeben sich folgende, die Thalidomid-bedingte Dysmelie kennzeichnende und das Fehlbildungsmuster bestimmende Merkmale:

- Der Entwicklungsstörung des Gliedmaßenskelettes liegt ein Mangel an Bildungsmaterial zugrunde. Das Ausmaß der Skelettdefekte nimmt mit dem Schweregrad der Entwicklungsstörung in gesetzmäßiger Abstufung zu. Dies äußert sich in der Reduktionstendenz der betroffenen Extremität.
- Die radiale Seite der oberen und die tibiale Seite der unteren Extremität sind anfälliger für eine durch Thalidomid verursachte Entwicklungsstörung als die ulnare bzw. die fibulare Seite. Bestimmte Areale der individuellen Skelettelemente werden bevorzugt von einer Reduktion an Bildungsmaterial betroffen. Eine mit dem Schweregrad der Entwicklungsstörung zunehmende Defektbildung folgt auch am einzelnen Knochen einer gesetzmäßigen Reduktionstendenz.
- Die Entwicklungsstörung betrifft in der radialen bzw. tibialen Längsachse hintereinander angeordnete Knochen der Extremität.
- Es besteht eine wechselseitige Abhängigkeit in der Reduktion der proximalen und distalen Gliedmaßenabschnitte.

Die Aufdeckung der hier dargestellten Merkmale ermöglichte ein besseres Verständnis der Zusammenhänge innerhalb des Fehlbildungsmusters der Thalidomid-bedingten Skelettdefekte und erleichterte die Orientierung in der Vielfalt ihres Erscheinungsbildes.

Ein Vergleich der Thalidomid-bedingten Fehlbildungen mit entsprechenden eigenen und in der Literatur berichteten Fällen, die vor und nach der „Thalidomid-Ära" beobachtet wurden, zeigte, dass diese, offenbar nicht durch Thalidomid verursachten Fehlbildungen, das gleiche Muster aufwiesen wie die Fälle von Dysmelie der Jahrgänge 1958 bis 1962.

Die Erscheinungsbilder der Dysmelie sind nicht neu und deshalb auch kein spezifisches Merkmal der Thalidomidembryopathie. Sie werden auch bei sporadisch auftretenden Fällen beobachtet und kommen zudem im Rahmen bestimmter Syndrome (z. B. Fanconi-, Holt-Oram-, Vacterl-Syndrom) vor. Die Thalidomid-induzierte Entwicklungsstörung der Gliedmaßen kopierte nur das Muster longitudinaler, radialer bzw. tibialer Skelettdefekte – und *nur* dieses.

In einer jüngst erschienenen Publikation aus den USA bestätigen die Autoren (JAMES, GREEN, MCCARROLL jr und MANSKE 2004) anhand einer Kasuistik von 139 Patienten mit ein- und beidseitigen, angeborenen longitudinalen Defekten des Radius und des Daumens die dem Fehlbildungsmuster der Dysmelie zugrunde liegenden Befunde, allerdings in Unkenntnis der von uns aufgezeigten Zusammenhänge.

Es ist bisher nicht geklärt, warum bei der Thalidomidembryopathie *Ulna und Fibula* mit der zugehörigen ulnaren Seite der Hand und Finger sowie der fibularen Seite des Fußes und der Zehen *primär* ausgespart blieben. Wie wir zeigen konnten, folgen auch diese ohne Thalidomideinwirkung entstandenen Reduktionsfehlbildungen der Gliedmaßen, einem jeweils charakteristischen Fehlbildungsmuster (HENKEL, WILLERT und GRESSMANN 1978).

Diese Erkenntnisse bildeten die Grundlage einer neuen, von einer internationalen Arbeitsgruppe erarbeiteten, inzwischen allgemein akzeptierten Nomenklatur (KAY 1975) und fanden auch ihren Niederschlag in einem 1989 veröffentlichten ISO-Standard.

Trotz des so erweiterten Kenntnisstands über die den Reduktionsfehlbildungen am Extremitätenskelett innewohnenden Ordnungsprinzipien war es jedoch nicht möglich, die Pathogenese, also ihren Entstehungsmechanismus im Allgemeinen und die hemmende Wirkung des Thalidomid auf die Entwicklung der Gliedmaßenknospen des Embryos im Besonderen, schlüssig zu erklären. Dies gelang erst durch den Nachweis der neurotoxischen Wirkung von Thalidomid auf die Neuralleiste des Embryos durch JANET MCCREDIE. Eine Erklärung des charakteristischen Fehlbildungsmusters der Dysmelie ergibt sich dabei aus der Verteilung der sensiblen Nervenversorgung der Gliedmaßen entsprechend den Sklerotomen (MCCREDIE und WILLERT 1999). Im folgenden Beitrag dieses Bandes wird JANET MCCREDIE Einzelheiten dieser Zusammenhänge darstellen.

Zusammenfassung

557 Fehlbildungen der oberen und 136 Fehlbildungen der unteren Extremitäten von 287 Kindern mit Thalidomidembryopathie wurden nach Ausmaß der Skelettdefekte geordnet. Aus der Anordnung zu teratologischen Reihen wurde ein charakteristisches Fehlbildungsmuster erkennbar. Bei der Thalidomid-bedingten Dysmelie ist das Fehlbildungsmuster charakterisiert durch defekte Ausbildung des Skelettes der oberen und unteren Extremitäten (unter Beteiligung auch aller anderen Gewebe) mit Ausnahme von Überschussbildungen an den Fingern (Daumen) und (Groß-) Zehen. Zur Fehlbildungsachse gehören an der oberen Extremität ausschließlich Humerus + Radius + radiale Hand- und Fingerstrahlen, an der unteren Extremität Femur + Tibia + tibiale Fuß- und Zehenstrahlen. Die Reduktionstendenz an Humerus und Femur ist von proximal nach distal, an Radius und Tibia von distal nach proximal gerichtet. An der Hand schwinden die Finger von radial nach ulnar, die Zehen am Fuß von tibial nach fibular. Das beschriebene Fehlbildungsmuster der Dysmelie wurde u. a. einer Internationalen Terminologie zur Klassifikation angeborener Gliedmaßenfehlbildungen und dem International Standard ISO 8548-1 Prosthetics and Orthotics – Limb deficiencies Part 1: „Method of describing limb deficiencies present at birth" zugrunde gelegt. Aus der Kenntnis des Fehlbildungsmusters der Thalidomid-bedingten Dysmelie ergeben sich Hinweise auf die Ätiologie, nicht jedoch auf die Pathogenese dieser Fehlbildungen.

Literatur

Henkel L, Willert HG (1969) Dysmelia – a classification and a pattern of malformation of an entity of congenital limb deficiencies. Journal of Bone & Joint Surgery 51B:399–414

Henkel L, Willert HG, Gressmann C (1978) Eine Internationale Terminologie zur Klassifikation angeborener Gliedmaßenfehlbildungen. Empfehlungen einer Arbeitsgruppe der International Society for Prosthetics and Orthotics. Arch Orthop Traumat Surg 93:1–19

International Standard, ISO 8548-1:1989 (E)

James MA, Green HD, McCarroll HR, Manske PR (2004) The association of radial deficiency with thumb hypoplasia. Journal of Bone & Joint Surgery 86A: 2196–2205

Kay HW (1975) The proposed international terminology for the classification of congenital limb deficiencies. Supplement 34 to Developmental Medicine and Child Neurology Vol. 17, No 3, 1–12

Lenz W (1962) Diskussionsbeitrag Tagg Vereinig Rhein-Westfäl Kinderärzte, Düsseldorf 1961. Mschr Kinderheilk 110:514

McCredie J, Willert HG (1999) Longitudinal limb deficiencies and the sclerotomes. Journal of Bone & Joint Surgery 81B:9–23

Wiedemann HR (1961) Hinweis auf eine derzeitige Häufung hypo- und aplastischer Fehlbildungen der Gliedmaßen. Med Welt 23:1863

Willert HG, Henkel L (1969) Klinik und Pathologie der Dysmelie. Die Fehlbildungen an den oberen Extremitäten bei der Thalidomid-Embryopathie: Experimentelle Medizin, Pathologie und Klinik 26. Springer, Berlin Heidelberg New York

3.2 Understanding Thalidomide as a Neural Crest Poison

J. McCredie

Deutsche Zusammenfassung

Die Autorin analysierte retrospektiv die Röntgenbilder thalidomidgeschädigter Kinder aus der Kollektion von Willert und Henkel. Sie konnte dabei feststellen, dass die longitudinalen Extremitäten-Missbildungen einer Systematik folgten, die in einem engen Zusammenhang mit der Innervation des Knochens stehen. Vergleichbar mit den Dermatomen der Haut findet sich eine sensorische segmentale Innervation des Knochens, die teilweise ganze Knochen (Radius) oder nur Anteile eines Knochens (Humerus) versorgt (Sklerotome). In 73–80% der nachuntersuchten Fälle konnte eine Korrelation zwischen dem Sklerotom und der Fehlanlage festgestellt werden. Da Thalidomid sensorineurotoxisch ist, kann davon ausgegangen werden, dass die Neurone der Neuralrinne noch vor der Aussprossung der Extremitäten geschädigt werden und somit die Anlage von bestimmten Knochen(-anteilen) unterbleibt.

H.-G. Willert has demonstrated the pattern of dysmelia, and the anatomic facts that must be explained:
- Clear gradient of skeletal loss, along a
- Longitudinal axis in each limb
- Vulnerability of certain bones or parts of bones
- Proximo-distal interdependence of defects.

Publication of the pattern of dysmelia in 1969 by Henkel and Willert established *what* thalidomide did to the skeleton [1]. The next question was, *how* did the drug produce such a pattern?

As has been pointed out, Henkel and Willert defined, but could not explain the pattern. However, we were surprised to find that nobody since 1969 has *tried* to explain the pattern or the above anatomic facts! According to the Science Citation Index [2], this extremely important paper *has never been quoted or used by laboratory scientists working on thalidomide!* The important question of *how thalidomide worked* remained a mystery because these anatomic clues were overlooked.

Introduction

About 40 Australian children were damaged by thalidomide and sought compensation from the drug company from 1971. Their radiographs were sent to me for assessment. Four out of the first five proven thalidomide children whom I saw had defects in the radius and thumb. Such linear distribution is atypical for skeletal pathology. Four out of five cases were too frequent to be accidental. It pointed to an underlying, systematic, repeatable mechanism that operated longitudinally in the limbs.

I thought that absent radius and thumb could be caused by subtraction of the C6 dermatome. If one took a pair of scissors and cut away the C6 dermatome, together with the bones underneath, one would end up with radial aplasia and absent thumb. Furthermore, there were radiological features of neuropathic (Charcot) joints [3].

These observations suggested *sensory nerve damage* as the underlying pathology [3–5], an idea that was supported by the fact that thalidomide had already proved to be a strong sensory neurotoxin in adults who had used it as a sedative [6–8].

The intense pain from skeletal pathology is evidence that there are sensory nerves in bones and joints. I wondered if this sensory nerve supply had a segmental layout, like that of the skin dermatomes. If so, I wondered whether damage to one segmental nerve might delete its dependant zone of skeleton from the normal plan? I searched for a map of the *segmental sensory nerve supply of the skeleton*. Professor JAMES MCLEOD, Head of Neurology at Sydney University, gave me a reprint from J. Nerv. Ment. Diseases 1944. It was called "Referred pain from skeletal structures" [9]. INMAN (an orthopaedist) and SAUNDERS (an anatomist) of San Francisco combined clinical and experimental studies of deep pain referred from any focus in bone. It radiates up and down the bones along constant linear pathways, which they recognised from past literature to be based on normal sensory segmental nerves. Using their combined clinical and experimental data, they drew maps of the segmental sensory nerve supply of the skeleton (Figs. 1 and 2).

INMAN and SAUNDERS called these bands *sclerotomes,* being the skeletal equivalents of dermatomes of the skin. They defined a sclerotome as a longitudinal band of skeletal structures extending from the spine towards the periphery, supplied by one spinal segmental sensory nerve. The sclerotomes lie roughly parallel to the long axis of the limb.

In the arm, not all sclerotomes reach the hand (Fig. 1). Only cervical nerves 6, 7 and 8 reach the fingers. The 5th cervical sclerotome ends below the elbow.

In the leg, only the 5th lumbar nerve & the 1st and 2nd sacral nerves reach the toes (Fig. 2). Lumbar 4 ends below the ankle. Lumbar 3 ends below the knee.

Understanding Thalidomide as a Neural Crest Poison   87

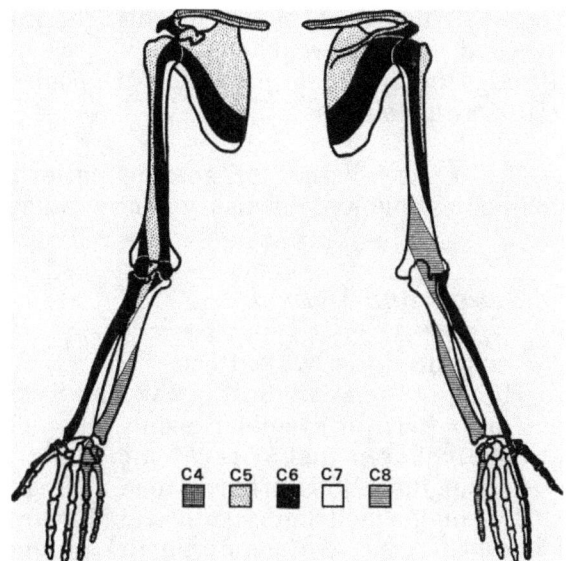

Fig. 1. Sclerotomes of the upper limb (after Inman and Saunders 1944)

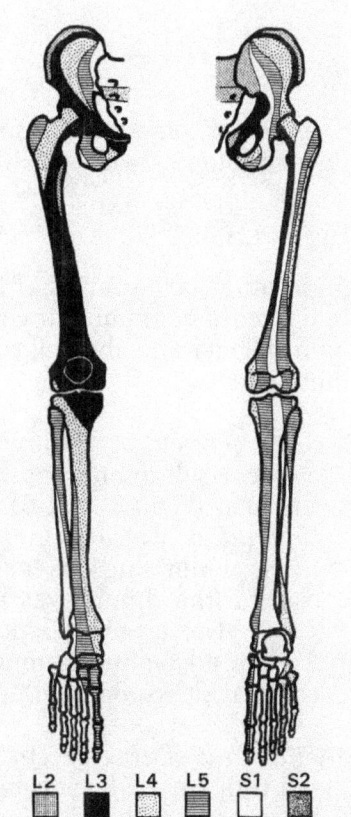

Fig. 2. Sclerotomes of the lower limb (after Inman and Saunders 1944)

H.-G. WILLERT and I met through the International Skeletal Society. We had each approached the analysis of thalidomide embryopathy through its anatomic pattern. We decided to collaborate. Our study [10] was as follows:

AIM: To see whether or not the pattern of dysmelia could be explained as segmental sensory nerve damage in the embryo.

Materials and Method

We compared the two patterns:
1. The sclerotome maps of INMAN and SAUNDERS (Figs. 1 and 2).
2. The pattern of dysmelia, using the collection of X-rays of thalidomide children that WILLERT and HENKEL had analysed and classified in the 1960s. There were radiographs of 203 children with 378 malformed limbs still available from that original collection. Case by case, we compared the radiographs with the sclerotome maps. We recorded the degree of coincidence of the two patterns, allowing 3 grades of fit.

Results

Over the whole series, 73.5 to 80% of malformations coincided with the sclerotomes with an almost exact fit, a high degree of correlation.

UPPER LIMBS

As in other large series of thalidomide embryopathy, upper limbs are much more commonly involved than lower limbs. In our cases, upper limb defects and the sclerotomes coincided more exactly than lower limb defects.

- *Sixth cervical sclerotome:* Deletion of skeletal parts within the 6th cervical sclerotome subtracts part or all of that sclerotome from the arm (Figs. 3 and 5). *Partial or total hypoplasia or aplasia of the radius* was common, and always associated with *thumb defects*, comprising *absence, hypoplasia* and *triphalangism*. In some cases if the thumb was absent, there was *hypoplasia* of *the index finger*. The largest single group in Willert and Henkel's collection, 35% of all malformations of the upper limb, involved only the 6th cervical sclerotome (90% exact fits).

- *Fifth and sixth cervical sclerotomes:* We have already noted that the fifth cervical sclerotome ends just distal to the elbow and does not reach the hand. However it includes a large proportion of the

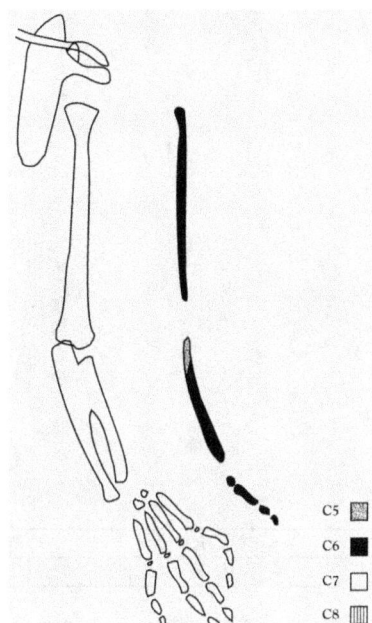

Fig. 3. Sketch of subtraction of the 6th cervical sclerotome. Note proximal radio-ulnar synostosis, and reduced shaft of the humerus, consistent with subtraction of part of the 5th cervical sclerotome

upper *humerus* (Fig. 1), which is significant in phocomelia. Proximal *radio-ulnar synostosis* or failure of separation of these two bones, signals initial involvement of the fifth cervical sclerotome, always combined with reduction in the sixth (Fig. 3). Further loss in the fifth cervical sclerotome subtracts mass and therefore length from the *upper humerus*, and shortens the arm without affecting the morphology of the hand (Fig. 5). Subtraction of both C5 and C6 explains the triangular shape of the residual distal humerus, which is composed of the posterior sclerotomes C7 and 8 (Figs. 1 and 5). Thus *phocomelia* is deletion of the 5th and 6th cervical sclerotomes, as seen in 21% of malformations of the upper limb in the WILLERT and HENKEL collection (85% exact fits).

Less common sclerotome combinations are annotated in Figure 5.

LOWER LIMBS

Fourth lumbar sclerotome: Reduction in the distal part of the fourth lumbar sclerotome, with a residual triangular fragment of proximal tibia, was a characteristic but unexplained finding in all published thalidomide series. The sclerotome maps reveal that this is the distal end of the third lumbar sclerotome, which is made visible by disappearance of the fourth lumbar. Hypoplasia or aplasia of lumbar 4 sclerotome explains partial loss of *tibia* (Figs. 4 and 6).

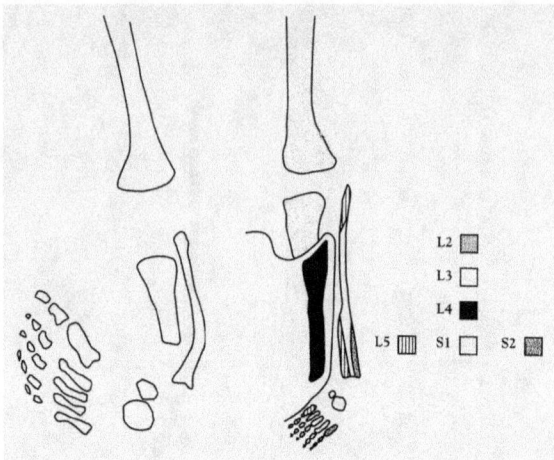

Fig. 4. Subtraction of 4th lumbar sclerotome. The residual leg is composed of the 3rd and 5th lumbar, and 1st and 2nd sacral sclerotomes. The foot remains intact until late in the sequence.

Cervical 6	C5 and 6	C5, 6, 7	C5, 6, 8	C5, 6, 7, 8
34.5% (89% exact fit)	20.5% (85%)	20% (79%)	15% (74%)	7%

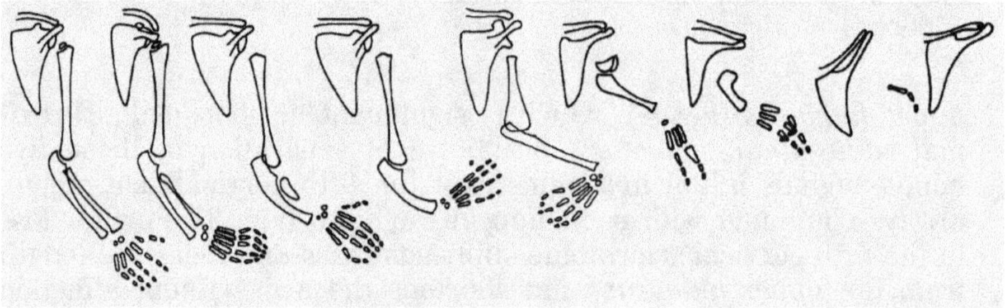

Fig. 5. The pattern of upper limb dysmelia [1], correlated with the sclerotomes [10]

Lumbar 4	L 3 and 4	L 3, 4 and 5	L3, 4, 5, S1, 2
18% (100% exact fit)	44% (76%)	32% (40%)	6%

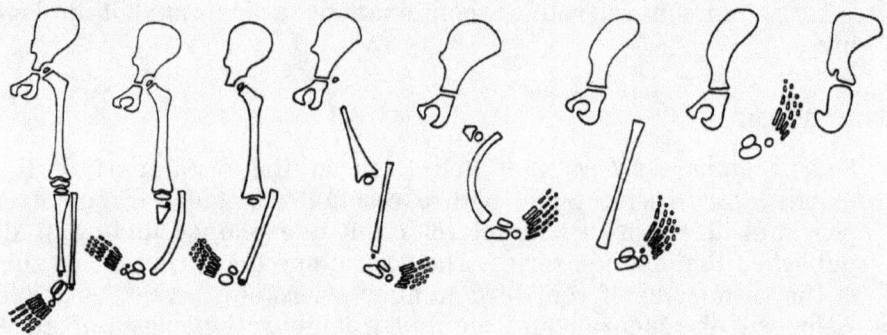

Fig. 6. The pattern of dysmelia in the lower limb [1], correlated with the sclerotomes [10]

- *Fourth and fifth lumbar sclerotomes:* Subtraction of lumbar sclerotomes 4 and 5 from the hip explains the isolated reduction of the *femur* (Fig. 6), which is already well-known as proximal focal femoral dysplasia (*PFFD*).

- *Third and fourth lumbar sclerotomes:* The commonest lower limb defect (44%) was subtraction of the *third and fourth lumbar sclerotomes* (76% exact fit): The third and fourth lumbar sclerotomes are on the *anterior* aspect of the leg. When L3 and 4 are deleted, the long triangle of distal femur corresponds with the fifth lumbar and first sacral sclerotomes on the *posterior aspect of the leg* (Fig. 6).

  Other less common sclerotome combinations are summarised on Figure 6.

Discussion

We can now explain the characteristics of dysmelia as defined by Henkel and Willert:

- The *gradient* of skeletal loss is explained by progressive subtraction of one or more sclerotomes. The primary pathology is damage to neural crest, which is a continuous ribbon of tissue in the early embryo, developing and segmenting in a head to tail gradient in time. The overall gradient of skeletal loss reflects the normal gradient of maturation of the neural crest. The length of damage sustained to the neural crest and its segments will determine the extent of secondary damage within the sclerotomes.
- The *longitudinal axis of reduction in the upper limb is the 6th cervical sclerotome, and in the lower limb, it is the 4th lumbar sclerotome, either alone or in combination with the 3rd or 5th lumbar sclerotome.*
- In general terms, the *most vulnerable* sclerotomes in the arm were those parts of the thumb, radius and humerus supplied by the 6th cervical sensory nerve, which involves the apparatus for *thumb-finger opposition*, a phylogenetically late addition to the vertebrate limb. Thus the *anterior* sclerotomes are more vulnerable than the posterior sclerotomes (C7 and 8) which appear to be *relatively resistant* to attack by thalidomide (Fig. 5).

  The next most vulnerable part is at the *proximal radio-ulnar* area, which lies at the distal end of the 5th cervical nerve supply. Progressively more of the 5th cervical sclerotome disappears, reducing the mass of the *humerus*. This generates *phocomelia* of increasing degree but without further diminishing the hand.

  In the leg, the *vulnerable* parts of the bones are within the *anterior* sclerotomes supplied by segmental nerves L3, 4 and 5. They are involved in the function of *knee extension*, standing erect, a late addition to the primate leg in evolution. The *resistant* bones

are within the *posterior* sclerotomes sacral 1 and 2, and include the foot. Whereas the hand is always affected early, the foot remains intact until the end of the sequence (Fig. 6).
- The proximo-distal *interdependence* is inherent within the sclerotomes, and is explained by their length and their longitudinal distribution.

Conclusions

The high degree of correlation of the pattern of dysmelia and the sclerotome maps allows the following conclusions to be drawn:
- All of the characteristics of dysmelia observed by Willert and Henkel are explained in terms of segmental nerve supply.
- Therefore thalidomide acts upon the sensory nervous system whose precursor in the embryo is the neural crest.

ADDITIONAL SUPPORT FROM CHRONOLOGY

Further support for this conclusion is derived from facts about the sensitive period of the embryo in relation to the drug (Fig. 7). The neural crest first appears at day 18 in the human embryo, and thereafter it is actively dividing, migrating and sprouting axons. Neural crest is the source of the sensory and autonomic nerves and a number of other tissues.

The thalidomide sensitive period as defined by NOWACK [11] and LENZ [12], at the time of the thalidomide disaster, is from *21 to 42* days gestation (Fig. 7).

NOWACK and LENZ showed that arm defects followed thalidomide exposure on *day 24* gestation. The upper limb bud, however, is not present until *day 28* gestation (Fig. 7). Animal studies also confirm that the drug acts *before* limb bud formation [13, 14].

Pharmacokinetic studies of thalidomide [15] show that the *teratogen* breaks down into inert byproducts within *12* hrs, half life *3* hours. It does not survive for 4 days. It has come and gone before the limb bud exists (Fig. 7).

We concluded that thalidomide does not act upon the limb bud [10]. NEUBERT's group of toxicologists in Berlin arrived at the same conclusion on pharmacological grounds. We agree with their opinion in Nature 1999 that the drug acts medial to the limb bud, in the trunk, before the limb bud exists [16]. Our study goes further: it identifies the target tissue as the sensory nervous system and proves that thalidomide acts upon the neural crest in the embryo.

Thalidomide embryopathy emerges from these data as a neurological disease. Quantitative pathology has been shown in the nerves of thalidomide-exposed rabbit embryos, using neuropathology techniques in a neuropathology laboratory [17]. Thalidomide reduced the

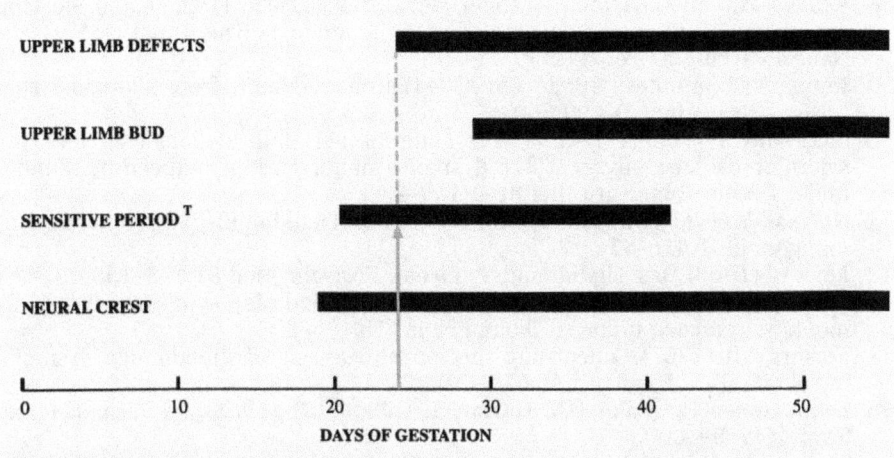

Fig. 7. Time line of early embryonic development, showing that thalidomide induces upper limb defects from day 24 of gestation, four days before the limb bud appears, but during the period of neural crest activity. Thalidomide cannot act primarily upon the limb bud

size of the peripheral nerves in all treated rabbits, even those without limb malformations, which proves that the drug attacks the nerves before the skeleton. The degree of reduction in the nerves in limb-deformed foetuses was proportional to the degree of the limb defect.

Thalidomide should therefore be understood as a neural crest poison, with primary quantitative reduction in neural crest/sensory nerve supply, and secondary reduction in the dependant skeleton and other tissues of the developing embryo.

References

1. Henkel L, Willert H-G (1969) Dysmelia: a classification and a pattern of malformation in a group of congenital defects of the limbs. J Bone Joint Surg [Br] 51-B:399–414
2. Science Citation Index 1969–2003
3. McCredie J (1973) Thalidomide and congenital Charcot's joints. Lancet
4. McCredie J (1974) Embryonic neuropathy: A hypothesis of neural crest injury as the pathogenesis of congenital malformations. Med J Aust 1:159–163
5. McCredie J (1975) Segmental embryonic peripheral neuropathy. Pediatr Radiol 3:162–168
6. Fullerton PM, Kremer M (1961) Neuropathy after thalidomide ('distaval'). Br Med J 2:855–858
7. Fullerton PM, O'Sullivan DJ (1968) Thalidomide neuropathy: a clinical, electrophysiological and histological follow-up study. J Neurol Neurosurg Psychiatry 31:543–551

8. Krücke W, von Hartrott H-H, Schröder JM et al. (1971) Light and electron microscope studies of late stages of thalidomide polyneuropathy. Fortschr Neurol Psychiatr Grenzgeb 39:15–50
9. Inman VT, Saunders JB de CM (1944) Referred pain from skeletal structures. J Nerv Ment Dis 99:660–667
10. McCredie J, Willert H-G (1999) Longitudinal limb deficiencies and the sclerotomes: an analysis of 378 dysmelic malformations induced by thalidomide. J Bone Joint Surg [Br] 81-B(1):9–23
11. Nowack E (1965) Die sensible Phase bei der Thalidomid-Embryopathie. Humangenetik 1:516–536
12. Lenz W (1963) Das Thalidomid Syndrom. Fortschr Med 81:148–155
13. Barrow MV, Steffak AJ, King CTG (1969) Thalidomide syndrome in rhesus monkeys (macaca mulatta). Folia primat 10:195–203
14. Vickers TH (1967) Concerning the morphogenesis of thalidomide dysmelia in rabbits. Br J Exp Path 48:579–591
15. Schumacher H, Blake DA, Gurian J, Gillette JR (1968) J Pharmacol Exp Ther 160:189–200
16. Neubert R, Merker H-J, Neubert D (1999) Developmental model for thalidomide action. Nature 400:419–420
17. McCredie J, North K, de Iongh R (1984) Thalidomide deformities and their nerve supply. J Anat 139:397–410

4 Die Rehabilitation der Contergangeschädigten

4.1 Möglichkeiten und Grenzen der Versorgbarkeit thalidomid-induzierter Gliedmaßenfehlbildungen am Beispiel der Technischen Orthopädie Münster

D. Gisbertz, H.-H. Wetz und U. Hafkemeyer

Wenn im Folgenden versucht werden soll, eine kritische Würdigung der orthopädie-technischen Versorgungen von Thalidomid-Geschädigten vorzunehmen, so ist diese zum einen für die Betroffenen selbst wichtig. Ebenso wichtig ist es für die Behinderten, die jetzt oder in Zukunft zur Versorgung auf uns zukommen; denn Fehlbildungen der Extremitäten oder anderer Körperteile gab es vor der Conterganzeit und gibt es auch heute noch. Leider erfolgt in Deutschland keine zentrale Registrierung solcher Fehlbildungen, die eine eventuelle Häufung frühzeitig erkennen lässt oder die Ursachenforschung erleichtern würde.

Eine kritische Würdigung einer in der Vergangenheit erfolgten Behandlung benötigt eine Beurteilung aus der Zeit heraus. Die frühen 60er Jahre waren die Zeit des sog. „Wirtschaftswunders". Es bestand damals eine große Hochachtung und ein großer Stolz über die erreichten technischen Fortschritte. In großen Teilen der Bevölkerung herrschte eine Technik-Gläubigkeit, indem man annahm, dass alle wünschbaren Funktionen durch entsprechende Techniken dargestellt werden können. So glaubten viele Laien, aber auch viele Ärzte und im Gesundheitsdienst Tätige, dass durch Fehlbildungen induzierte Funktionseinschränkungen eigentlich immer durch technische Maßnahmen kompensiert werden können. Vor diesem Hintergrund begann man mit großer Euphorie die orthopädisch-technische Versorgung der damaligen Contergan-Kinder. Aus der angesprochenen Technik-Gläubigkeit dieser Zeit und aus dem Fehlen von Versorgungsbeispielen ähnlich Behinderter aus früherer Zeit ist eine gelegentlich festzustellende Überversorgung dieser Kinder erklärlich. In einzelnen Fällen muss man heute feststellen, dass bei der technischen Versorgung dieser Zeit eine Überversorgung erfolgte und man über die Technik die Bedürfnisse der behinderten Kinder vergessen hat. Man kann aber feststellen, dass sich damals alle an der Rehabilitation dieser Behinderten Beteiligten ernsthaft bemüht haben, diesen die bestmögliche Versorgung zukommen zu lassen.

Im Folgenden sollen einzelne Versorgungsbeispiele vorgestellt werden, bei denen wir aus der weiteren Beobachtung dieser Behinderten

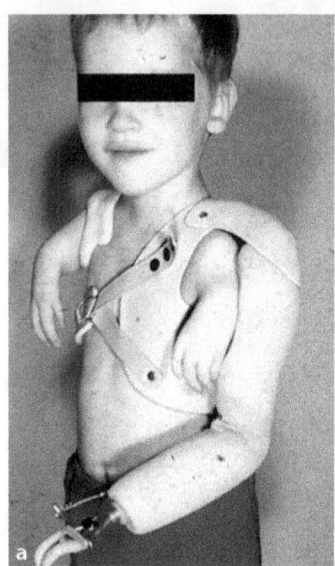 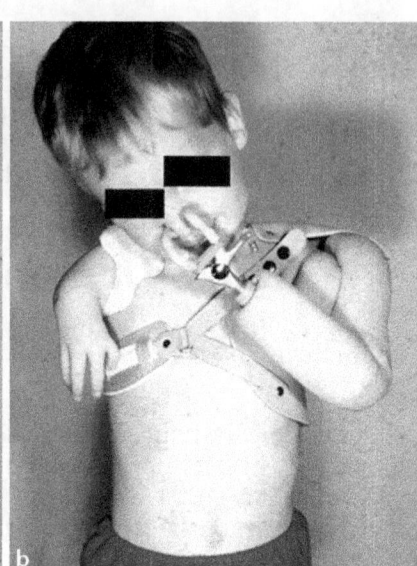

Abb. 1a, b. Eigenkraftprothese

wissen, wie die Versorgung akzeptiert wurde und ob sie eine dauerhafte Hilfe darstellte.

Besteht eine selektive *Behinderung der oberen Extremität*, so müssen wir feststellen, dass diese Behinderung meistens doppelseitig ist. In diesen Fällen muss vor jeder apparativen Versorgung eine intensive Schulung von Ausgleichsfunktionen vorgenommen werden: entweder der dysmelen Arme bzw. der phokomelen Hände, oder bei Amelien ist die Erlernung der Fußarbeit notwendig. Bei den Kindern, die in unserer Klinik behandelt wurden, ist dies regelmäßig erfolgt. Additiv hierzu erfolgte dann in der Regel eine prothetische Versorgung. Diese wurde entweder in Form der Eigenkraftprothesen (Abb. 1a, b) vorgenommen, bei der durch Zug an Bandagen die Prothesenfunktionen ausgeführt werden, oder durch Fremdkraftprothesen, in damaliger Zeit durch den Gebrauch von pneumatischen Prothesen. Hierbei wurden über Zugventile oder über „Klaviertastenventile", die durch Schulterbewegungen oder mit phokomelen Fingern betätigt werden, die Prothesenfunktionen angesteuert (Abb. 2). Bei entsprechender Notwendigkeit wurden zusätzlich zu der Prothesenversorgung weitere Hilfsmittel gegeben, die für bestimmte Tätigkeiten nützlich waren. Das selbständige An- und Ausziehen der Prothesen bei doppelseitiger Armbehinderung stellt eine erhebliche Schwierigkeit dar. Häufig ist ein Prothesenanziehständer hier nützlich. Zum selbständigen An- und Ausziehen der Kleidung hat sich der Anziehstab gut bewährt ebenso spezielle Hilfen für die Körperpflege. Schreibhilfen sollen das Schreiben ermöglichen bei physiologischer Körperhaltung (Abb. 3).

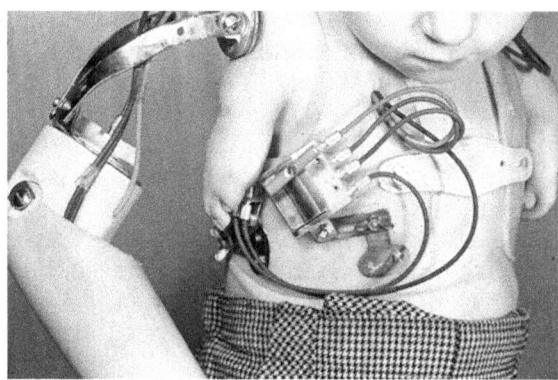

Abb. 2. Pneumatische Fremdkraftprothese

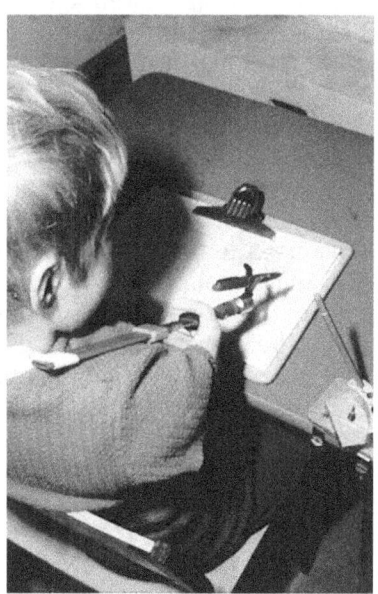

Abb. 3. Schreibhilfe

Ein großer Teil der Behinderten, die nach den oben geschilderten Behandlungsprinzipien behandelt wurden, konnte über längere Zeit beobachtet werden. Dabei zeigte sich, dass für die Behinderten das Selbsthilfetraining von sehr großer Bedeutung war. Es konnten oft erstaunliche Funktionen mit den phokomelen Händen oder mit Fußarbeit ausgeführt werden. Gute Beweglichkeit der Hände, aber auch des Rumpfes und bei der Fußarbeit der Hüftgelenke sind Voraussetzungen für diese Tätigkeiten. Gelegentlich wird allerdings jetzt nach vielen Jahren dieser Tätigkeiten über nicht unerhebliche Schmerzen im Bereich der Wirbelsäule und der Hüftgelenke geklagt. Diese Funktionen können in einzelnen Fällen erleichtert und erweitert werden, wenn kleine technische Hilfsmittel hierfür gegeben werden. Insbesondere der Anziehstab leistet hier gute Hilfen. Nicht akzeptiert werden die Prothesen der oberen Extremitäten. Von allen in der Klinik versorgten Patienten gebraucht nicht ein einziger seine Prothesen heute noch. Obwohl die Kinder die Prothesenfunktionen erlernten und sie oft sehr geschickt einsetzten, ist offensichtlich der Funktionsgewinn zu gering, als dass sie diese voll akzeptierten. Wahrscheinlich ist hierfür zum einen die erhebliche Bewegungseinschränkung durch das Tragen der Schäfte sowie das nicht unerhebliche Gewicht dieser Prothesen verantwortlich, zum andern ist mit Hilfe der Prothesen nur ein Manipulieren, d.h. Greiffunktionen unter Kontrolle der Augen, nicht jedoch ein sensibles Greifen möglich. Des Weiteren muss festgestellt werden, dass die pneumatischen Prothesen zwar ihre Funktionen erfüllten, dass aber dieser Prothesentyp inzwischen von den elektrisch gesteuerten Prothesen abgelöst wurde. Pneumatische Prothesen werden heute nach unserem Kenntnisstand nicht mehr gebaut. Sie wurden abgelöst durch myoelektrische oder elektronisch z.B. über Zugschalter gesteuerte Prothesen. Aber auch die elektrischen Prothesen würden von den Contergan-Kindern abgelehnt werden.

Wenden wir uns nun den Contergan-Kindern mit *doppelseitiger Behinderung der unteren Extremitäten* zu. Sehr häufig bestehen bei diesen Patienten *zusätzlich Behinderungen der oberen Extremitäten*. Zunächst wollen wir nur solche betrachten, deren Behinderung der unteren Extremitäten so erheblich ist, dass eine beidseitige orthoprothetische Versorgung notwendig ist, deren Behinderung im Bereich der oberen Extremitäten aber eine Abstützung mit diesen beim Gehen und Stehen ermöglicht. Abbildung 4 zeigt eine Conterganbetroffene, die auch heute noch regelmäßig in unserer Klinik-Werkstatt orthoprothetisch versorgt wird. Die Akzeptanz dieser Orthoprothesen der unteren Extremitäten ist gut.

Auch bei einer *Dreifachbehinderung mit einer funktionsfähigen unteren Extremität* ist die Akzeptanz der Orthoprothese für das fehlgebildete Bein gut.

Bei einer *Vierfachbehinderung*, bei der die oberen Extremitäten auf Grund ihrer Kürze keine Abstützfunktion erlauben und bei der beide unteren Extremitäten ebenfalls so kurz sind, dass ein Gehen oder Stehen ohne Orthoprothesen nicht möglich ist, wurde zur Rehabilitation diesen Kindern neben dem obligatorischen Selbsthilfetraining eine orthoprothetische Versorgung der unteren Extremitäten und eine pneumatische Prothesenversorgung der oberen Extremitäten angeboten (Abb. 5 a, b). Die Kinder lernten, sehr geschickt mit ihren Hilfsmitteln umzugehen. – Auch in dem nächsten Versorgungsbeispiel erfolgte eine Versorgung der oberen und unteren Extremitäten (Abb. 6 a, b), wobei hierbei besonderer Wert darauf gelegt wurde, dass trotz Versorgungen der unteren Extremitäten die Fußarbeit möglich blieb. Zusätzlich erhielt das Mädchen ein Rollbrett, auf dem

Möglichkeiten und Grenzen der Versorgbarkeit   101

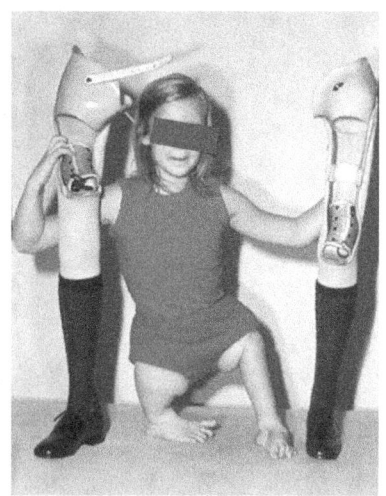

Abb. 4. Orthoprothesen zum Ausgleich der Beinlängendifferenz und zur Erreichung einer normalen Stehgröße

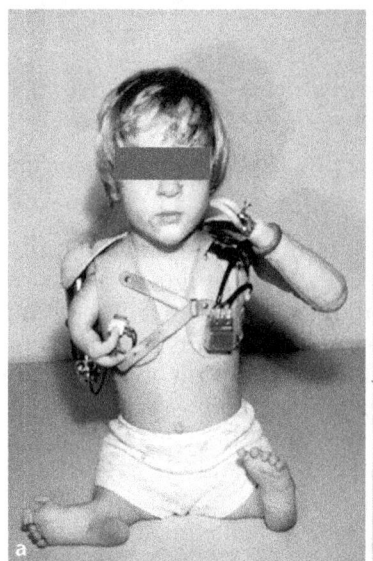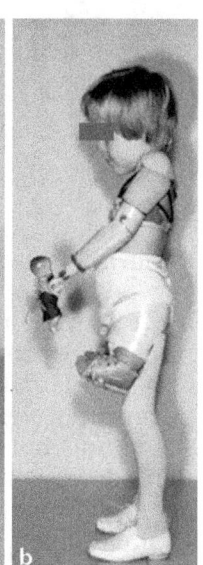

Abb. 5. a Pneumatische Prothesenversorgung der oberen Extremitäten, *b* Prothesenversorgung der oberen und unteren Extremitäten

es sich mit den Füßen abstoßen und so fortbewegen konnte. Im Laufe der weiteren Behandlungen zeigte sich, dass das Mädchen die prothetische Versorgung der oberen und der unteren Extremitäten ablehnte. Ihr Nutzen stand offensichtlich in keinem Verhältnis zu den Einschränkungen, die das Tragen dieser Prothesen für die Patientin bedeutete. Das Rollbrett ist nach wie vor ihr wichtigstes Hilfsmittel.

Zusammenfassend kann festgestellt werden, dass für die orthopädietechnische Versorgung von Thalidomid-geschädigten Patienten viele gute und interessante Versorgungen entwickelt wurden. Hier-

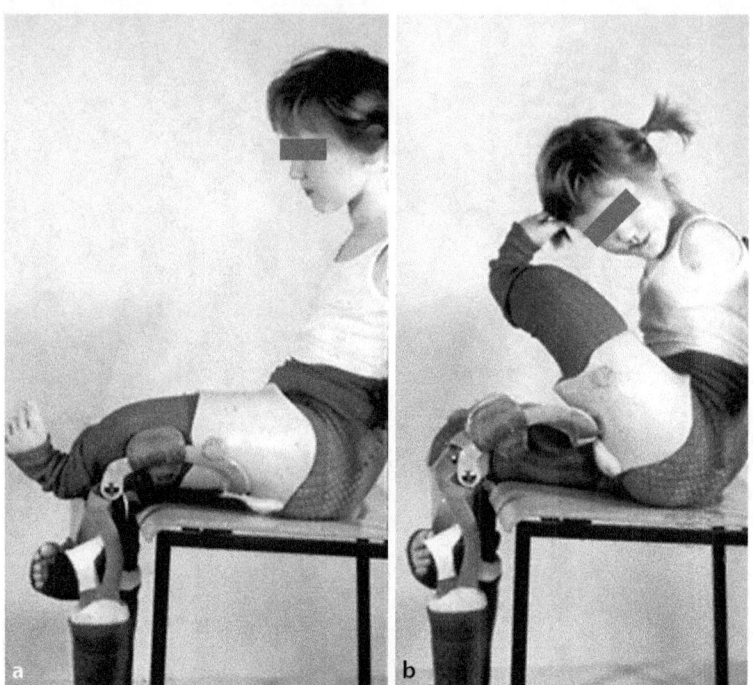

Abb. 6 a, b. Orthoprothetische Versorgung der unteren Extremitäten

durch wurden für die Orthopädietechnik wesentliche neue Impulse gegeben. Für die Geschädigten selbst waren diese Hilfsmittel oft nicht zu akzeptieren. Aus den klinischen Erfahrungen mit den technischen Versorgungen dieser Patienten sollen Lehren gezogen werden, die in Zukunft bei ähnlichen Versorgungen ähnlich Behinderter angewandt werden können. – Wir müssen hierbei jedoch streng zwischen angeborenen Fehlbildungen und z. B. durch Unfälle erworbene Behinderungen unterscheiden. Erworbene Behinderungen erfordern gänzlich andere Versorgungen und Erfahrungen mit angeborenen Fehlbildungen lassen sich nicht auf erworbene Behinderungen übertragen.

Folgende Erfahrungen haben wir aus den Rehabilitationsbemühungen der „Contergan-Kinder" gewonnen:
- Bei allen Behinderungen insbesondere der oberen Extremitäten muss ein Selbsthilfetraining unter Anleitung von Physio- und Ergotherapeuten durchgeführt werden. Hierbei sollten zunächst ohne Hilfsmittel Ausgleichs- und Kompensationsfunktionen vor allem für Tätigkeiten des täglichen Lebens erarbeitet und beübt werden.
- Bei doppelseitigen erheblichen Armbehinderungen werden funktionelle Armprothesen nicht akzeptiert. Diese wurden als fremdkraftgetriebene pneumatische oder elektrische Prothesen entsprechend der Behinderung konzipiert. Zwar können im Kindesalter die Pro-

thesenfunktionen erlernt und diese funktionell eingesetzt werden; längerfristig werden diese Prothesen jedoch nicht akzeptiert.
- Kleinere Hilfsmittel für bestimmte Funktionen, die nicht dauerhaft am Körper getragen werden müssen, werden bei entsprechender Indikation gern, häufig und dauerhaft genutzt.
- Bei beidseitiger Beinbehinderung, bei der funktionell kein Kniegelenk vorhanden ist, und gleichzeitiger doppelseitiger Armbehinderung, die eine Abstützfunktion mit den fehlgebildeten oberen Extremitäten nicht gewährleistet, werden Prothesenversorgungen sowohl der oberen als auch der unteren Extremitäten dauerhaft nicht akzeptiert.
- Die Versorgung der behinderten Kinder sollte entwicklungssynchron erfolgen, d.h. in der Entwicklungsphase unbehinderter Kinder, in der diese bestimmte Funktionen erlernen, sollten die behinderten Kinder ggf. mit den entsprechenden Hilfsmitteln die gleichen Funktionen erlernen. Die Versorgung mit Hilfsmitteln und deren Gebrauchsschulung sollte niemals mit Zwang erfolgen.

4.2 Die radiale Klumphand – Stigma oder funktionelle Notwendigkeit?*

G. Neff

Die typische radiale Klumphand (Abb. 1) ist keineswegs eine erst seit der Thalidomidkatastrophe vor nunmehr 40 Jahren bekannte Fehlbildung. Bereits Stoffel und Stempel [9] beschrieben 1909 in ihrer Publikation „Anatomische Studien über die Klumphand" die wesentlichen Veränderungen an 15 Klumphänden von 9 kindlichen Leichen; Schöllner (1972) [8] fand in der Literatur bis 1917 lediglich 200 veröffentlichte Fälle. Das *TAR*-Syndrom (*T*hrombocytopenie und *a*plastischer *R*adius) geht ebenfalls mit einer radialen Klumphandfehlstellung einher, – allerdings ist der Daumen voll funktionsfähig; eine radiale Klumphand findet sich u. a. beim *Holt-Oram-Syndrom*.

Mit der Einführung von *Contergan* kam es jedoch zu einer sprunghaften Zunahme dieser auffälligen Fehlbildung als häufigem Bestandteil des so genannten Dysmelie-Syndroms [2, 3], was der Öffentlichkeit nicht verborgen blieb: Dieses „Anderssein" erweckte unterschiedlichste Reaktionen – bis hin zu der Forderung, dass solche Kinder erst gar nicht oder „totgeboren" werden sollten.

Damit war einer Stigmatisierung zwangsweise breiter Raum gegeben – jenseits einer objektiven Beurteilung der funktionellen Fähigkeiten, mit einer derartigen Fehlbildung das tägliche Leben auch meistern zu können.

Trotz frühzeitiger Warnungen vor einem unkritischen Vorgehen (Blauth 1969) [1] erwuchs aus dieser Stigmatisierung bei vielen Eltern der Wunsch nach einer operativen Korrektur zur „Normalisierung des Aussehens" – unter Verkennung der „Machbarkeit" und unter völliger Vernachlässigung der funktionellen Qualitäten der Klumphand; die Kinder selbst hatten hierzu meist keine Meinung – konnten sie doch mit ihren Klumphänden ganz leidlich hantieren, wenn auch „anders als normal" – oder wurden durch die Einstellung ihrer Eltern „auf Operation vorprogrammiert". Oft genug waren die Ergebnisse alles Andere als den Wunschvorstellungen entsprechend; selbst bei einer gelungenen Achskorrektur waren funktionelle Einbußen unübersehbar, auf die später näher einzugehen ist [4–7].

Das Erscheinungsbild der radialen Klumphand ist geprägt von einer unverkennbaren Abwinkelung der Hand im Handgelenk nach radial – meist kombiniert mit einer Beuge- und Rotationsfehlstellung.

---

* Meinem Mentor und Freund Ernst Marquardt zum 80. Geburtstag

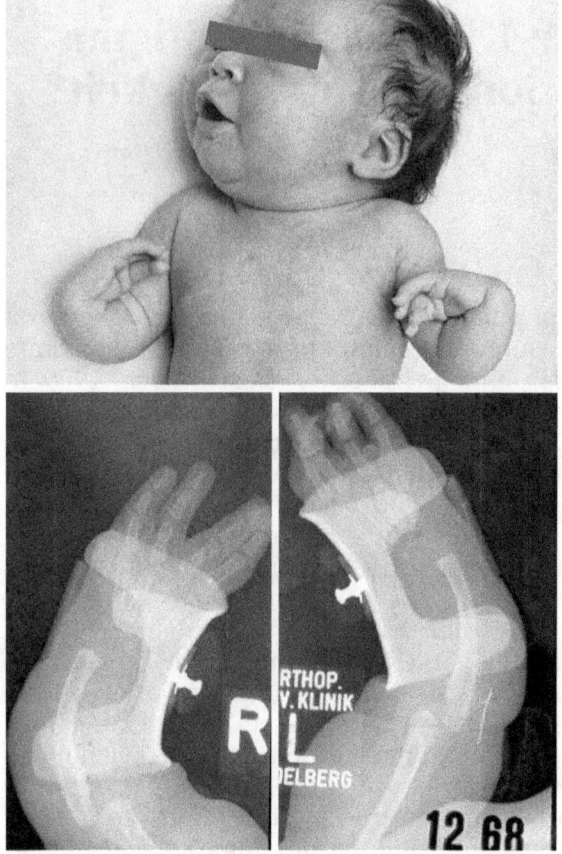

Abb. 1. Säugling mit Klumphänden ohne und mit Klumphandschienen

(Trotz frühzeitiger Übungsbehandlung und Schienenversorgung kann aktiv allenfalls eine geringfügige Korrektur erreicht und selten gehalten werden.)

Hinzu kommen eine teilweise erhebliche Verkürzung und Verkrümmung des Unterarms – abhängig vom Ausmaß der Schädigung –, verminderte oder völlig aufgehobene Unterarmumwendbewegungen und Einschränkungen der Bewegungen im Ellenbogen- und im Schultergelenk/Schultergürtel. Trotzdem erreicht die Klumphand dank der Abwinkelung den Mund, das Hinterhaupt und den Nacken – für den Alltag und die Selbständigkeit unerlässliche Funktionen.

Der Daumen ist unterentwickelt bis fehlend, auch der Zeigefinger ist in der Beugung und Kraftentfaltung oft so erheblich gestört, dass die Betroffenen „Ersatzgreifformen" entwickeln in Anpassung an ihre individuellen Fähigkeiten.

Das volle Ausmaß der skelettären Fehlbildung wird im Röntgenbild (Abb. 2) deutlich: Der Radius ist hypoplastisch oder fehlt, die Ulna ist evtl. verkürzt und verkrümmt, die Handwurzelknochen der radialen

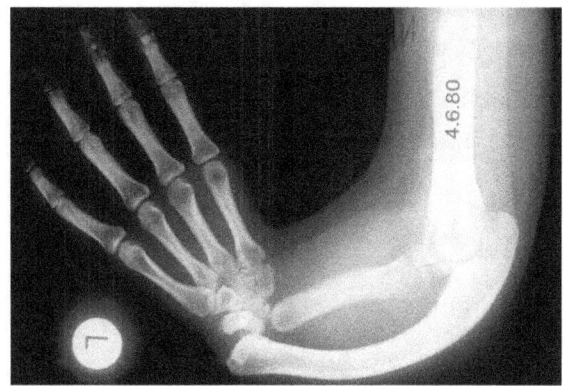

Abb. 2. Röntgenbild einer Klumphand mit verkürztem und verkrümmtem Unterarmskelett einer 18-Jährigen, verminderte Ellenbogenbeugung

Seite sind ungenügend ausdifferenziert oder synostotisch, der Daumen – sofern nicht fehlend – ist unterschiedlich angelegt (gelegentlich als Pendeldaumen, auch triphalangeal) und immer hypoplastisch; neben radio-ulnären Synostosen (soweit ein Radius überhaupt angelegt ist) am proximalen Unterarm finden sich Entwicklungsstörungen des Ellenbogengelenks, das Schultergelenk kann subluxiert oder luxiert sein.

Die radiologisch erkennbaren Veränderungen an Knochen und Gelenken gehen einher mit wechselnd ausgeprägten Weichteildefiziten der Bänder, Muskeln und Sehnen, die entwicklungsgeschichtlich dem radialen Strahl zuzuordnen sind; sie verursachen die Einbußen an Beweglichkeit und Kraft.

Funktionen betreffend entwickeln Kinder mit Klumphänden oft überraschende Fähigkeiten, Gegenstände zu ergreifen und zu halten, – bestimmt durch den von radial nach ulnar abnehmenden Grad der Schädigung. Mit gut beweglichem Klein- und Ringfinger werden große und kleine, ja feinste Gegenstände ergriffen – bis hin zu einem „ulnaren Oppositionsgriff" zwischen Klein- und Ringfingerkuppe, wozu die Klumphandstellung erst den „ulnaren Zugriff" ermöglicht, da nunmehr die ulnaren Finger dem zu ergreifenden Objekt am nächsten sind. Für das „Hand-in-Handarbeiten" ist die Klumphandstellung geradezu Voraussetzung, da damit die am besten beweglichen ulnaren Finger beider Hände sich gegenüber stehen. Unter Einbeziehung der weniger beweglichen radialen Langfinger ersetzt ein streckseitiger Zangengriff zwischen der Beugeseite des 2. und 5. Fingers und der Streckseite des 3. und 4. Fingers den wegen der ungenügenden Beugung von Zeige- und Mittelfinger nicht möglichen Grobgriff; ein Fingerschlussgriff – über Kreuz mit Beuge- auf Streckseite – oder ein Klemmgriff – Seit zu Seit – sind weitere gebräuchliche Greifformen mit zwei in der Beugung eingeschränkten Fingern.

Dies entspricht den bereits von ZRUBECKY 1958 [10] beschriebenen „sekundären Greifformen", die er bei schwer Handverletzten gesehen hat.

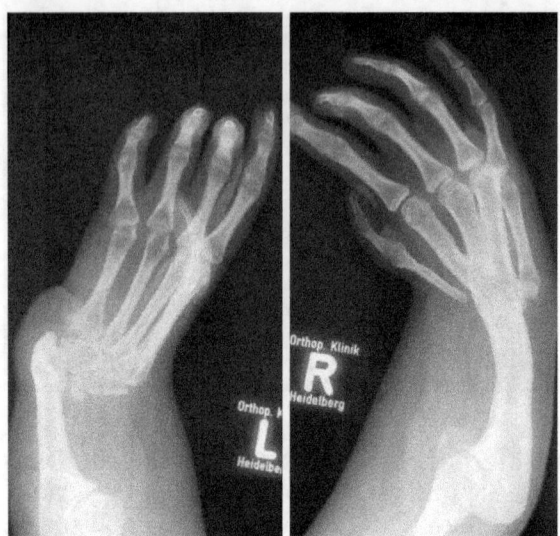

Abb. 3. Zustand nach beidseitiger Klumphand-Korrekturoperation: zusätzliche Verkürzung beider Ulnae durch Zerstörung der Wachstumsfugen; links „Rückfall" in eine moderate Klumphandstellung, rechts knöcherne Fusion: nunmehr stehen sich die funktionsuntüchtigen Radialseiten mit rudimentären Däumchen gegenüber, ein Hand-in-Handarbeiten mit den funktionell besseren ulnaren Fingern ist nicht mehr möglich

Unter Berücksichtigung der anatomischen und funktionellen Gegebenheiten wird deutlich, dass eine kritiklose operative Stellungskorrektur mit schwerwiegenden Funktionsverschlechterungen einher geht – z. B. stehen sich dann die bewegungsgestörten radialen Fingerstrahlen gegenüber, das funktionell so wichtige präoperative Zusammenspiel beider Hände mit den ulnaren Fingern ist nicht mehr möglich (Abb. 3); bei eingeschränkter Beugung im Ellenbogengelenk, insbesondere bei verkürztem Unterarm, erreicht die Hand nicht mehr den Mund, den Kopf oder den Nacken. Zum Glück für die Betroffenen waren „Spontankorrekturen" in die ehemalige Klumphandstellung nicht selten – besonders nach reinen Weichteileingriffen.

Was ist aus den Betroffenen nach 40 Jahren geworden? Nur wenige finden noch den Weg in die Kliniksprechstunden und wenn, dann meist wegen anderer Probleme, nicht wegen der Klumphände. Es ist erfreulich, wie gut diese jetzt Erwachsenen trotz ihrer Klumphände den Alltag bewältigen und es zum Teil zu beachtlichen Erfolgen im Privatleben wie in Beruf und Gesellschaft gebracht haben (Abb. 4, 5). Frei von einem Stigma wegen ihres „Andersseins" sind sie jedoch nicht: Dies ist aber keinesfalls ein „Verschulden" der Betroffenen, sondern das Versagen einer Gesellschaft, die immer noch nicht gelernt hat, dass es durchaus auch ein lebenswertes Leben außerhalb der so genannten „Normalität", aber innerhalb eben dieser Gesell-

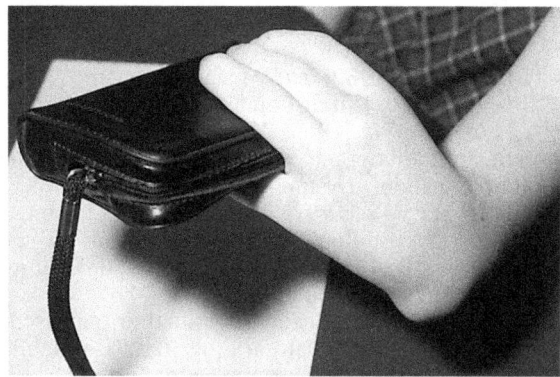

Abb. 4. Ulnarer Zugriff zum Erfassen einer kleinen Tasche

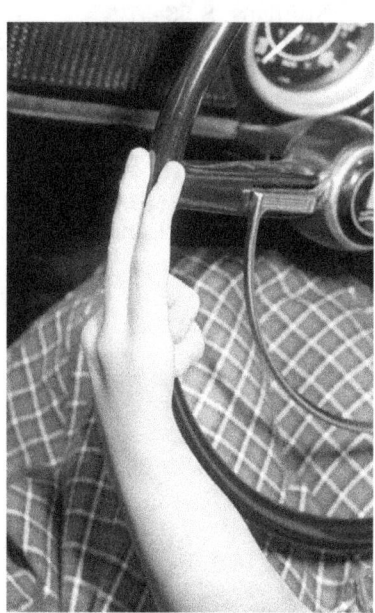

Abb. 5. Halten des Lenkrades mit wenig beweglichem gestrecktem Zeige- und Mittelfinger und Umgreifen mit den gut beweglichen ulnaren Fingern (siehe auch Abb. 2 derselben jungen Frau)

schaft gibt – insbesondere dann, wenn die Betroffenen als Klumphandträger unvermeidlich zu erkennen sind.

Kommen wir zur Beantwortung der eingangs gestellten Frage: Die radiale Klumphand – Stigma oder funktionelle Notwendigkeit? Sie ist ohne jeden Zweifel eine funktionelle Notwendigkeit für die Selbständigkeit im Alltag. Ein Stigma ist sie bedauerlicherweise bislang auch – nicht für die Betroffenen, sondern für eine Gesellschaft, die es zumindest in Teilen noch nicht verstanden hat, das „Anderssein" zu akzeptieren und unbefangen mit dem Gegenüber umzugehen. Dieses Stigma zu überwinden ist Aufgabe für uns alle.

Literatur

1. Blauth W (1969) Zur Morphologie und Therapie der radialen Klumphand. Arch orthop Unfall-Chir 65:97–123
2. Marquardt E (1965) Zum Thema Klumphand. In: Bundesministerium für Gesundheitswesen (Hrsg) Monographie über die Rehabilitation der Dysmelie-Kinder. Dysmelie-Arbeitstagung 1964, Bad Godesberg, S 48
3. Marquardt E (1992) Thalidomide Children; Thirty Years Later. J Ass Children's Prosthetic-Orthotic Clinics 27:3–10
4. Neff G (1974) Greifformen bei radialer Klumphandbildung. Beschäftigungstherapie und Rehabilitation 4:24–26
5. Neff G (1975) Beschäftigungstherapeutische Maßnahmen vor und nach funktionsverbessernden Eingriffen. Handchir 7:99–102
6. Neff G (1994) Konservative Behandlung der radialen Klumphand. In: Niethard FU, Marquardt E, Eltze J (Hrsg) Contergan – 30 Jahre danach. Enke, Stuttgart, S 53–57
7. Neff G, Marquardt E (1979) The Radial Clubhand – The Case for Conservative Therapy. Chir plastica (Berl.) 4:279–287
8. Schöllner D (1972) Die Klumphand bei Radius-Aplasie. Aktuelle Orthopädie, Heft 5. Thieme, Stuttgart
9. Stoffel A, Stempel E (1909) Anatomische Studien über die Klumphand. Z orthop Chir 23
10. Zrubecky G (1958) Die Bedeutung der sekundären Greifformen der menschlichen Hand. Z Orthop 89:541–547

4.3 Prothetische Versorgung Contergangeschädigter

Die prothetische Versorgung in den Anfangsjahren

J. KREUZINGER

Die Medizin und die Werkstätten für Prothetik stellten sich in den sechziger Jahren voller Eifer und Hingabe einer neuen Herausforderung: viele Tausend Kinder mit vorgeburtlichen Missbildungen der Arme und Beine „müssen" mit „Ersatzteilen" versorgt werden. Monströse Ungetüme entstehen, die – um den Rumpf geschnallt – die fehlende Länge der Arme ersetzen und zumindest eine minimale Greiffunktion haben sollen. Mit den Fingerstummeln werden Tasten, die am Körper anliegen, betätigt und so der Ersatzarm bewegt und die Greifzangen geöffnet und geschlossen. Mit hohem körperlichem und Kräfte zehrendem Einsatz üben wir das selbständige Umschnallen des Gerätes. Ständiges Training soll einen routinierten Umgang bringen.

Schnell erkennen nicht nur wir selbst, sondern auch unsere Eltern, die uns nur sehr ungern in die Apparaturen zwängen, dass die angeblich speziell nach unseren Bedürfnissen gefertigten Prothesen reiner Ballast sind und so schnell als möglich abgeworfen werden müssen. Unsere Bewegungsfreiheit wird nur unnötig weiter eingeschränkt. Das Gewicht und das starre Material der Prothese behindern unsere Beweglichkeit. Ein Ersatzteil brauchen wir nicht, uns fehlt ja nichts! Von Anfang an erleben wir unseren Alltag mit den uns zur Verfügung stehenden Körperteilen. Mit den Prothesen genießen wir keine ‚neue Freiheit'.

Unser ablehnendes, ja geradezu blockierendes Verhalten den neuen medizinischen Möglichkeiten gegenüber ernüchtert schlagartig die Fachwelt. Unterliegt sie doch dem Irrglauben, was den Kriegsversehrten zu neuem Lebensmut verhalf, müsste für uns die Lösung sein. Kennen im Krieg schwerverletzte Soldaten ein Leben vor der Verstümmelung und sehnen sich nach einer Komplettierung ihres Körpers, so waren und sind wir aus unserer Sicht von Geburt an vollkommen.

Die weitere Entwicklung von Prothesen für Contergangeschädigte stagniert und wird eingestellt. Ärzte und Therapeuten besinnen sich auf ihr handwerkliches Geschick. Sie entwerfen Übungen und stellen

Therapiepläne auf, um die vorhandenen Gliedmaßen zu trainieren. Die Restfunktionen müssen genutzt werden. Was die Arme, Hände und Finger nicht schaffen, müssen die Beine, Füße und Zehen ausgleichen. Im Focus steht die Alltagsbewältigung ohne Prothesen!

Die prothetische Versorgung aus heutiger Sicht

C. RUHE

Das Conterganhilfswerk Bayern betreut augenblicklich 330 Mitglieder in Bayern, Österreich und der Schweiz. Unter den Mitgliedern befinden sich neben Conterganopfern auch andersartig vorgeburtliche Gliedmaßengeschädigte sowie eine zunehmende Zahl von Eltern, die heute ein behindertes Kind zur Welt bringen.

Herr KREUZINGER hat in seinen Ausführungen die mangelnde Akzeptanz der Prothesenversorgung unter den Conterganopfern angesprochen. Dieses konnten auch wir in unserer Organisation feststellen. Mit Ausnahme der Versorgung mit Beinprothesen sind heute nahezu keine weiteren Prothesen im Einsatz bzw. haben sich über einen längeren Zeitraum bewährt.

Mit Blick nach vorne muss das Thema Prothesenversorgung heute in einem globalen Kontext diskutiert werden.

Die heutigen technischen Möglichkeiten inkl. der Mikroelektronik und der einsetzbaren Werkstoffe sind nicht vergleichbar mit den damaligen Rahmenbedingungen.

Natürlich stellt die Anfertigung einer passenden Prothese immer eine große Herausforderung dar, aber diese isoliert gesehene Aufgabe ist weitaus lösbarer geworden. Die Materialien sind leichter, flexibler und die ggf. erforderliche Energieversorgung kann über einen längeren Zeitraum gesichert erfolgen.

Vielmehr treten heute Fragestellungen in den Vordergrund, die im Folgenden nur stichpunktartig angesprochen werden können.

Alltagstauglichkeit und Auswirkungen auf die Mobilität

Es ist wichtig, jeweils individuell zu analysieren, welche Konsequenzen sich aus einer möglichen Prothesenversorgung ergeben. Hierbei sind unterschiedlichste Situationen des Alltags bedeutsam. Die Anforderungen an die Funktionalität können im beruflichen Umfeld ganz andere sein als beispielsweise im Freizeitbereich oder zuhause.

Wichtig ist auch die Frage, ob zum An- und Ablegen der Prothese fremde Hilfe erforderlich ist und welche Anforderungen sich aus notwendiger Energieversorgung ergeben. Dieses kann bis hin zu speziellen Ladestationen gehen, die nur an wenigen, oftmals sogar nur an einem Ort verfügbar sind.

- *Gefahr von Abhängigkeiten und Verhinderung natürlicher Entwicklungspotentiale*
  Ebenfalls nur individuell geklärt werden kann die Frage, wozu die Prothese exakt dienen soll, wo die Grenzbereiche der Einsatzmöglichkeit liegen und welche vorhandenen körperlichen Ressourcen in ihrer Entwicklung u. U. behindert werden. Eine einseitige Ausrichtung des Körpers auf die Prothese muss verhindert werden, um der Gefahr einer funktionalen Abhängigkeit entgegen zu wirken.
- *Kostendruck der Krankenkassen*
  Seit längerem verzeichnen wir einen Rückgang von Zuzahlungen der Krankenkassen zu Reisen und Übernachtungen, die im Zusammenhang mit einer Prothesenbehandlung erforderlich sind. Nicht selten werden niedrige Standards vorgeschrieben und die Dauer eines Aufenthaltes eingeschränkt. Es zeigt sich, dass ein bewilligter Rahmen gerade bei intensiven Prothesenanpassungen oftmals nicht ausreicht und folglich eigene finanzielle Mittel aufgebracht werden müssen. Zunehmend schwierig gestaltet sich das Thema Ersatzbeschaffungen und die Anschaffung einer Zweit-Prothese z. B. für den Sport- und Freizeitbereich.
- *Zeitaufwand und Beschwerlichkeit für Untersuchungen*
  Nicht unterschätzt werden darf der zeitliche Aspekt. Gerade in wachstumsintensiven jungen Jahren sind permanente Anpassungen an körperliche Veränderungen nötig, wenn die Prothese Sinn machen soll. Das Fernbleiben von Unterricht und Arbeitsplatz wird schnell zu einem Problem, das u. U. mit einkalkuliert werden muss.
- *Juristische Durchsetzbarkeit berechtigter Ansprüche*
  Die Mitgliederbetreuung der letzten Jahre hat gezeigt, dass es immer schwieriger wird, seine Ansprüche gegenüber Versorgungsämtern, Hauptfürsorgestellen, Krankenkassen, Arbeitsämtern, etc. richtig zu formulieren und durchzusetzen. Die Fülle von Normen, Richtlinien, Gesetzesauslegungen und internen Bestimmungen sind für den Privatmann/-frau zu einem undurchdringlichen Dschungel geworden. In Folge dessen häufen sich die Fälle, in denen diejenigen, die es selbst versucht haben, aufgrund von Formalien und unglücklichen Formulierungen gescheitert sind. Fatal wirkt sich dieses aus, wenn zu diesem Zeitpunkt eine funktionierende Prothesenversorgung wesentlicher Bestandteil der Alltagsbewältigung geworden ist.
- *Steigende Anwaltskosten und Bewilligungszeiten*
  Es drängt sich zunehmend der Eindruck auf, als wäre über den Weg einer juristischen Durchsetzung von Ansprüchen und über die allgemein hierbei einzukalkulierenden Kosten/Laufzeiten solcher Auseinandersetzungen, eine Barriere entstanden, die viele Antragsteller abschreckt.

Genau an dieser Stelle sind die Interessenverbände unseres Landes gefordert. Es darf nicht dazu kommen, dass diejenigen, die Hilfe benötigen, die Flinte ins Korn werfen, weil finanzielle, formale, rechtliche und zeitliche Rahmenbedingungen scheinbar unüberwindbar geworden sind.

Ein ganzheitliches Dienstleistungs- und Servicekonzept um das Thema Prothesenversorgung wird daher immer wichtiger. Die umfassende individuelle Beratung muss hier im Vordergrund stehen. Und dies nicht nur aus rein medizinischer Sicht.

4.4 Die Rehabilitation der Kinder mit Conterganschädigungen und ihr Einfluss auf die Entwicklung der Rehabilitationswissenschaften

K.-A. JOCHHEIM

Wenn Sie mich als Zeitzeugen der Contergankatastrophe heute mit einem kleinen Beitrag zu Worte kommen lassen, so bedarf diese Aufgabe zunächst des Rückblicks auf zwei Persönlichkeiten: die damaligen Direktoren der orthopädischen Universitätskliniken von Heidelberg und Münster, KURT LINDEMANN und OSKAR HEPP, die frühzeitig jeweils eine Spezialabteilung in ihren Kliniken initiierten, geeignete Leiter dafür bereits auswählten, allerdings die weitere Entwicklung dieser Pläne durch den eigenen Tod nicht mehr erleben konnten. (Prof. Lindemann verstarb am 9.04.66 und Prof. HEPP am 23.01.67.)

Die seinerzeit für diese Aufgaben ausgesuchten Ärzte ERNST MARQUARDT in Heidelberg (vgl. COTTA 1990) und G.G. KUHN in Münster haben mit etwas unterschiedlichen Schwerpunkten hinsichtlich der prothetischen Überlegungen zunächst den Kindern Bewegungserfahrung mit einfachen Patschhandprothesen zu vermitteln versucht, aber schon frühzeitig auch die Kompensationsmöglichkeiten in der Nutzung der Füße für Spiel und Alltagsverrichtungen im beschäftigungstherapeutischen Programm und in der Elternberatung hervorgehoben. Beide Abteilungen haben sich in der Vorgehensweise befruchtet und technische Lösungen gegenseitig nutzen können.

Zwei Gesichtspunkte haben sich relativ früh für die Indikationsstellung zur prothetischen Versorgung armloser Kinder deutlich herausgeschält: Nämlich die frühzeitige Einbeziehung der Füße für die alltagspraktischen Aufgaben wie An- und Ausziehen, Nahrungsaufnahme, Schreiben etc. Hilfreich auf diesem Wege waren ältere Personen mit ähnlichen Gliedmaßendefekten unabhängig von der Conterganätiologie, die gern bereit waren die bereits erlangten erstaunlichen Fertigkeiten vor Fachleuten und Familienangehörigen zu demonstrieren und damit Hoffnung und Mut für diesen Erziehungsweg zu übermitteln (Pastor HAROLD WILKE, USA).

Der Zweite Gesichtspunkt war die äußerste Zurückhaltung bei den Überlegungen zu chirurgischen Interventionen besonders hinsichtlich von Amputationen von Gliedmaßen oder Gliedmaßenteilen. Mit Recht wurde auf spätere Nutzung derartiger Gliedmaßenteile im Rahmen sachgerechter prothetischer Versorgung aufmerksam gemacht, bei der auch das kosmetische Problem in den Prothesenplan einbezogen werden konnte (BAUMGARTNER 1990).

Wenngleich bei einem so früh im Leben entstandenen Schaden die Beobachtung der frühkindlichen Entwicklung und der Umgang mit Spielzeug und Gebrauchsgegenständen im Vordergrund standen, und hierzu mit der Patschhandprothese schon jenseits des ersten Lebensjahrs Versuche begannen, so wurde in der Folgezeit auch die Weiterentwicklung im Kindergartenalter durch Integration in den Kreis unbehinderter Kinder praktisch erprobt.

1981 fasste MARQUARDT die Erfahrungen mit der prothetischen Versorgung für armlose Kinder und Jugendliche in einem Überblick über 23 Jahre zusammen und wies auf die bereits 1962 ausgesprochene Beratung und Schulung der Eltern hin, die körpereigene Kompensation *vor* die prothetische Versorgung zu stellen.

Auch mit den pneumatischen Prothesen gelang es nicht selten, Kindern sehr rasch technische Hilfe zum Essen, Spielen und Malen zu bringen.

Der Maßnahmenkatalog nach diesen Erfahrungen lautete:
- Gewissenhafte Aufklärung der Eltern
- Möglichst Aufnahme in der Familie, sonst Gefahr der Deprivation
- Anleitung der Mutter durch KG und BT zur wichtigsten Therapeutin des Kindes
- Veränderung der Kleidung mit dem Ziel der späteren Verselbständigung

Zu den Folgerungen MARQUARDTS sind auch A. und J. RÜTT (1984) gekommen. Sie mußten häufiger bei zunächst erfolgter leidlich befriedigender prothetischer Versorgung bei den Angehörigen für die Beibehaltung der Prothetik werben, während die betroffenen Kinder und Jugendlichen die Kompensation mit den Füßen als leichter und schließlich effektiver erlebten, zumal wenn häufiger Reparaturbedarf des technischen Gerätes hinzutrat.

In einem späteren Abschnitt ist schließlich das Thema der Schul- und Berufsausbildung aufgegriffen worden. 1985 wurden aus einem Kollektiv von 2486 thalidomidgeschädigten Rentenbeziehern 517 mit einem Fragebogen zur Ausbildungs- und Berufssituation befragt. Der Rücklauf umfasste 250 Bögen. Davon waren 49,4% der Befragten berufstätig oder Studenten, 23,7% arbeitslos oder in Umschulung und 17,2% in Werkstätten für Behinderte. Insgesamt waren 80% mit der gegenwärtigen Situation zufrieden, dagegen unzufrieden die in der WfB untergebrachten Jugendlichen ... 75% bezeichneten sich als eigenständig und nicht hilfsbedürftig, 75% hatten den Führerschein erworben und 80% fühlten sich mit Unbehinderten wirtschaftlich und sozial gleichgestellt.

Die körperliche Behinderung, und das zeigen die Berichte über Mund- und Fußmaler, stellt keine erkennbare Beeinträchtigung, auch bei Ausführung mit den Füßen, der künstlerischen Ausdrucksfähigkeit dar. Damit bestätigt sich nochmals in einem besonders anspruchsvollen Feld der Kompensation, dass mit genügend Energie und Ausdauer praktisch jede in der Hirnentwicklung grundsätzlich angelegte manuelle Leistung auch mit den unteren Gliedmaßen ausgeführt werden könnte (WOLF 1986).

Als Schlussfolgerungen für den Rehaprozess ergibt sich daraus:
- Erfassung des Schadensbildes und seine Auswirkungen auf Aktivitäten und Partizipation im Sinne der ICF
- Unverzichtbare Unterbringung in der Familie oder vergleichbarer Struktur
- Beratung über verfügbare operative, edukative, technische und kompensative Hilfen
- Auswahl dieser Hilfen unter Berücksichtigung der mit dem Betroffenen abgestimmten Rehabilitationsziele
- *individuelle Umsetzung der erreichbaren Hilfen ausgerichtet auf das Ziel, Kontrolle des Rehaprozesses und gegebenenfalls Nachjustierung im Hinblick auf das vereinbarte Ziel*
- Sozialmedizinische Begutachtung unter Beachtung von Aktivitäten und Partizipation (ICF).

Literatur

1. Baumgartner R (1990) Angeborene Gliedmaßenfehlbildungen, Amputieren oder nicht amputieren? Rehabilitation 29:4–11
2. Cotta H (1990) Laudatio für Ernst Marquardt. Rehabilitation 29:2
3. Fischbach F (1989) Erstellung von technischen Zeichnungen mit den Füßen. Spezialarbeitsplatz für contergangeschädigte technische Zeichnerin. Rehabilitation 28:83–88
4. Landers M (2004) Treatment induced neuroplasticity following focal injury to the major cortex. J.I.R.R. Vol 27, No 1, 1–5
5. Löwe A (1967/68) Hörstörungen bei Dysmelie-Kindern. Jahrbuch DVfR, S 282–283
6. Marquardt E (1967/68) Jüngste Entwicklung in der Konstruktion von Prothesen für die oberen Extremitäten. Jahrbuch der DVfR, S 362–370
7. Marquardt E (1981) Prothesen für armlose Kinder und Jugendliche. Erfahrungen und Folgerungen. Rehabilitation 20:33–41
8. Menara D (1981) Entwicklungsdiagnostik und Entwicklungstherapie bei Adoptivkindern mit frühkindlichem Deprivationssyndrom. In: Hellbrügge Th (Hrsg) Lehrbuch der klinischen Sozialpädiatrie. Springer, Heidelberg, S 261
9. von Moltke H, Olbig H (1989) Die Ausbildung und Berufssituation contergangeschädigter junger Erwachsener. Rehabilitation 28:78–82
10. Mutschler H, Schöller B (1986) Spracheingabe für Behinderte. Rehabilitation 25:123–127
11. Rütt A, Rütt J (1984) Die prothetische Versorgung von Patienten mit Amelie, ein „Overtreatment"? Erfahrungen aus einer Langzeitbeobachtung. Rehabilitation 23:28–32

12. Schulte K (1967/68) Forschungsvorhaben akusto-vibratorischer Kommunikationshilfen für taube und taubblinde Dysmeliekinder. Jahrbuch DVfR, S 284–297
13. Strasser H (1967/68) Die wirtschaftlichen Bedingungen zur psychischen und sozialen Rehabilitation behinderter Kinder. Jahrbuch DVfR, S 377–385
14. Weinwurm-Krause E-M (1981) Die Situation thalidomidgeschädigter Jugendlicher bei der Berufswahl. Rehabilitation 20:159–164
15. Wilke H (1990) Some personal remarks zur Laudatio Ernst Marquardt. Rehabilitation 29:3

5 Thalidomid – ein künftiges Arzneimittel?

5.1 Thalidomid – eine Option für die Zukunft?

R. NAUMANN

Vor vierzig Jahren hätte es wohl niemand für möglich gehalten, dass das Medikament Thalidomid jemals wieder eine Rolle in der Medizin spielen würde. Trotz trauriger Berühmtheit ist der Wirkstoff Thalidomid zu keinem Zeitpunkt völlig verschwunden.

Neben den beruhigenden Wirkungen verfügte die Substanz über entzündungshemmende Eigenschaften und zeigte Effekte auf das Immunsystem. 1964 entdeckte ein israelischer Arzt durch Zufall, dass Thalidomid bei einer Patientin mit Erythema nodosum leprosum (ENL), einer schweren Verlaufsform der Lepra, eine rasche und deutliche Rückbildung der entzündlichen Hautveränderungen bewirkte (SHESKIN 1965). Eine Doppelblindstudie konnte die hohe Wirksamkeit bestätigen (SHESKIN, CONVIT 1969). 1998 erteilte die amerikanische Gesundheitsbehörde FDA (Food and Drug Administration), die 1960 die Zulassung verweigert hatte, eine Marktzulassung für diese Indikation in den USA. Aufgrund seiner entzündungshemmenden Wirkung kam der Arzneistoff darüber hinaus auch bei anderen auf die Standardtherapie nicht ansprechenden Hauterkrankungen zur Anwendung, z. B. bei Patienten mit aktinischer Prurigo oder diskoidem Lupus erythematodes (TUINMANN, HEGEWISCH-BECKER, HOSSFELD 2001).

Die Wirkung von Thalidomid auf das Immunsystem ließ sich in den guten Ansprechraten bei Patienten mit therapierefraktärem Morbus Behçet, einer in Deutschland seltenen immunologischen Erkrankung mit aphthen-ähnlichen Geschwüren der Mund- und Genitalschleimhaut, demonstrieren (SAYLAN, SALTIK 1982). Wenige Jahre später rückten weitere Indikationen in den Mittelpunkt des klinischen Interesses. Thalidomid führte sowohl bei der akuten als auch der chronischen Graft-versus-Host-Erkrankung (GvHD) nach allogener Knochenmarktransplantation zu einer Befundverbesserung (SCHULER, EHNINGER 1995). Die meisten Erfahrungen lagen bei der chronischen Form der Abstoßung vor, die durch therapeutisch oft schwer beeinflussbare Schleimhautgeschwüre gekennzeichnet war (VOGELSANG et al. 1992). Nach Entwicklung weiterer immunsuppressiver Medikamente spielt Thalidomid heute praktisch keine Rolle mehr bei der GvHD-Therapie. Bei Patienten mit HIV-Infektion und AIDS konnte gezeigt werden, dass Thalidomid nicht nur zur Abheilung aphthöser Schleimhautentzündungen führte, sondern auch die AIDS-Kachexie (starke Gewichtsabnahme und Kräfteverlust als Folge der HIV-Infektion) und das Kaposi-Sarkom günstig beeinflusst (REYES-TERAN et al. 1996). Neben der entzündungshemmenden wird auch eine antivirale Wirkung vermutet.

In der Rheumatologie wurde über erfolgreiche Behandlungen bei Patienten mit therapierefraktärer chronischer Polyarthritis berichtet.

Der Einsatz von Thalidomid bei Patienten mit rezidiviertem oder therapierefraktärem multiplen Myelom (Plasmozytom) hat in den letzten Jahren sicher das meiste Interesse an der Substanz geweckt. Das multiple Myelom ist eine bösartige Erkrankung der Plasmazellen. Diesen Zellen kommt eine entscheidende Rolle im Immunsystem zu, sie sind für die Produktion von Antikörpern verantwortlich. Bösartige (maligne) Plasmazellen vermehren sich unkontrolliert und können bestimmte Regionen des Knochenmarks befallen, am häufigsten die Wirbelsäule, das Becken, die Rippen und den Schädel. Schmerzen und (pathologische) Knochenbrüche sind häufig die ersten bemerkten Symptome. Der Überschuss von Plasmazellen und die fortgesetzte Produktion meist funktionsloser Antikörper kann eine Hyperviskosität, d.h. eine Verdickung des Blutes, mit lebensbedrohlichen Durchblutungsstörungen verursachen. Die Vermehrung funktionsloser Plasmazellen im Knochenmark führt zu einem Mangel normaler Blutzellen und damit zur Schwächung des Immunsystems. Eine Infektanfälligkeit ist die Folge. Die von den Plasmazellen produzierten Proteine können die Niere schädigen und zu einem Nierenversagen führen. Für die meisten Patienten besteht keine Heilungschance. Bei zahlreichen Patienten kann durch eine intensive Chemotherapie (Hochdosischemotherapie) die Erkrankung zwar aufgehalten werden, bei einem Rezidiv bestand für viele Patienten keine weitere Therapieoption. In dieser Situation führte die Behandlung mit Thalidomid bei einem Drittel der Patienten zu einem Ansprechen, wenige Patienten erreichten sogar eine komplette Remission ihrer Krebserkrankung (SINGHAL et al. 1999). Die meisten Patienten profitierten bereits innerhalb der ersten zwei Monate von der Thalidomidgabe. Die eigenen Erfahrungen in Dresden können die dargestellten Erfolge untermauern. Wir kennen Patienten, die nach Hochdosis-Chemotherapie rezidivierten, Thalidomid erhielten und seit Jahren in anhaltender Remission wieder ein normales Leben führen können. Der genaue Wirkungsmechanismus von Thalidomid ist noch nicht geklärt. Bekannt ist die antiangiogenetische Wirkung, d.h. die für das Krebswachstum erforderliche Bildung neuer Blutgefäße wird gehemmt. Thalidomid wirkt außerdem antineoplastisch: Es konnte ein apoptotischer Effekt auf Plasmazellen, eine Überwindung der Chemotherapieresistenz von Plasmazellen sowie eine Potenzierung der antiproliferativen Wirkung durch Steroide nachgewiesen werden. Thalidomid hemmt zudem die Produktion wichtiger Botenstoffe, unter anderem das für die Progression beim multiplen Myelom verantwortliche Interleukin-6. Aufgrund der ermutigenden Ergebnisse bei der Rezidivtherapie erfolgten Studien bei Patienten mit neu diagnostiziertem multiplem Myelom. Rajkumar et al. berichteten über eine Ansprechrate von 64% bei 50 Patienten, die Thalidomid und Dexamethason im Rahmen der Primärtherapie erhielten (RAJKUMAR et al. 2002). In Deutschland wurde bei der gleichen Patientengruppe eine Chemotherapie mit der Kombination Chemotherapie plus Thalidomid in einer inzwischen abgeschlossenen Studie randomisiert geprüft (Studienleiter Prof. Dr. GOLDSCHMIDT, Universität Heidelberg). Inzwischen sind mehr als 500 Publikationen zu Thalidomid bei multiplem Myelom erschienen. Ein Konsensuspapier der Deutschen Gesellschaft für Hämatologie und Onkologie hat das Ziel, eine wissenschaftliche Bestandsanalyse sowie praktische klinische Empfehlungen zur Anwendung von Thalidomid beim multiplen Myelom festzulegen (GLASMACHER, NAUMANN et al. 2005).

Thalidomid zeigte bei ausgewählten Patienten mit myelodysplastischen Syndromen (MDS) beachtliche Therapieerfolge. Bei Patienten mit MDS liegt eine Erkrankung der Stammzellen des Knochenmarkes vor, das nicht genügend Erythrozyten und Leukozyten (rote und weiße Blutkörperchen) sowie Thrombozyten (Blutplättchen) produziert. Insbesondere junge transfusionspflichtige Patienten mit normalem Karyotyp, niedrigem Blastenanteil und geringer Diagnosedauer profitierten unter Thalidomid mit einer Besserung des Blutbildes.

Bezüglich der Wirksamkeit von Thalidomid bei Patienten mit akuter Leukämie (exakt: akuter myeloischer Leukämie, AML) existieren derzeit widersprüchliche Berichte.

Dagegen profitierten Patienten mit einer Osteomyelofibrose (OMF), einer besonderen Verlaufsform so genannter myeloproliferativer Syndrome, besonders gut von Thalidomid. Bei der OMF handelt es sich um eine lebensbedrohliche Erkrankung des Knochenmarkes, bei der das blutbildende Gewebe durch faserreiches Bindegewebe ersetzt wird. Folge ist eine unzureichende Blutbildung. In einer Untersuchung von MESA et al. profitierten 62% der Patienten von einer kombinierten Therapie von Thalidomid und Prednisolon (MESA et al. 2003). Da Thalidomid mit 50 mg niedrig dosiert wurde, war die Verträglichkeit hervorragend. Die Demonstration der Blutbildverläufe einer Dresdner Patientin, die unter Thalidomid reproduzierbar komplette Remissionen erreichte, konnte das sehr gute Ansprechen untermauern.

Bei soliden Tumoren existieren zwar zahlreiche Einzelfallberichte oder kleine Studien, eine wissenschaftlich gesicherte Indikation für Thalidomid liegt jedoch noch nicht vor. Bei folgenden Entitäten wurde ein Ansprechen beschrieben: rezidiviertes Glioblastom, HNO-Tumoren, Mammakarzinom, Nierenkarzinom, androgenunabhängiges Prostatakarzinom, Kaposi-Sarkom, Mesotheliom und kolorektale Karzinome (in Kombination mit Irinotecan).

Die Tabelle 1 zeigt mögliche Indikationen zur Thalidomidtherapie und den Stand der Zulassung.

Neben der Teratogenität und der sedierenden Wirkung verursacht Thalidomid vor allem eine Polyneuropathie, die sich als symmetrisch

Tabelle 1. Mögliche Indikationen für Thalidomid

Fachbereich	Indikation	Zulassung
Hämatologie/ Onkologie	*Multiples Myelom* – *Rezidivtherapie* – Primärtherapie Myelodysplastisches Syndrom Osteomyelofibrose Solide Tumoren – Bronchialkarzinom – Nierenzellkarzinom – Glioblastom	*2003 (Australien, Neuseeland),* *2004 (Türkei, Israel)*
Immunologie	Graft-versus-host-Erkrankung Verhinderung der Abstoßung nach Organtransplantation	
Infektionen	*Lepra* – *Erythema nodosum leprosum* HIV/AIDS – aphthöse Ulzerationen – Kachexie-Syndrom – Kaposi-Sarkom	*1998 (USA)*
Dermatologie	Morbus Behçet Aktinische Prurigo Diskoider Lupus erythematodes	
Rheumatologie	Systemischer Lupus erythematodes Chronische Polyarthritis	
Gastroenterologie	Entzündliche Darmerkrankungen – Morbus Crohn	

betonte Par-/Dysästhesie der unteren Extremitäten äußert und bei 50–70% der Patienten auftritt. Die Ausprägung ist von der Dosis und Dauer der Einnahme abhängig. Bei einer Dosis von 400 mg oder mehr täglich ist das Risiko einer irreversiblen Nervenschädigung deutlich erhöht. Obstipation, Appetitlosigkeit, Übelkeit und Erbrechen sind mögliche gastrointestinale Nebenwirkungen. Während bei einer Thalidomid-Monotherapie das Thromboserisiko mit 1–2% angegeben wird, steigt es in der Kombination mit Dexamethason oder Chemotherapie (insbesondere Anthrazyklinen) signifikant an, so dass eine Thromboseprophylaxe mit Heparin empfohlen wird (ZANGARI et al. 2002). Unter Thalidomid können außerdem Hautveränderungen auftreten, RAJKUMAR beschrieb eine seltene lebensbedrohliche epidermale Nekrolyse bei einem Patienten, der zur Primärtherapie eines multiplen Myeloms Thalidomid und Dexamethason erhalten hatte (RAJKUMAR et al. 2000). Blutbildveränderungen mit Granulozytopenie und Thrombozytopenie gehören ebenso zu den seltenen Nebenwirkungen.

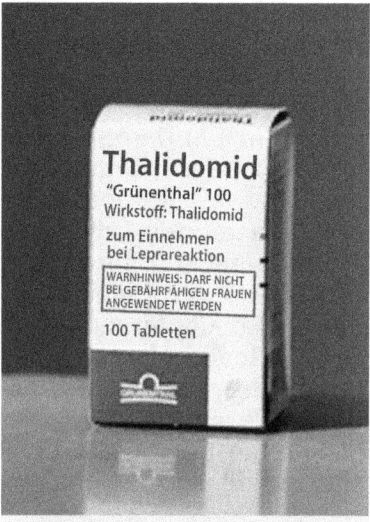

Abb. 1. Thalidomidabgabe bis Juni 2003 auf ärztliche Anfrage (medizinischer Heilversuch)

Mit dem Ziel der Steigerung der Wirksamkeit und der Reduzierung der Nebenwirkungen wurden zwei Klassen von Thalidomidanaloga entwickelt: „Immunomodulatory Drugs" (IMiDs^{TM}) und „Cytokine Inhibitory Drugs" (SelCIDs^{TM}). Aus der Gruppe der IMiDs hat das Medikament Lenalidomid (CC-5013 REVLIMID^{TM}) bereits Einzug in klinische Studien beim Menschen gefunden. Richardson et al. erzielte eine Ansprechrate von 71% bei Patienten mit rezidiviertem oder refraktärem multiplen Myelom (Richardson et al. 2002). Während die Nebenwirkungen Müdigkeit, Obstipation und Neurotoxizität kaum auftraten, fiel eine deutliche Myelosuppression mit im Vordergrund stehender Neuropenie auf. Ob die neuen Substanzen wie erhofft nicht teratogen sind, ist ungewiss, in Tierversuchen traten bisher keine Missbildungen auf.

Neben den Thalidomidanaloga steht den Patienten seit kurzem ein weiteres hochwirksames Medikament zur Verfügung. Der Wirkstoff Bortezomib, ein so genannter Proteasom-Hemmer wurde 2003 in den USA und 2004 in Deutschland unter dem Namen Velcade^{TM} für Patienten mit rezidiviertem multiplen Myelom zugelassen.

Derzeit existiert in Deutschland keine Zulassung für Thalidomid. Die Firma Grünenthal stellte den behandelnden Ärzten seit Juni 2003 das Medikament nicht mehr für ihre Patienten zur Verfügung

(Abb. 1). Das amerikanische Unternehmen Pharmion hat bei der europäischen Zulassungsbehörde (Emea) in London die Zulassung für das Erythema nodosum leprosum sowie für das rezidivierte multiple Myelom beantragt. Der Antrag wurde inzwischen zurückgezogen und soll mit neuen Daten wieder eingereicht werden.

Eine Verabreichung von Thalidomid in Deutschland darf derzeit nur unter der Beachtung der „Bekanntmachung zu Thalidomid-haltigen Arzneimitteln" der Arzneimittelkommission der deutschen Ärzteschaft erfolgen (Deutsches Ärzteblatt 2004).

Die Forderung höchst möglicher Sicherheitsstufen verdeutlicht eine zweite „Contergankatastrophe" in den Neunzigerjahren in Brasilien, wo einige Hundert fehlgebildete Säuglinge geboren wurden. Das hier als Lepramittel eingesetzte Thalidomid war offenbar ohne ausreichende Sicherheitsmaßnahmen abgegeben worden. Vermutlich hielten die Frauen ein für Analphabeten missverständliches Symbol, eine durchgekreuzte Schwangere, für ein Verhütungsmittel.

Literatur

Arzneimittelkommission der deutschen Ärzteschaft, Bundesinstitut für Arzneimittel und Medizinprodukte, Arzneimittelkommission der Deutschen Apotheker, Deutsche Gesellschaft für Hämatologie und Onkologie, Bundesministerium für Gesundheit und Soziale Sicherung, Vorsitzland der Arbeitsgruppe für Arzneimittel-, Apotheken-, Transfusions- und Betäubungsmittelwesen der Arbeitsgemeinschaft der Obersten Landesbehörden (Nordrhein-Westfalen). Bekanntmachung zu Thalidomid-haltigen Arzneimitteln. Deutsch Ärztebl 2004; 101.B114

Glasmacher A, Naumann R mit Beiträgen von Blau J, Brück P, Gorschlüter M, Hennemann B, Huhn D, Jost E, Kropff M, Moehler T, Scheid C, von Schilling C, Schmidt-Wolf J (2005) Empfehlungen zur Anwendung von Thalidomid bei Patienten mit multiplem Myelom, Konsensusgruppe der Deutschen Gesellschaft für Hämatologie und Onkologie, 13.2.2005. www.dgho.de

Mesa RA, Steesma DP, Pardanani SA et al. (2003) A phase 2 trial of combination low-dose thalidomide and prednisone for the treatment of myelofibrosis with myeloid metaplasia. Blood 101:2534–2541

Naumann R (2003) Auf Contergan fällt wieder Licht. Frankfurter Allgemeine Zeitung vom 29.01.2003

Raje N, Anderson KC (2002) Thalidomide and immunomodulatory drugs as cancer therapy. Curr Opin Oncol 14:635–640

Rajkumar SV, Gertz MA, Witzig TE (2000) Life-threatening toxic epidermal necrolysis with thalidomide therapy for myeloma. N Engl J Med 343:972–973

Rajkumar SV, Hayman S, Gertz MA et al. (2002) Combination therapy with thalidomide plus dexamethason for newly diagnosed myeloma. J Clin Oncol 20:4319–4323

Reyes-Teran G, Sierra-Madero JG, Martinez del Cerro V et al. (1996) Effects of thalidomide on HIV-associated wasting-syndrome: a randomised, double-blind, placebo-controlled clincial trial. AIDS 10:1501–1507

Richardson PG, Schlossman RL, Weller E et al. (2002) Immunomodulatory drug CC-5013 overcomes drug resistance and is well tolerated in patients with relapsed multiple myeloma. Blood 100:3067–3076

Schuler U, Ehninger G (1995) Thalidomide: Rationale for renewed use in immunological disorders. Drug Safety 12:364–369

Sheskin J (1965) Thalidomide in the treatment of lepra reactions. Clin Pharmacol Ther 6:303–306

Sheskin J, Convit J (1969) Results of a double blind study of the influence of thalidomide on the lepra reaction. Int J Lepr Other Mycobact 37:135–146

Saylan T, Saltik I (1982) Thalidomide in the treatment of Behçet syndrome. Arch Dermatol 118:536

Thuinmann S, Hegewisch-Becker S, Hossfeld DK (2001) Neue Indikationen für Thalidomid. Dtsch Med Wochenschr 126:1178–1182

Vogelsang GB, Farmer ER, Hess AD et al. (1992) Thalidomide for the treatment chronic graft-versus-host disease. N Eng J Med 326:1055–1058

Zangari M, Siegel E, Barlogie B et al. (2002) Thrombogenic activity of doxorubicin in myeloma patients receiving thalidomide: implications for therapy. Blood 100:1168–1171

5.2 Ethische Überlegungen zur Contergankatastrophe und zur Wiedereinführung von Thalidomid

G. MAIO

Was kann die Ethik zur Frage des Umgangs mit den Betroffenen der Contergankatastrophe beitragen? Es wäre auf jeden Fall gewagt, von der Ethik ein Urteil über das Gewesene zu erwarten. Über die etwaigen Versäumnisse und Fehlurteile der Vergangenheit zu urteilen, ist hoch problematisch und kann von der Ethik nicht geleistet werden. Außerdem wäre es ahistorisch und nicht redlich, aus der Perspektive von heute historische Geschehnisse zu beurteilen (siehe hierzu MAIO 1997). Ich sehe meine Aufgabe vielmehr darin, die Frage aufzuwerfen, welche ethische Bedeutung die Contergankatastrophe für unser Handeln von heute haben kann. Hier möchte ich auf drei wesentliche Gesichtspunkte eingehen: der erste Gesichtspunkt ist der Aspekt der Ethik der Forschung am Menschen; der zweite Gesichtspunkt betrifft die Problematik des heutigen Umgangs mit einer etwaigen Wiedereinführung des Thalidomids. Der dritte Gesichtspunkt ist der heutige Umgang mit den Betroffenen selbst; dies betrifft den Begriff der Behinderung an sich.

Zur Ethik der Forschung mit Menschen

Das Wesentliche, was sich aus den Erfahrungen mit Contergan aus ethischer Perspektive ableiten lässt, ist die Bestätigung einer moralischen Aporie, eines unaufhebbaren ethischen Dilemmas. Das durch Contergan so deutlich gewordene Dilemma besteht darin, dass es auf der einen Seite notwendig ist, im Interesse einer ausreichenden Arzneimittelsicherheit klinische Forschung auch am Menschen zu betreiben, dass aber auf der anderen Seite klinische Studien mit Menschen wiederum mit ethischen Problemen einhergehen, die nicht einfach zu lösen sind, gerade dann, wenn die Personengruppe, mit der solche Studien vorgenommen werden sollen, zu den vulnerablen Gruppen gehört, wie dies bei den Schwangeren der Fall ist. Contergan macht also deutlich, dass es auf der einen Seite unmoralisch ist, Arzneimittel ohne hinreichende Prüfung am Menschen einzusetzen, dass es aber gleichzeitig unmoralisch sein kann, an bestimmten Personengruppen klinische Studien vorzunehmen. Aus dieser Aporie kommt man nicht einfach heraus. Studien vorzunehmen bedeutet, den Studienteilnehmern einen Schaden zuzufügen, Studien zu unterlassen bedeutet, zukünftigen Patienten ein hohes Risiko aufzubürden. Wie kann man dieses Problem lösen? In den letzten dreißig Jahren ist die westliche Welt einen guten Weg gegangen, indem sie vor allem die Autonomie eines jeden Einzelnen betont hat und klar festgeschrieben hat, dass nur der Einzelne selbst darüber befinden darf, ob er an einer Studie teilnehmen möchte oder nicht. Damit der Einzelne auch tatsächlich eine autonome Entscheidung fällen kann, muss er entsprechend aufgeklärt werden. Daher kann diese Aporie nur dadurch gelöst werden, dass jeder Einzelne in die Entscheidung einbezogen wird und so transparent wie nur möglich mit Studien umgegangen wird. Allein durch die Verpflichtung zur Einholung eines Votums einer Ethikkommission ist ein großer Schritt in diese Richtung getan worden, aber dieser kann nicht ausreichen, wenn nicht auch die Öffentlichkeit genügend aufgeklärt wird über die tatsächliche Forschung, die betrieben wird.

Ethische Aspekte der Wiedereinführung des Thalidomids

Besonders virulent im Umgang mit Thalidomid ist die Frage, ob es moralisch gerechtfertigt sein kann, Thalidomid wieder als Medikament für andere Indikationen einzuführen. Dies wird zu Recht als sehr kritisch betrachtet, denn allein das Risiko, dass mit dem Wiedereinsatz des Medikaments ähnliche Fetopathien entstehen könnten wie damals, ruft eine intuitive Ablehnung hervor. Diese Intuition besagt: Wenn wir etwas aus Contergan lernen wollen, so doch zumindest die Einsicht, dass es unter keinen Umständen möglich sein dürfe, dass sich eine solche Katastrophe wiederhole. Die Gefahr, dass über vierzig Jahre später wieder geschädigte Kinder auf die Welt kommen, erscheint vielen als so inakzeptabel, dass alle positiven Einsatzmöglichkeiten des Contergans hintangestellt werden müssten. Das ethische Grunddilemma, das dieser Überlegung zugrunde liegt, lässt sich formulieren als Konflikt zwischen zwei konkurrierenden Verpflichtungen; auf der einen Seite die negative Verpflichtung zur Vermeidung jeglicher Instrumentalisierung des Menschen, auf der anderen Seite die positive Verpflichtung zur Hilfeleistung für zukünftige Menschen. Philosophisch gesehen stehen diese zwei Verpflichtungen in einer lexikalischen Ordnung zueinander, und zwar in der Weise, dass die negative Verpflichtung Vorrang vor der positiven hat. Dies erklärt sich daraus, dass negative Verpflichtungen vollkommene Pflichten darstellen, d.h. ihre Befolgung unterliegt einer unbedingten Notwendigkeit. Die positive Pflicht hingegen kann lediglich den Status der unvollkommenen Pflicht beanspruchen, was impliziert, dass ihre Befolgung kein a priori darstellt, sondern dass sie von den Umständen der Entscheidungssituation abhängt. So liegt der Schluss nahe, dass die Gefahr eines Schadens den zu erwartenden Nutzen möglicherweise nicht aufwiegen kann. So weit spricht alles gegen eine

Wiedereinführung von Thalidomid, weil das Risiko, einem Menschen einen großen Schaden zuzufügen selbst durch einen großen Nutzen nicht aufgehoben werden kann. – Doch diese Schlussfolgerung ist wiederum nicht zwingend. Denn die ethische Beurteilung dieser Konfliktsituation steht und fällt mit dem Risiko. So wäre es nicht richtig, den Nutzen für kranke Menschen gleichzusetzen mit dem Schaden für ungeborenes Leben. Denn während der Nutzen ein faktischer Nutzen ist, bleibt der Schaden ein potentieller Schaden, ein Risiko. Risiko ist definiert als: Auftretenswahrscheinlichkeit mal Schaden. Der Schaden selbst ist ein großer, und das ist der Grund dafür, dass wir intuitiv sagen, das darf nicht sein. Aber zur differenzierten Betrachtung des Problems kann nicht der Schaden für sich genommen handlungsleitend sein, sondern es muss der Schaden immer mit der Auftretenswahrscheinlichkeit in Bezug gesetzt werden. Betrachtet man die Auftretenswahrscheinlichkeit, so wird sofort klar, dass die schwierigsten Probleme dort liegen, wo diese Wahrscheinlichkeit nicht auf praktisch Null reduziert werden kann. Dies ist auch der Grund, weswegen der Einsatz von Thalidomid gerade in der Dritten Welt ein großes Problem darstellt. Man denke hier nur an den Analphabetismus oder an die Notlage bestimmter Menschen in der Dritten Welt. Hier ist es ungemein schwierig, das Risiko auf nahezu Null zu senken, und so ist es auch nicht verwunderlich, dass in Brasilien mittlerweile Dutzende von Kinder mit den spezifischen Contergan-Fehlbildungen geboren worden sind. Dies ist nicht nur tragisch, sondern fahrlässig und moralisch nicht vertretbar, solange dieses strukturell bedingte Risiko so groß ist. Hinzu kommt, dass gerade im Umgang mit der Dritten Welt ganz andere ethische Überlegungen eine Rolle spielen müssen – worauf an dieser Stelle nur kursorisch eingegangen werden kann. So muss vor allem überlegt werden, ob – gerade wenn es um Lepra geht – den Menschen nicht auch anders geholfen werden kann und ob es nicht auch am weltweiten Desinteresse an der Lepraforschung liegen kann, dass man keine andere Möglichkeit sieht, als Contergan anzuwenden. Ich denke, dass hier auch politische Signale kommen müssten, um Forschungsanreize für die Krankheiten zu schaffen, die in der Dritten Welt bedeutsam sind. Denn ansonsten transferiert der Westen die Risiken der Medikamente der Ersten Welt in die Dritte Welt ohne überlegt zu haben, ob die Dritte Welt nicht ganz andere eigenständige Medikamente bräuchte. Ich denke, dass es eine Frage der globalen Gerechtigkeit ist, als starke Erste Welt die Belange der Dritten Welt stärker in die Forschungsstruktur der Ersten Welt zu implementieren.

Doch allein aus der Tatsache, dass in Brasilien vorgeburtliches Leben durch Thalidomid geschädigt worden ist, kann nicht umstandslos gefolgert werden, dass der Einsatz von Thalidomid in der Ersten Welt ethisch unvertretbar sei. So erfordert es der Respekt vor der körperlichen Integrität des Patienten, dass die Risiken so niedrig wie möglich gehalten werden. So wäre es nicht legitim, einem Patienten

Risiken aufzubürden, die ein Mindestmaß übersteigen, weil man damit als Arzt geradezu willentlich dem Patienten schaden würde. Ein Verbot eines Medikamentes wäre erst dann moralisch vertretbar, wenn der Einsatz des Medikamentes unter keinen Umständen steuerbar wäre, doch dies ist zumindest für die westliche Welt nicht gegeben.

Die Frage, die hier dahintersteckt ist die Frage nach den Missbrauchsgefahren. Missbrauchsgefahren müssen ernst genommen werden, aber sie stellen eher eine Herausforderung für die Operationalisierung dar als für die moralische Bewertung der Handlung selbst. Denn hier ist Einfallsreichtum gefragt, um jedweden Missbrauch zu verhindern. Den Einsatz des Medikamentes ganz zu verbieten, mit dem Argument, dass ein Missbrauch möglich ist, lässt sich ethisch nicht durchhalten, denn man müsste dann erklären, warum andere Medikamente, die genauso missbraucht werden könnten, nicht auch verboten sind. Wenn allein die Missbrauchsgefahr ein hinreichender Grund sein dürfte, um Medikamente zu verbieten, so dürfte es viele Medikamente nicht geben. Daher darf hier nicht mit zweierlei Maß gemessen werden. So werden bei uns auch sonst sehr hohe Risiken in Kauf genommen, ohne dass dies als unvertretbar erschiene. Ein Beispiel: ein zentrales Anwendungsgebiet von Thalidomid ist die Behandlung des Plasmozytoms, also des Multiplen Myeloms, eine bösartige Erkrankung des Knochenmarks. Wenn man nun die Hämatologie betrachtet, so stellt man fest, dass hier jeden Tag Medikamente eingesetzt werden, die fast alle eine teratogene Wirkung haben. Dass mithilfe einer Behandlung also ein Fet geschädigt werden kann, ist nicht ein spezifisches Problem des Thalidomids. Es gibt auch andere Medikamente, sogar oral einsetzbare Medikamente in der Chemotherapiebehandlung, die ähnliche Nebenwirkungen haben dürften, und die aber dennoch eingesetzt werden. Es wäre daher unlogisch, beispielsweise Xeloda als Chemotherapeutikum jungen Patientinnen nach entsprechender Aufklärung mitzugeben, während das Thalidomid kategorisch ausgeschlossen bliebe. Es wäre klar, dass wenn der durch Thalidomid generierte Nutzen auch durch andere Medikamente erzielt werden kann, diese vorzuziehen wären. So wird auch das Plasmozytom zuerst mit einem anderen Chemotherapieschema behandelt und erst im Falle des Rezidivs oder des Therapierefraktären wird Thalidomid eingesetzt, und Studien belegen eindeutig, dass durch den Einsatz von Thalidomid eindeutige Erfolge erzielt werden können. Das kategorische Verbot des Einsatzes von Thalidomid würde ein eindeutiges Vorenthalten einer wirksamen Therapie bedeuten, was nur dann gerechtfertigt erschiene, wenn dem einzelnen Patienten oder der Gesellschaft durch den Einsatz des Thalidomids ein Schaden zugefügt werden würde, der durch den therapeutischen Nutzen nicht aufgewogen werden könnte. Eine solche Situation läge dann vor, wenn mit dem Thalidomid der Einzelne dazu verleitet werden würde, für eine Heilungschance eine risikoreiche Behandlung auf sich zu nehmen, doch das liegt hier nicht vor, denn die sonstigen Nebenwirkungen des Thalidomids sind beherrschbar.

Aber es ließe sich noch ein anderer moralischer Grund gegen den Einsatz des Thalidomids formulieren. Denn der Einsatz des Thalidomids könnte auch dann moralisch illegitim sein, wenn dessen Einsatz nicht die gesundheitliche Gefährdung aber doch die schmerzhafte Kränkung vieler Menschen zur Folge hätte. Und genau hierin scheint mir das Grundproblem der heutigen Diskussion um die etwaige Wiedereinführung von Thalidomid zu liegen.

Zur Ethik des Umgangs mit den betroffenen Menschen

Das Grundproblem, das die Frage nach der Wiedereinführung von Contergan aufwirft, ist nicht allein die Frage nach der Beherrschbarkeit der Risiken. Das Grundproblem ist ein ganz anderes. Allein dadurch, dass erwogen wird, ein Medikament wieder einzuführen, mit dem sehr viele Menschen sehr viel Leid verbinden, entsteht der Eindruck, dass das Leid der betroffenen Menschen nicht ernst genug genommen wird. Und dieser Eindruck braucht auch nicht einmal zu trügen, denn es ist nicht zu leugnen, dass das Thema Contergan in gewisser Weise tabuisiert wird und dass in der Öffentlichkeit nicht hinlänglich deutlich gemacht wird, dass es am Ende menschliches Handeln war, das das Schicksal vieler Menschen zu verantworten hat.

Ich denke, das ist der kritische Punkt, an dem gearbeitet werden muss; es muss deutlich werden, dass die gesamte Gesellschaft es sich zur Aufgabe machen muss, Menschen zu helfen, die nicht allein durch eine schicksalhafte Fügung, sondern durch menschliches Handeln um ein Stück Freiheit gebracht wurden und werden. Wenn die Gesellschaft als ganze es geschafft hätte, diesen Menschen das Gefühl der uneingeschränkten Solidarität zu geben, dann wäre auch die etwaige Wiedereinführung des Thalidomids möglicherweise anders aufgegriffen worden. Aber eine Gesellschaft kann sich nicht einfach weitgehend schweigend und betreten an den von der Contergankatastrophe Betroffenen vorbeimogeln und gleichzeitig Contergan in neuem Gewande wieder einführen. Daher ist die Reaktion vieler Betroffener psychologisch nachzuvollziehen. Vor der etwaigen Wiedereinführung des Thalidomids sollte daher erst einmal das Sprechen mit den bisher Betroffenen stehen. Eine Wiedereinführung des Thalidomids wäre nur unter dieser Voraussetzung ein guter Weg. Als grundsätzlich ethisch bedenklich lässt sich die Wiedereinführung des Thalidomids allerdings nicht bezeichnen.

Literatur

Annas GJ, Sherman E (1999) Thalidomide and the Titanic: Reconstructing the technology tragedies of the twentieth century. Am J Pub Health 89(1):98–101

Bean WB (1968) The medical profession and the drug industry. In: Fuller Torrey (Hrsg) Ethical issues in medicine. The role of the physician in today's society. Little Brown, Boston, S 227–248

Folb PI (1977) The Thalidomide disaster, and its impact on modern medicine. University of Cape Town, Cape Town

Lexchin J (1993) Interactions between physicians and the pharmaceutical industry: What does the literature say? Canadian Medical Association Journal 149(10):1401–1407

Maio G (1997) Der Blick zurück als Zukunft der Bioethik? In: Toellner R, Wiesing W (Hrsg) Geschichte und Ethik in der Medizin. Von den Schwierigkeiten einer Kooperation. Fischer, Stuttgart Jena Lübeck Ulm, S 91–110

Maio G (2001) Zur Geschichte der Contergan-Katastrophe im Lichte der Arzneimittelgesetzgebung. Deutsche Medizinische Wochenschrift 126(42):1183–1186

Maio G (2002) Ethik der Forschung am Menschen. Philosophische Grundlagen und historischer Kontext, am Beispiel der französischen Diskussion 1945–1988. Frommann-Holzboog, Stuttgart

Sjöström H, Nilsson R (1975) Contergan oder die Macht der Arzneimittelkonzerne. VEB, Berlin (Original: Thalidomide and the Power of the Drug Companies. Penguin, Harmdondsworth 1972)

6 Varia

6.1 Aufstieg und Niedergang der mediko-mechanischen Institute nach G. Zander im frühen 20. Jahrhundert in Deutschland

M. A. Rauschmann, M. Konrad, D. von Stechow und K.-D. Thomann

Zusammenfassung

In den vergangenen Jahrzehnten erlebte die medizinische Trainingstherapie an Geräten eine Renaissance. Dies gilt sowohl für die frühe postoperative Behandlung im Sinne der „passive motion" als auch für mechanisch unterstützte Krankengymnastik an Geräten. Weitere Verfahren der Physiotherapie haben in Teilbereichen der Orthopädie zu einem Paradigmenwechsel geführt. Erwähnt sei die konservative Behandlung des unkomplizierten Bandscheibenvorfalles. Aber auch außerhalb des medizinischen Indikationsspektrums hat die Physiotherapie an Bedeutung gewonnen. Erinnert sei an die vielen Sportstudios, die zu einem festen Bestandteil der Alltagskultur geworden sind.

Die Wurzeln der medizinischen Trainingstherapie reichen in das 19. Jahrhundert, sie sind untrennbar mit dem Namen des schwedischen Arztes Gustaf Jonas Zander verbunden, der von 1835 bis 1920 lebte. Heute erinnert nur noch der Begriff „Medicomechanik" an die Anfänge der gerätegestützten Physiotherapie. Wurde um 1900 vom „zandern" gesprochen, dann bedurfte dies keiner weiteren Erklärung. „Zandern" galt zu dieser Zeit als Synonym für eine wirksame medizinische Physiotherapie. Der Artikel beschreibt den Aufstieg und Niedergang dieser Therapiemethode und stellt die Gründe für den primären Erfolg und den nachfolgenden Untergang dar.

Einleitung

Die „Medicomechanik nach Zander" entwickelte sich aus der schwedischen Heilgymnastik, die vor allem durch Pehr Henrik Ling (1776–1839) ausgebildet wurde. Ling studierte zuerst Theologie, erlernte dann die „Fechtkunst" und nahm 1805 eine Fechtlehrerstelle an der Universität Lund an. Er beschäftigte sich intensiv mit der Gymnastik und begründete 1813 ein kleines gymnastisches Institut, das er 1834 wesentlich vergrößerte und bis zu seinem Tode leitete. In Einklang mit den wissenschaftlichen Bemühungen seiner Zeit systematisierte Ling die verschiedenen gymnastischen Übungen. Er unterschied dabei zwischen

- aktiver Gymnastik
- passiver Gymnastik (geführte Bewegungen)
- duplizierter Gymnastik (Widerstandsübungen).

Die „duplizierte Gymnastik" wurde von einem „Gymnasten" ausgeführt, der dem Patienten bei den Übungen einen dosierten Widerstand entgegensetzte. Die Ling'sche Behandlung war wirksam, da die jeweilige Funktionsstörung gezielt behandelt wurde. Allerdings schoss Ling über das Ziel hinaus, er entwickelte eine komplizierte Terminologie, welche die relativ einfach erlernbare „Kranken"-Gymnastik zu einer Geheimwissenschaft werden ließ [20]. Die pseudowissenschaftliche Sprache der schwedischen Heilgymnasten wurde von dem führenden Physiologen EMIL DUBOIS-REYMOND (1818–1896) mit den Begriffen „willkürliche Konstruktion, ... hohle Symbolik, ... dürrer Schematismus" belegt [10].

Der junge schwedische Arzt GUSTAF ZANDER (Abb. 1) sollte die schwedische Heilgymnastik durch die Einführung von Maschinen revolutionieren [22]. Er wurde 1835 geboren und studierte von 1855 bis 1864 Medizin. Die Anfänge der Mechanotherapie muten anekdotisch an. Die älteren Schwestern ZANDERS, HILMA und EMILIE, hatten 1855 ein Mädchen-Pensionat gegründet, an dem der Medizinstudent gymnastische Übungen im Ling'schen Stil unterrichtete. Da die Widerstandsübungen nur unzureichend ausgeführt wurden, kam Zander auf den Gedanken, den Gymnasten durch eine Maschine zu ersetzen. Dieses Konzept passte in die Zeit der Industrialisierung. Warum sollten sich nicht auch personalaufwendige Behandlungen mechanisieren – und damit verbilligen lassen? Den Zander-Geräten lag der Gedanke zugrunde, „Gesundheit maschinell herzustellen" [3, 9, 10, 20].

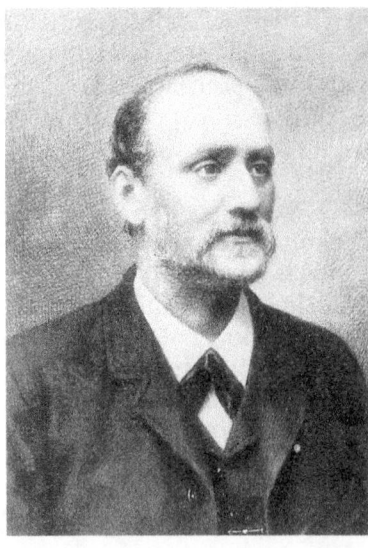

Abb. 1. Gustaf Zander (1835–1920)
(Quelle [12])

Das Grundelement der Zander'schen Widerstandsapparate bildete der doppelt belastete Hebel. Das Gewicht leistete der Muskelkontraktion einen Widerstand, welcher in jeder Phase der Bewegung, entsprechend der Lage des Hebels ein anderer war, analog dem Schwann'schen Gesetz, das besagt dass die Muskelkraft mit zunehmender Verkürzung abnimmt. Um eine Dosierung des Widerstandes zu ermöglichen, wurde das Gewicht als „Luftgewicht" eingerichtet. Je näher man es an die Drehachse des Hebels heranschob, desto geringer wurde der Widerstand. Der Hebel war mit einem großen und einem kleinen Gewicht am jeweiligen Ende belastet, so wählte Zander die Bezeichnung „doppelt belastet" [6]. Die mechanische Gymnastik ermöglichte dagegen das Anbringen des Widerstandes an einen Hebel, der bei der Bewegung den natürlichen Hebeln des Körpers (Bein, Arm) so nah wie möglich, d.h. parallel zu diesen folgte. Auf diese Weise entwickelte der Hebel des Apparates den größten Widerstand, wenn der Hebel des Körpers die größte Wirkung der Muskelkraft zuließ. Das Ziel war ein kontinuierlicher Kraftzuwachs der Muskulatur, ohne sie zu überfordern. Das Indikationsspektrum der Geräte reichte von der Entwicklungsgymnastik vor allem im Training der Muskelschwäche von Kindern, der Skoliosebehandlung, über die Behandlung von inneren Krankheiten wie Diabetes mellitus, Herz-Kreislauferkrankungen, Adipositas, Erkrankungen des Nervensystems, Atemnot, „Blutmangel", Obstipationen, Koliken bis zu Hämorrhoidalleiden.

Nachdem Zander erste Erfahrungen in der Behandlung junger Mädchen gesammelt hatte eröffnete er 1865, nach Abschluss des Medizinstudiums, sein erstes „mediko-mechanisches Institut" in Stockholm. Dieses war anfänglich mit 27 Apparaten ausgestattet, im Laufe der Zeit erhöhte er die Zahl der Apparate auf 76 (Abb. 2).

Zander teilte seine Apparate in solche für aktive und passive Bewegungen, in orthopädische und solche für mechanische Einwirkun-

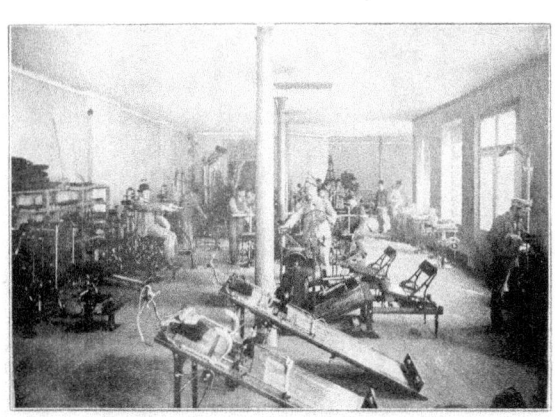

Abb. 2. Apparateprüfung durch G. Zander (Quelle [13])

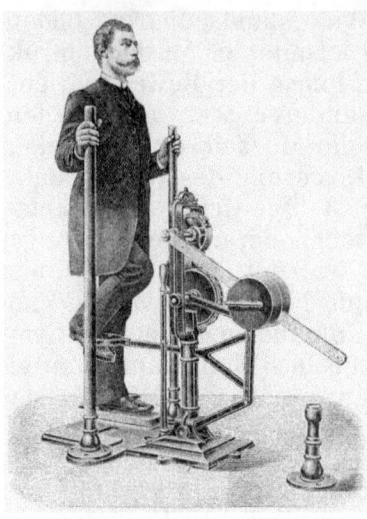

Abb. 3. Hüft-Kniestrecken (Quelle [12])

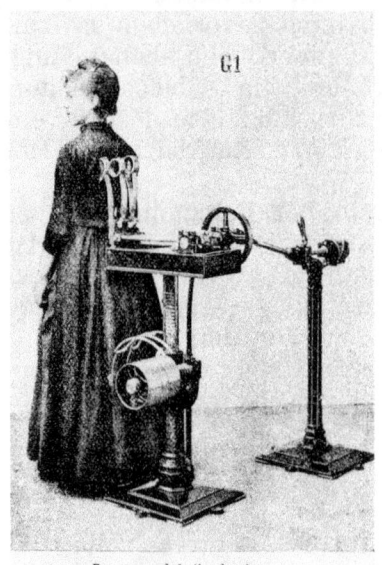

Abb. 4. Brust- und Leibes-Hackung (Quelle [12])

gen ein (Abb. 3). Darüber hinaus unterschied er drei Serien, je nachdem, ob das Gerät durch die eigene Muskelkraft oder durch einen Dampf-, Gas- oder Elektromotor in Bewegung versetzt wurde. Die dritte Serie schließlich umfasste solche Apparate, welche durch die auf ihnen lastende Eigenschwere der Patienten oder durch mechanische Vorrichtungen einen korrigierenden Druck auf das Knochengerüst oder eine Dehnung der Weichteile bewirken sollten [5].

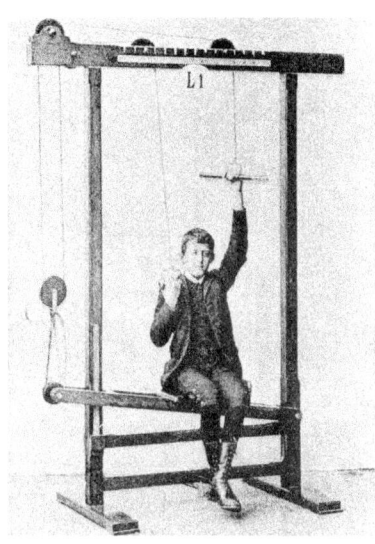

Abb. 5. Aktive Redressierungen (Quelle [12])

Die motorbetriebenen Apparate dienten der passiven Bewegung und hierbei vor allem der Mobilisation von Gelenken sowie der passiven Dehnung verkürzter Muskeln und Sehnen.

Des Weiteren zählten zu dieser Gruppe Apparate, die der Ausführung gewisser mechanischer Einwirkungen, wie Erschütterungen, Klopfungen und Hackungen dienten (Abb. 4). Es handelte sich also um eine Art von maschineller Massage, die jedoch nur auf gut zugänglichen Körperstellen durchgeführt wurde und somit keineswegs die manuelle Massage ersetzen sollte. Allerdings war die maschinelle Massage als wissenschaftlicher angesehen, da der subjektive Faktor ausgeschaltet war.

Geräte zur passiven und aktiven Redressierung setzte Zander für die Skoliosebehandlung ein (Abb. 5). Den Erfolg der Therapie dokumentierte er mit „Rumpfmessapparaten", „Querschnittsapparaten" und einem speziellen Untersuchungsstuhl (Abb. 6).

Der finanzielle Aufwand für die Einrichtung eines Zanderinstituts war erheblich. Für die Aufstellung der erforderlichen Geräte wurde eine Bodenfläche von rund 300 Quadratmetern benötigt. Zusätzlich sah Zanders Konzept Räumlichkeiten für das Empfangszimmer des Arztes, für Ruhe- und Lesesalon, Massageraum, Garderobe- und Toilettenzimmer sowie einen Vorsaal vor (Abb. 7). Die Kosten für die Einrichtung eines Zander-Saals betrugen um 1900 ca. 50 000 Reichsmark. Dies würde heute der Kaufkraft von mindestens 600 000 Euro entsprechen.

Die Institute sollten zwingend unter fachkundiger ärztlicher Leitung stehen.

Der Patient hatte seine Übungen aufgrund eines Rezeptes (Abb. 8) zu absolvieren, auf dem die Anzahl und die Art der Übungen genau

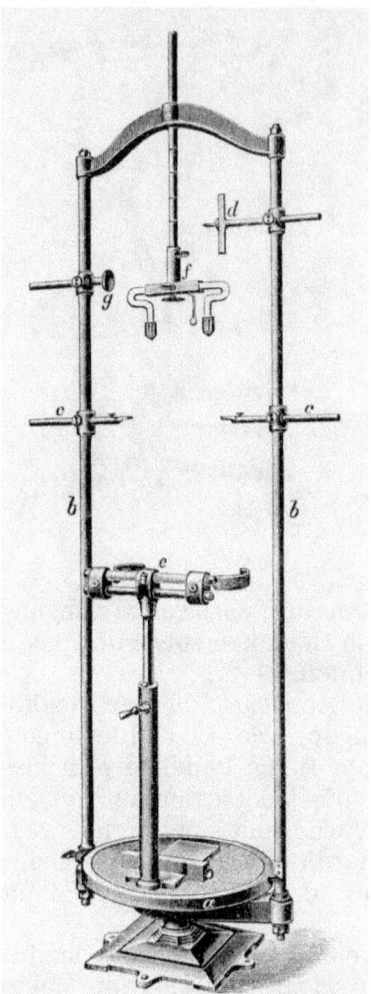

Abb. 6. Skoliosemessapparat nach G. Zander (Quelle [13])

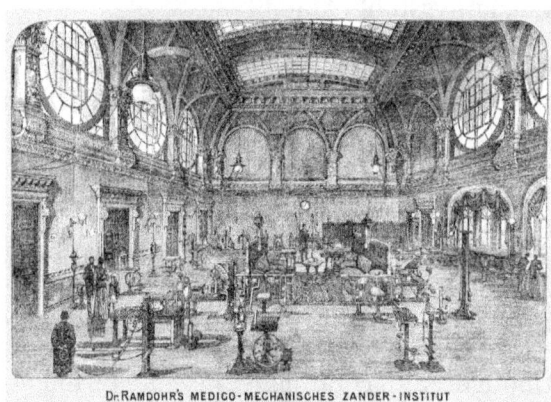

Abb. 7. Zander-Institut in Leipzig (Quelle [12])

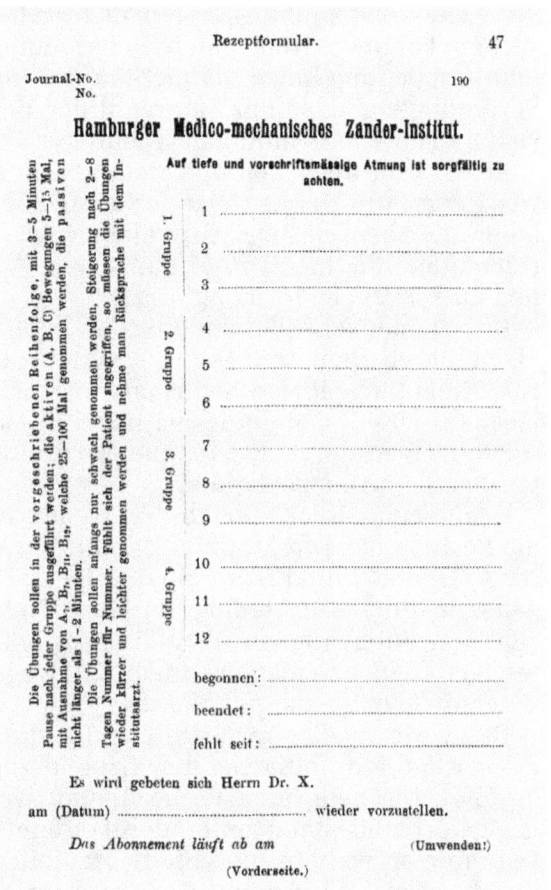

Abb. 8. Rezept zur Anwendung der mediko-mechanischen Therapie nach G. Zander (Quelle [5])

festgelegt wurden und nur von einem fachkundigen Arzt verändert und angepasst werden durften.

Die gewerbliche Verbreitung seiner Apparate erfolgte ausschließlich durch die Firma „Görenssons Mechaniska-Verkstadt" in Stockholm. Seit 1873 wurden die Apparate dort hergestellt und weltweit vermarktet. 1905 übernahm die in Wiesbaden ansässige Firma Rossel, Schwarz und Co. die Produktion [18].

Die Verkaufsstrategie sah vor, dass jeweils das gesamte Apparatesystem oder zumindest eine größere Auswahl von Apparaten anzuschaffen war. Der Erwerb von Einzelstücken war nicht möglich. Die Monopolstellung und die Vermarktungsmethoden, gestützt durch einen umfangreichen Patentschutz, trugen Zander zahlreiche Gegner unter der Ärzteschaft ein. Besonders aus dem Lager der manuellen schwedischen Gymnastik wurde Kritik laut. Kritisiert wurde insbesondere, dass sich Patienten der passiven Bewegungen hingaben anstatt aktiv zu sein. Bemängelt wurde des Weiteren, dass aufgrund der hohen Behandlungskosten nicht alle Kranken die Institute aufsuchen konnten. Neben den Behandlungskosten kamen Unterkunft und Verpflegung hinzu, da nicht an jedem Ort ein Zander-Institut zur Verfügung stand. In der Mehrzahl der Besucher handelte es sich um wohlhabende Patienten und Klienten [11].

Kritik kam auch aus den Reihen der Ärzteschaft, unter anderem von HERRMANN KRUKENBERG (1863–1935) und MAX HERZ. Diese zweifelten die theoretischen Grundlagen der Zandertherapie an und betrachteten die mediko-mechanischen Apparate als zu kompliziert und zu kostspielig [6, 11].

Die Zander'sche Behandlungsmethode wurde in Deutschland vor allem durch den Arzt Dr. HERMANN NEBEL (1835–1930) propagiert [17]. Nebel hospitierte mehrmals in Stockholm, erlernte die medico-mechanische Behandlungsmethode direkt bei GUSTAF ZANDER und setzte sich in der Folge für die Verbreitung der schwedischen Heilgymnastik in Deutschland ein.

Nach seiner Rückkehr aus Schweden übernahm er 1886 zunächst die Position des Direktors im Hamburger medico-mechanischen Institut A. Grymcko und Sohn. Später, im April 1889 eröffnete er sein eigenes Institut in Frankfurt am Main. Nebel veröffentlichte eine Vielzahl von Publikationen über die schwedische Heilgymnastik, darunter das 1889 erschienene Buch: „Bewegungskuren mittels schwedischer Heilgymnastik und Massage" [1].

Das erste medico-mechanische Institut in Deutschland wurde bereits 1884 auf Initiative der Großherzogin LUISE IN BADEN-BADEN eröffnet. Die heilgymnastische Anstalt war an das Friedrichsbad angegliedert und stand unter der Leitung von Dr. HEILIGENTHAL [12]. Dem folgten weitere Institute in Hamburg, Karlsruhe, Berlin, Frankfurt, Breslau, Wiesbaden, Bad Nauheim und in weiteren Städten, so dass Deutschland das Land in Europa wurde, das mit rund 70 Einrichtungen die meisten Institute zählte.

Die Auszeichnungen, die GUSTAF ZANDER für seine Apparate erhielt, unter anderem die „Broncemedaille" auf der Weltausstellung in Philadelphia 1876 und die Silbermedaille auf der Weltausstellung in Paris im Jahre 1878, machten seine Methode weltbekannt. In vielen bedeutenden Städten wurden Zanderinstitute eröffnet, unter anderem in Paris, Barcelona, St. Petersburg, Moskau, Wien und vielen anderen Städten in Europa aber auch in Buenos Aires, Boston und San Francisco.

Für den Erfolg der Zander-Institute können unterschiedliche Gründe ins Feld geführt werden. Neben „dem Zeitgeist", dem Wunsch die Therapie zu industrialisieren spielt auch ein ungebrochener Fortschrittsoptimismus eine Rolle. Speziell in Deutschland trug die Gründung der gesetzlichen Unfallversicherung (5. Mai 1886) zu der Verbreitung der Methode bei [19]. Die Berufsgenossenschaften gründeten ihre eigenen Krankenhäuser, um ihre Mitglieder möglichst optimal zu behandeln. 1890 entstand in Bochum die Krankenanstalt „Bergmansheil". Die Berufsgenossenschaften waren daran interessiert, ihre Arbeitnehmer so schnell wie möglich wieder in den Arbeitsprozess einzugliedern und vor allem Rentenzahlungen einzusparen. Dadurch gewannen die funktionsverbesserten Heilbehandlungen rasch an Bedeutung, wobei sich die medico-mechanische Behandlungsmethode als besonders standardisiertes und Erfolg versprechendes Verfahren erwies, das zudem für gutachterliche Zwecke eingesetzt wurde.

Ohne diese günstigen gesellschaftspolitischen Einflüsse wäre der Erfolg der Zander-Institute in Deutschland kaum möglich gewesen [9, 21].

Die Verbreitung der Zander'schen Institute förderte die Entwicklung weiterer, teils einfacher medico-mechanischer Apparate unter anderem durch M. HERZ und H. KRUKENBERG. Diese neuen Systeme waren wesentlich preisgünstiger und stellten bald eine ernst zu nehmende Konkurrenz dar [6, 11].

Der Ausbruch des Ersten Weltkrieges zerstörte die finanziellen Voraussetzungen, auf denen die Zandertherapie beruhte. „Zandern" war im Wesentlichen eine körperliche Ertüchtigung für das betuchte Bürgertum, das einen körperlichen Ausgleich für die Folgen der Zivilisation suchte. Doch nun galt es hunderttausend schwer verletzter Kriegsgeschädigter zu behandeln und wieder „kriegsverwendungsfähig" oder zumindest arbeitsfähig zu machen. Hierzu war die Zandertherapie nicht geeignet. Vereinzelt wurde noch „gezandert" aber die Methode verlor ihre Führungsposition, da die Nachfrage (Angebot) nicht befriedigt werden konnte. Durch fehlendes Fachpersonal wurden die Zander-Apparate falsch eingesetzt, dabei wurde ihr Ruf nachhaltig beeinträchtigt [4].

Da das Prinzip der Medikomechanik anerkannt war, konstruierten Ärzte zunehmend einfache und preiswerte Apparate, die im großen Ausmaß Anwendung fanden; erwähnt seien die von W. Lange (1864–1952) entwickelten Rollenzugapparate (Abb. 9). Diese ließen sich ein-

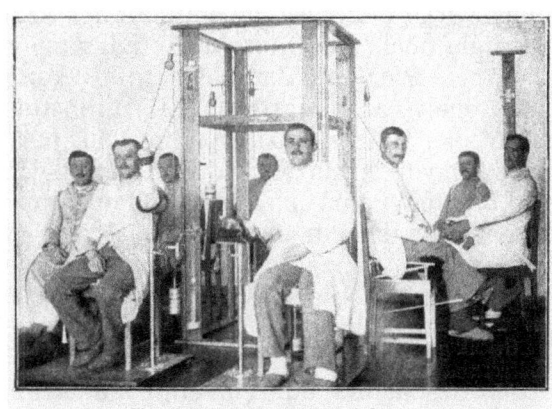

Abb. 9. Rollenzugapparate nach Lange (Quelle [16])

fach und überall aufstellen, waren preisgünstig in der Herstellung und vielseitig einsetzbar. Es war möglich, dass mehrere Patienten gleichzeitig an einem Gerät übten.

Von ihrem Bedeutungsverlust während des Ersten Weltkrieges sollte sich die Zander'sche Apparatetherapie nicht mehr erholen. Es wurden keine neuen Institute mehr eröffnet, die verbliebenen schlossen im Laufe der nächsten Jahrzehnte [9].

Die manuellen Behandlungsmethoden gewannen wieder an Bedeutung. Die „moderne Gymnastik" wandte sich von der Gerätetherapie ab und bevorzugte die Gymnastik und einfache Übungen an der Sprossenwand, eingesetzt wurden einfache Hilfsmittel wie z.B. Stäbe, Bälle; erinnert sei an die Skoliosebehandlung nach RUDOLF KLAPP (1873–1948) [2, 15].

Die orthopädische Gymnastik übernahm nun die Vorreiterrolle in der Behandlung und Nachbehandlung funktioneller Störungen des Bewegungsapparates. Sie wird mit Nachdruck von dem Frankfurter Orthopäden GEORG HOHMANN (1880–1970) und der Gymnastiklehrerin LINA JEGEL-STUMPF gefördert [7].

Darüber hinaus spielte die Strukturveränderung des Gesundheitswesens in Deutschland bei der Verdrängung der medico-mechanischen Therapie eine wichtige Rolle. Zunehmend lag die Nachbehandlung der Unfallverletzten in der Hand der Berufsgenossenschaften, die ihre Mitglieder in speziellen chirurgisch-orthopädischen Kliniken behandeln ließen. Damit lag sowohl die Akut- als auch die Nachbehandlung in einer Hand.

Des Weiteren führte der Aufbau der öffentlichen „Krüppelfürsorge" in Deutschland zum Verlust von orthopädischen Patienten für die privaten orthopädischen und heilgymnastischen Institute. Die Mechanotherapie spielte in der Krüppelfürsorge nur eine untergeordnete Rolle. Operative Korrekturen und orthopädische Hilfen wie Prothesen oder Schuhe usw. standen neben schulischer und beruflicher Ausbildung im Vordergrund [9, 10, 21].

Der Zandertherapie war damit nur zeitweise Erfolg beschert, allerdings wirken Impulse bis heute in der Krankengymnastik und Physiotherapie nach. Erwähnt wurde eingangs die medizinische Trainingstherapie. Einzelne Zander-Institute konnten ihren Niedergang hinauszögern, am längsten existierte in Deutschland das Aachener Institut, das 1942 zuletzt erwähnt wurde. Auch später wurden die Apparate noch vereinzelt erwähnt, wie beispielsweise 1963 von BRIGITTE LÜCK im „Lehrbuch der Krankengymnastik". Sie beschrieb „Widerstandsübungen am Zander-Gerät" als Übungsbeispiel [14]. Auch in den anderen Ländern der Welt wurden die Zander'schen Institute allmählich geschlossen. In Rotterdam wurden sie in einem physiotherapeutischen Institut bis 1971 eingesetzt. Einige Zandergeräte hatten den Niedergang der Methode überlebt, so im Deutschen orthopädischen Geschichts- und Forschungsmuseum im Frankfurt am Main.

Fazit

Obwohl die Zander'sche Apparatetherapie nur einige Jahrzehnte einen bestimmten Einfluss ausübte, nimmt sie einen wichtigen Platz in der Entwicklung der modernen Physiotherapie ein. Der Vergleich mit den Fitness- und Bodybuildingstudios zeigt, dass der Grundgedanke und die praktische Umsetzung schon 100 Jahre zuvor einmal in die Realität umgesetzt wurde und heute wieder eine große Renaissance erlebt.

Literatur

1. Bengert O, Bernbeck R, Stolle H (1998) Orthopädie-Geschichte in Hamburg. Zur historischen Entwicklung der Hamburger Orthopädie. Band 1 Anfänge der Orthopädie im 19. Jahrhundert. Belhadi, Kassel, S 111–124
2. Debrunner H (1919) Die Tätigkeit der Gehilfin bei der Behandlung. Vorlesung: Gymnastik. Kapitel 3. In: Lehrbuch für orthopädische Hilfsarbeiterinnen. FCW Vogel, Leipzig, S 176–193
3. Fournier M (1984) Muscles and Machines: Zander's idea of gymnastics. In: Bracegirdle B (Hrsg) Proceedings of the second symposium of the european association of museums of history of medical sciences. Leiden/Netherlands, pp 91–94
4. Gocht H, Debrunner H (1925) Die Behandlung der Skoliose beim größeren Kinde und beim Erwachsenen. In: Orthopädische Therapie. FCW Vogel, Leipzig, S 107–113
5. Hasebroek K (1907) Die Zander'sche mechanische Heilgymnastik und ihre Anwendung bei inneren Krankheiten. JF Bergmann, Wiesbaden
6. Herz M (1903) Lehrbuch der Heilgymnastik. Urban & Schwarzenberg, Berlin 12–20:286–315
7. Hohmann G, Jegel-Stumpf L (1949) Orthopädische Gymnastik. Thieme, Stuttgart
8. Hütter-Becker A (2001) Bewegungstherapie zwischen 1900 und 2000 – Momentaufnahmen einer Entwicklung aus Geschichte konservativer Verfahren an den Bewegungsorganen. In: Rauschmann MA, Thomann K-D, Zichner L (Hrsg) Geschichte konservativer Therapien in der Orthopädie. Steinkopff, Darmstadt
9. Kreck C (1987) Die medico-mechanische Therapie G. Zanders in Deutschland – Ein Beitrag zur Geschichte der Krankengymnastik im Wilhelminischen Kaiserreich. Inaugural dissertation, Frankfurt a. Main
10. Kreck C, Thomann K-D (1987) „Gesundheit maschinell hergestellt" – die Behandlungsprinzipien von Gustaf Jonas Wilhelm Zander. Z Orthop 125:593–599
11. Krukenberg H (1896) Lehrbuch der mechanischen Heilmethoden. Enke, Stuttgart, S 120–163
12. Levertin A, Heiligenthal F, Schütz G, Zander G (1894) Die Grundzüge der Dr. G. Zander'schen medico-mechanischen Gymnastikmethode und deren Anwendung. Königl. Buchdruckerei PA Norstedt u. Söner, Stockholm
13. Lossen H (1898) Die Bewegung als therapeutischer Faktor. Prospekt zur Eröffnung des Darmstädter medico-mechanischen Institutes. JC Herbertsche Hofbuchdruckerei, Darmstadt

14. Lück B (1963) Grundtechnik der Krankengymnastik, In: Lindemann K, Teirich-Leube H (Hrsg) Lehrbuch der Krankengymnastik Bd 1, Stuttgart, S 220–253
15. Matthias E (1937) Lehrbuch der Heilgymnastik. JF Lehmanns, München Berlin, S 63
16. Mommsen F (1921) Kontrakturen und Ankylosen. In: Gocht H (Hrsg) Deutsche Orthopädie. 4. Band: Die Orthopädie in der Kriegs- und Unfallheilkunde. Enke, Stuttgart, S 214–221
17. Nebel H (1889) Bewegungskuren mittels schwedischer Heilgymnastik und Massage mit besonderer Berücksichtigung der mechanischen Behandlung nach G. Zander. JF Bergmann, Wiesbaden, S 7–61
18. Rossel, Schwarz et al. (1937) Zander-Apparate für Heilgymnastik und Orthopädie Serie 1. „G. Zander". Wiesbaden
19. Schimmelpfennig H (1961) Grundsatzfragen der sozialen Unfallversicherung. Festschrift für Dr. Herbert Lauterbach zum 60. Geburtstag. E Schmidt, Berlin
20. Schreiber J (1888) Praktische Anleitung zur Behandlung durch Massage und methodische Muskelübung. Urban & Schwarzenberg, Wien Leipzig, S 7–16
21. Thomann KD (1992) Die Entstehung der Krüppelfürsorge und die Institutionalisierung der Orthopädie in Deutschland 1886–1920
22. Zander G (1879) Die Zandersche Gymnastik und das mechanische-heilgymnastische Institut in Stockholm. Druck von Ivar Haeggström

6.2 Aufstieg und Niedergang der Zander-Institute in den Niederlanden um 1900*

T. J. A. TERLOUW

Einleitung

Die medizinische Gymnastik war seit ihrer Einführung etwa 1840 bis zum Zweiten Weltkrieg ein umstrittener Teil des therapeutischen Arbeitsfeldes in den Niederlanden.[1] Dies hatte mit der Tatsache zu tun, dass es sich bei der medizinischen Gymnastik (wozu auch die Massage gerechnet wurde) um einen Beruf mit zwiespältigem Charakter handelte. Bereits der Begriff *medizinische Gymnastik* deutet dies an: Er verweist auf ein Gebiet, das sich zwischen den Berufsbildern Medizin und Gymnastik befindet und sich mit beiden teilweise auch überschneidet. Obwohl die medizinische Gymnastik – schon bald als Heilgymnastik bezeichnet – während der ganzen Periode nach der Meinung der Ärzte zu ihrem exklusiven Arbeits- und Kompetenzfeld gerechnet werden sollte, waren es hauptsächlich Gymnastiklehrer (bald Heilgymnasten genannt), die auf diesem Gebiet aktiv waren. Fast 100 Jahre blieb diese, nach der Meinung vieler, unzulässige und unhaltbare Situation bestehen – mit allen dazu gehörigen Problemen und Spannungen. 1938 entschloss sich die Regierung einzugreifen: Eine Gesetzesänderung wurde verabschiedet, wobei die Tätigkeiten des Heilgymnasten zu nicht-medizinischen Handlungen erklärt wurden – vorausgesetzt, sie würden auf Veranlassung von und nach geregelter Rücksprache mit einem Arzt ausgeführt.[2] Bald darauf, 1942, trat mit der Verabschiedung des Basisbeschlusses für die paramedizinischen Betriebe eine positivere gesetzliche Regelung in Kraft. Im ersten Artikel dieses Beschlusses heißt es:

---

* Mit herzlichem Dank an Frau Misia Doms und C. Heslenfeld für das Korrigieren dieses Texts.

[1] Die medizinische Gymnastik kann als Vorläufer des heutigen Berufsbildes der Physiotherapie betrachtet werden.

[2] Dem Artikel 1 des Gesetzes bezüglich der Ausübung der Heilkunde (*Wet op de uitoefening der Geneeskunst I*) des 1. Juni 1865 (*Staatsblad* nr. 60, 1865) wurde die folgende Bedingung beigefügt: ‚Die Anwendung der Heilgymnastik und Massage auf Anweisung von und in geregelter Rücksprache mit einem Arzt wird, insoweit dies in Folge des ersten und zweiten Absatzes dieses Artikels der Fall sein würde, nicht als zur Ausübung der Heilkunde gehörig geachtet (…)', *Staatsblad*, 4 augustus 1938, nr. 801.

> Die mit technischen Handgriffen am menschlichen Körper verbundene Erwerbstätigkeit, die einzelne oder betriebliche Benützung näher zu bestimmender Apparate und Instrumente, sowie die betriebliche Erteilung von Hilfsmitteln, mit der Absicht der Unzulänglichkeit oder den Beschwerden eines Organs oder eines anderen Teiles des menschlichen Körpers damit zu begegnen, ist nur demjenigen erlaubt, der dazu kraft dieses Beschlusses, innerhalb der vom Generalsekretär des Bundessozialamts festzustellenden Grenzen, die Befähigung erlangt hat.[3]

Durch diesen Basisbeschluss wurde der Beruf des Heilgymnasten als erster paramedizinischer Beruf geregelt.[4] Die unbefriedigende Situation auf dem Gebiet der Heilgymnastik würde damit verbessert.

Die Spannungen zwischen Ärzten und Gymnastiklehrern machten sich am deutlichsten in den neunziger Jahren des neunzehnten und in den ersten zwei Jahrzehnten des zwanzigsten Jahrhunderts bemerkbar. Dies war genau jener Zeitraum, in dem in den Niederlanden die so genannten medico-mechanischen Zander-Institute gegründet wurden, florierten und wieder an Bedeutung verloren. In diesen Instituten behandelte man Menschen mit Heilgymnastik, unter anderem mit Hilfe von Apparaten, die von Dr. J. G. W. ZANDER (1835–1920) entworfen wurden. Um einen Einblick in den Aufstieg und Niedergang der Zander-Institute zu geben, ist es notwendig, den angedeuteten Streit kurz zu beschreiben (I). Es folgen einige Ausführungen zu Zander und seiner Methode (II). Der dritte Abschnitt beschreibt, wo in den Niederlanden Zander-Institute gegründet wurden und wer sich daran beteiligte (III). Nach einer Darstellung der Reaktionen, die die Gründung der Institute hervorrief (IV), wird schließlich der Niedergang der Institute beschrieben (V).

---

[3] Artikel 1 des *Besluit van den Secretaris-Generaal van het Departement van Sociale Zaken betreffende de paramedische bedrijven*. *Nederlandsche Staatscourant*, 6 mei 1942, nr. 87.

[4] Das *Eerste Uitvoeringsbesluit van den Secretaris-Generaal van het Departement van Sociale Zaken tot uitvoering van zijn besluit van 6 mei 1942 (Nederlandsche Staatscourant van 6 mei 1942, nr. 87) betreffende de paramedische bedrijven*. *Nederlandsche Staatscourant*, 31 augustus 1942, nr. 168. In diesen Beschluss sind hauptsächlich Regelungen bezüglich der Schulung und Prüfung von Heilgymnasten/Masseuren aufgenommen.

Der Streit um die Domäne der Heilgymnastik[5]

Inspiriert unter anderem durch die Arbeit der deutschen Aufklärungspädagogen und Naturphilosophen, entwarf der schwedische Gymnastiklehrer P.H. LING (1776–1839) ein umfangreiches Gymnastiksystem, in dem zwischen pädagogischer, militärischer und ästhetischer sowie auch medizinischer Gymnastik unterschieden wurde. In dem von ihm 1813 eröffneten Zentralen Gymnastikinstitut in Stockholm wurde diese medizinische Gymnastik bei vielen Personen angewendet, die an Beschwerden des Haltungs- und Bewegungsapparates oder an chronischen Krankheiten litten. Das Institut genoss eine große Popularität. Von vielen Ländern kamen Ärzte und Nicht-Ärzte nach Stockholm, um sich persönlich von Lings gymnastischer Heilmethode zu überzeugen. Mit ihren Erfahrungen zogen die Besucher wieder heimwärts, wo die erlangten Erkenntnisse bei der Behandlung ihrer eigenen Patienten verwendet werden konnten, eventuell kombiniert mit anderen Behandlungsmethoden.

Vor allem in Deutschland wurden seit den Dreißiger Jahren des neunzehnten Jahrhunderts viele orthopädische Heilstätten und heilgymnastische Institute von Ärzten und Gymnastiklehrern gegründet.[6] In vielen von diesen Instituten wurde die Schwedische Gymnastik oder eine Variante davon angewendet, ergänzt zum Beispiel mit Elementen aus den Gymnastiksystemen, die der deutsche Aufklärungspädagoge J.C.F. GUTSMUTHS (1759–1839), der „Turnvater" F.L. JAHN (1778–1852) und der Schweizer Volkspädagoge und spätere Wegbereiter des Schulturnens A. SPIESZ (1810–1858) konzipiert hatten. Der ambivalente Charakter der medizinischen Gymnastik rief in Deutschland wie in Schweden in der ersten Hälfte des neunzehnten Jahrhunderts Konflikte zwischen Ärzten und Gymnastiklehrern hervor. Dabei ging es um die Frage, wer die Heilgymnastik ausüben dürfe und solle. Die zentralen Themen in diesen Auseinandersetzungen waren „Fähigkeit" und „Befugnis". Viele deutschsprachige Publikationen über diese und über eher inhaltliche Aspekte der medizinischen Gymnastik, die man immer häufiger als Heilgymnastik be-

---

[5] Der Streit um dieses Berufsfeld im 19. Jahrhundert ist beschrieben in: T.J.A. Terlouw, *De opkomst van het heilgymnastisch beroep in Nederland in de 19de eeuw. Over zeldzame amfibieën in een kikkerland*, Rotterdam, Erasmus Publishing, 1991; T.J.A. Terlouw, ‚De opkomst van de heilgymnastiek' in: *Om de verdeling van de zorg. Beroepsprofilering in de Nederlandse gezondheidszorg in de negentiende en twintigste eeuw*. Themenheft von *Gewina* 19(1996)263–279. Für die Periode 1889 bis 1989 hat der Soziologe D. Kortenhoeven die Entwicklung der gesetzlichen und ökonomischen Rahmenbedingungen der Physiotherapie dargestellt. D. Kortenhoeven, *100 jaar fysiotherapie. Ontwikkeling van het wettelijk en economisch kader van een paramedische beroepsgroep*, Arnhem: Gouda Quint BV, 1989.
[6] Siehe u.a.: G. Engels, *Orthopädische Heilstätten im deutschen Sprachgebiet (1816–1918)*, Köln: Engels, 1990.

zeichnete, wurden seit 1840 in den niederländischen Fachzeitschriften zitiert. Es waren hauptsächlich die Aktivitäten und Publikationen der deutschen Ärzte und Gymnastiklehrer sowie in geringerem Maße die von Lings Schülern, die in den Niederlanden das Denken über die medizinische Gymnastik beeinflussten.

Trotz der Probleme auf dem Gebiet der Gymnastik in den Niederlanden um 1850 – es gab einen Mangel an Ausbildungsplätzen und an geeigneten Lehrern und es fehlte eine geeignete Unterrichtsmethodik – waren es hauptsächlich (Gymnastik-)Lehrer die sich mit der medizinischen Gymnastik befassten.[7] Dass auch niederländische Ärzte sich für die medizinische Gymnastik interessierten, lässt sich aus der Tatsache ableiten, dass seit den fünfziger Jahren einige von ihnen, wie einige Gymnastiklehrer, ausländische (oft deutsche) heilgymnastische Einrichtungen besuchten.[8] Daneben wurden (vor allem von Hygienikern) Vorträge über dieses Thema in verschiedenen Vereinen abgehalten und Rapporte geschrieben. All diese Aktivitäten lassen sich durch Berichte in den Fachzeitschriften belegen.[9] Zusammen mit den vielen übersetzten ausländischen Artikeln und Buchrezensionen[10] wird dies alles unter niederländischen Ärzten zu einer erhöhten Empfänglichkeit für die Anwendung von Leibesübungen zu therapeutischen Zwecken geführt haben.

Um 1860 wurden Gesetze auf dem Gebiet des Unterrichts und der Heilkunde verabschiedet, welche die Entwicklung der medizinischen Gymnastik erheblich beeinflussen sollten. Zunächst wären das „Volksschulgesetz" (1857) und das „Gesetz zur Regelung des höheren Unterrichtswesens" (1863) zu erwähnen. In deren Folge wurde Gymnastik als fakultatives beziehungsweise obligatorisches Fach fest-

---

[7] Siehe u. a.: R.G. Rijkens, *Praktische handleiding voor kunstmatige ligchaamsoefeningen, ten dienste van huisgezinen en verschillende inrigtingen voor onderwijs en opvoeding; bevattende mede eenige vrijmoedige gedachten over de hedendaagsche opvoeding, en eene menigte oefeningen ter vóórkoming en wegneming van verschillende ligchaamsgebreken*, Groningen: J. Oomkens, 1843 und C.A.J. de Gruijter, ‚Verslag van eenige gevallen, waarop de geneeskundige gymnastiek met voordeel toegepast is', *Geneeskundige Courant* 12(1858)49.

[8] Siehe u.a.: C.G. de Bruin, ‚Iets over de Gymnastisch-Orthopaedische Instituten der DD. Berend, te Berlijn, en Heyne, te Cannstatt', *Practisch Tijdschrift voor de Geneeskunde in al haren omvang.* 24(1845)111–123; P.M. Mess, ‚Iets over de practische geneeskundige school te Berlijn', *Tijdschrift der Nederlandsche Maatschappij tot bevordering der Geneeskunst* 5(1854)II,211–242.

[9] Siehe u.a.: H. van Capelle, ‚De Kinesitherapie. Rapport namens de commissie voor speciele pathologie en therapie, voorgedragen in de vergadering van den Geneeskundigen Kring te Amsterdam, den 29 Augustus 1853', *Nederlandsch Weekblad voor Geneeskundigen* 3(1853)411–415, 421–424.

[10] Siehe u.a.: J. Bosman Tresling, ‚Medeedelingen betreffende Kinesitherapie', *Nieuw Praktisch Tijdschrift voor Geneeskunde in al haren omvang* 28(1849)389–424; J. Bosman Tresling, ‚Nieuwe medeedelingen betreffende Kinesitherapie', *Nieuw Praktisch Tijdschrift voor Geneeskunde in al haren omvang* 31(1852)617–647.

gelegt. Weil zum Erwerb einer Lehrbefähigung für Gymnastik auf diesem Unterrichtsniveau ein Examen eingeführt wurde, hatten die Unterrichtsgesetze von 1857 und 1863 einen Zuwachs von staatlich geprüften Gymnastiklehrern zur Folge. In den sechziger und siebziger Jahren kann man feststellen, dass in zunehmenden Maße diese Gymnastiklehrer, aber namentlich Gymnastiklehrer mit einer höheren Lehrbefugnis, sich mit der medizinischen Gymnastik befassen. Die so genannten Gesetze zur Förderung der Heilkunde von Dr. J.R. THORBECKE (1798–1872) im Jahre 1865 bedeuteten eine gründliche Revision der staatlichen Gesundheitsregelung. In einer Periode, in der die medizinische Gymnastik in den Niederlanden anscheinend mehr Erfolge verbuchen konnte, und die ersten Anzeichen für einen neuen Beruf, den des „Heilgymnasten", erkennbar wurden, kann man beobachten, dass mit diesen Gesetzen für lange Zeit die Zuständigkeiten auf dem Gebiet der Gesundheitsfürsorge unter eine begrenzte Anzahl von unterschiedlichen Berufstätigen verteilt wurden: d.h. unter Ärzten, Apothekern und Hebammen. Die Gesetze Thorbeckes stellten ein großes Hindernis für die Weiterentwicklung dieses neuen Berufes dar.

Sowohl die niederländischen Gymnastiklehrer als auch die niederländischen Ärzte waren sich darüber im Klaren, dass für die Ausübung der Heilgymnastik eine Kombination von Kenntnissen und Können aus beiden Bereichen nötig war. Von beiden Seiten wurde weiterhin auch eine Erweiterung der Ausbildungen um bisher fehlende Elemente befürwortet. Diese Plädoyers blieben jedoch bis zum Ende des neunzehnten Jahrhunderts ohne Ergebnisse. Es bleibt aber festzuhalten, dass während der sechziger und siebziger Jahre eine Art von Zusammenarbeitsmodell angestrebt wurde, nach dem die Heilgymnasten die Behandlung durchzuführen hatten, während die Aufgabe der Ärzte darin bestand, die Indikationsstellung vorzunehmen und die Behandlung zu überwachen und zu bewerten.

Ende der siebziger Jahre ist jedoch in der Haltung der Ärzte und Heilgymnasten eine Wende zu verzeichnen, wo es um die Domäne der Heilgymnastik geht. Bei beiden Gruppen wird eine deutlichere Beanspruchung der Kompetenz erkennbar. Seit die Ärzte ihre Position aufgrund der Gesetze zur Heilkunde gesichert wussten, verwandelte sich die anfänglich positive Haltung der Ärzte allmählich in einen kritischeren Standpunkt gegenüber dem Vorgehen der Nicht-Ärzte auf dem Gebiet der Heilgymnastik. In zunehmendem Maße wurde darauf hingewiesen, dass man die Heilgymnastik (als einen viel versprechenden Teil der Heilkunde) nicht ohne Befugnis ausüben dürfe. Gymnastiklehrer waren jedoch der Ansicht, dass sie sich selbst ausreichende theoretische Kenntnisse auf dem Gebiet der Heilkunde erworben hätten, um auf eine vertretbare, nahezu selbständige Weise die Heilgymnastik bei verschiedenen Leiden und Missbildungen anzuwenden. Außerdem, so meinten sie, schenkten nur wenige Ärzte der heilgymnastischen Behandlungsweise Beachtung: Zwar hatte es

Anträge gegeben, auch die Heilgymnastik (und die Massage) als Teil der Heilkunde (d. h. der Orthopädie) ins Curriculum der Universitäten aufzunehmen, aber diese wurden abschlägig beschieden. Auch die Tatsache, dass nur sehr wenige Ärzte sich praktisch mit der Heilgymnastik befassten, war ein Argument für die Gymnastiklehrer, um dieses Gebiet für sich zu beanspruchen. Mehrere Faktoren spielten hier mit hinein. Dass die Gymnastiklehrer mehr Kompetenzen beanspruchten, lässt sich in Anbetracht der schlechten gesellschaftlichen Lage der Gymnastiklehrer in dieser Zeit gut verstehen: Der Beruf stand in keinem hohen Ansehen, man bekam nur wenig bezahlt und darüber hinaus gab es große Probleme mit der Ausbildung und der Abschlussprüfung. Die zunehmenden Kompetenzansprüche von Seiten der Ärzte mögen unter anderem auf die wachsende Konkurrenz zwischen den Ärzten in diesen Jahren zurückzuführen sein. Diese Rivalität lässt sich einerseits auf die beginnende Differenzierung und Spezialisierung im Bereich der Heilkunde im letzten Viertel des 19. Jahrhunderts zurückführen, wobei die verschiedenen Teile der Heilkunde sich im Wettbewerb um einen Platz an der Universität befanden und wobei die Klärung der Kompetenzfragen natürlich die Grundvoraussetzung war. Andererseits lässt sich die Konkurrenzzunahme auch auf das medizinische Überangebot in den größeren Städten zurückführen, wo auch viele Heilgymnasten tätig waren.

Ab Ende der siebziger Jahre ließ sich in den Fachzeitschriften häufiger das Phänomen beobachten, dass die Ausübung der Heilgymnastik Anlass für scharfe Diskussionen zwischen Ärzten und Gymnastiklehrern bot. Während der achtziger Jahre konnte man auch in den Niederlanden die Spannung bemerken, die bereits in der ersten Hälfte des 19. Jahrhunderts zu Konflikten zwischen Ärzten und Gymnastiklehrern in Deutschland und Schweden führte.

Ende der achtziger Jahre war inzwischen deutlich geworden, dass die Heilgymnasten sich in einer bedrängten Lage befanden. Sie fühlten sich isoliert und suchten nach einem Halt. Von den Berufs- und Interessenvereinen auf dem Gebiet der Gymnastik hatten sie nichts mehr zu erwarten, wo es die Vertretung ihrer Interessen betraf. Diese Vereine vertraten den Standpunkt, dass es vielleicht besser sei, die Heilgymnastik „offiziell" von der Gymnastik loszulösen. Man hatte ja noch einige Wünsche auf dem Gebiet der Gymnastik und ein Einsatz für die Probleme der Heilgymnastik hätte Aktionen in dieser Richtung nur noch schwieriger erscheinen lassen. Seitens der Ärzte wurden die Heilgymnasten mit der Kritik an ihrer oft relativ selbständigen Handlungsweise konfrontiert, die gesetzlich verboten war. Nur unter der unmittelbaren Aufsicht eines Arztes wurde Behandlung von Kranken durch Heilgymnasten vom Interessenverband der Ärzte für duldbar gehalten. Ferner empfanden die Heilgymnasten einen großen Mangel an solider Ausbildung auf dem Gebiet der Heilgymnastik. Es fehlte die Gelegenheit zum Austausch von Erfahrungen und Kenntnissen. Besonders durch die fortwährenden

Entwicklungen auf dem Gebiet der Heilgymnastik (namentlich in Deutschland) kam man zudem immer häufiger mit Theorien und Methoden auf diesem Gebiet in Berührung, die von einem einzelnen durchschnittlichen Berufstätigen auf dem Felde der Heilgymnastik nur schwer bewertet werden konnten. Oft wurde in den Gymnastikfachzeitschriften erwähnt, dass es ein großes Bedürfnis danach gäbe, heilgymnastische Themen zu besprechen. Aus den oben ausgeführten Gründen wurde dies jedoch vermieden. Zusätzliche Probleme bereitete die auf diesem Gebiet wachsende Menge von angeblichen Heilgymnasten, die nicht oder kaum ausgebildet waren. Damit sind die Hauptgründe dafür genannt, dass manche Heilgymnasten glaubten, sich zusammenschließen zu müssen, um die Interessenvertretung der seriösen Heilgymnasten selbst vorzunehmen. Die Gymnastiklehrer und Heilgymnasten J.H. REIJS Jr. (1854–1913) und E. MINKMAN (1848–1912) ergriffen die Initiative zur Gründung der *Gesellschaft zur Pflege der Heilgymnastik in den Niederlanden* (*Genootschap ter beoefening van de Heilgymnastiek in Nederland*, von jetzt ab: *Gesellschaft für Heilgymnastik*) 1889. Das Bedürfnis nach einer solchen Gesellschaft wird durch die Tatsache deutlich, dass schon im ersten Jahr ihrer Existenz die Anzahl der Mitglieder von 9 auf 23 stieg.[11]

Die Bestrebungen der *Gesellschaft für Heilgymnastik* zielten darauf ab, die Zunahme der theoretischen Kenntnisse und praktischen Fertigkeiten unter den Heilgymnasten zu fördern und ihr Verhältnis zu den Ärzten zu verbessern. Der Schwerpunkt ihrer Bemühungen lag auf dem ersteren Bestreben. So stand den Heilgymnasten etwa eine Ausbildung an der Universität vor Augen. Solange diese jedoch noch nicht bestünde, trug erwähnte *Gesellschaft für Heilgymnastik* selber Sorge für die Ausbildung und die Prüfung von Heilgymnasten. Zudem wollte man durch Vorträge, Demonstrationen und Preisausschreiben einen höheren Kenntnisstand der Heilgymnasten erreichen (zumindest wenn sie auch Mitglieder dieser *Gesellschaft für Heilgymnastik* waren). Im Rahmen der Verbesserung des Verhältnisses zu den Ärzten verpflichteten sich die Mitglieder dazu, keine Patienten zu behandeln, wenn die Behandlung nicht ärztlich genehmigt worden war. Auch wurden Ärzte eingeladen „außerordentliche Mitglieder" der *Gesellschaft für Heilgymnastik* zu werden: Darunter verstand man Ärzte, die mit den Zielen der *Gesellschaft für Heilgymnastik* einverstanden waren und sie finanziell und moralisch unterstützen wollten. Durch den deutlichen Hinweis auf Zunahme der Anzahl von, in ihren Augen, „unfähigen" Heilgymnasten wollte man, dass die Obrigkeit auf diesem Gebiet gesetzliche Maßnahmen treffen würde. Man erwartete sich gesetzliche Anordnungen, die für die Ausübung der Heilgymnastik bestimmte Anforderungen erforderlich machten, mit anderen Worten: Man wollte

---

[11] Heutzutage zählt die Königliche Niederländische Gesellschaft für Physiotherapie (Koninklijk Nederlands Genootschap voor Fysiotherapie) etwa 18000 Mitglieder.

ein Staatsexamen und ein staatlich anerkanntes Diplom für Heilgymnasten. Die in der Gesellschaft vertretenen Heilgymnasten wünschten eine gesetzliche Anerkennung ihrer Qualifikationen und ihrer Aktivitäten auf dem Gebiet der Heilgymnastik.

Die ersten Reaktionen auf die Gründung dieser neuen Gesellschaft seitens der Redaktionen von Gymnastikzeitschriften waren im Allgemeinen positiv, die der Redaktionen medizinischer Zeitschriften neutral. Die Redaktion der *Niederländischen Zeitschrift für Heilkunde* (*Nederlandsch Tijdschrift voor Geneeskunde*) wies besonders auf die Tatsache hin, dass die Mitglieder der *Gesellschaft für Heilgymnastik* sich verpflichtet hätten, nur dann Patienten zu behandeln, wenn es auf Anraten eines Arztes erfolgte.[12] Offizielle Standpunkte der Interessen- und Berufsverbände fehlten in den ersten Jahren nach der Gründung der Gesellschaft ganz. In den ersten 25 Jahren ihrer Existenz gab die *Gesellschaft für Heilgymnastik* eine eigene Zeitschrift heraus, das *Monatsheft für die Heilgymnastik* (*Maandschrift gewijd aan de Heilgymnastiek*, seit 1891), führte ein eigenes Examen ein (seit 1895) und half bei der Gründung mehrerer Heilgymnastikschulen (seit 1912) mit.

Hatten einige der Heilgymnasten zu Beginn der neunziger Jahre des 19. Jahrhunderts gehofft, dass der Streit um die Zuständigkeit für die Heilgymnastik mit der Gründung der *Gesellschaft für Heilgymnastik* bald ein Ende nehmen würde, so wurden sie enttäuscht. Seit die Heilgymnasten sich organisiert hatten, wurde der Streit, der zunächst eine Auseinandersetzung zwischen einzelnen Vertretern der verschiedenen Berufsgruppen in den Fachzeitschriften gewesen war, zu einem Kräftemessen zwischen den Kollektiven, denen es um Autonomie bzw. Abhängigkeit auf dem Gebiet der Heilgymnastik ging. Wichtige Stufen dieses Streits waren ein Prozess, der 1892 wegen unbefugten medizinischen Handelns gegen den Heilgymnasten H. Soeter (1847–1906) angestrengt und bis zum Obersten Gerichtshof der Niederlande durchgefochten wurde,[13] die Beratungen in der *Niederländischen Gesellschaft zur Förderung der Heilkunde* (*Nederlandsche Maatschappij tot bevordering der Geneeskunst*) 1897 und 1898, die Gründung der *Niederländischen Orthopädischen Vereinigung* (*Nederlandsche Orthopaedische Vereeniging*) 1898 und die Aktivitäten ihrer Mitglieder in den folgenden Jahren, sowie schließlich auch der Aufstieg der Zander-Institute und der physikalischen Therapie um 1900.[14] Insgesamt dau-

---

[12] *Nederlandsch Tijdschrift voor Geneeskunde* 25(1889)II,(Berichten)376; *Nederlandsch Tijdschrift voor Geneeskunde* 25(1889)II,(Berichten)481–482.

[13] Die Hintergründe des Prozesses gegen Hendrik Soeter sind ausführlich beschrieben in: T.J.A. Terlouw, ‚Niets dan een handlanger, in alles aan den geneesheer ondergeschikt. Wederwaardigheden van zich emanciperende heilgymnasten in Nederland eind negentiende eeuw', *Gewina* 17(1994)253; T.J.A. Terlouw, ‚Vervolgd wegens onbevoegde uitoefening der geneeskunst: Hendrik Soeter, heilgymnast te Groningen', *Gewina* 18(1995)1–24.

[14] Veröffentlichungen über diese Entwicklungen sind in Vorbereitung.

erte der Streit bis zum Zweiten Weltkrieg an. In diesem Artikel soll der Fokus auf dem Aufstieg und Niedergang der Zander-Institute liegen.

Dr. J.G.W. Zander und seine Methode[15]

Der Schwede Jonas Gustav Wilhelm Zander (1835–1920) war in den fünfziger Jahren des 19. Jahrhunderts mit dem Gymnastikunterricht in einem größeren Mädcheninternat betraut. Dort soll er unter anderem die medizinische Gymnastik seines Landmannes Per Henrik Ling angewendet haben. In Lings medizinischer Gymnastik wurden drei Bewegungsarten unterschieden: aktive Übungen, bei denen die Person selbst die Bewegung ausführt, passive Übungen, bei denen ein Gymnastiklehrer die Bewegung an der betreffenden Person ausführt, ohne Mitarbeit oder Widerstand der Letzteren (hierzu wurde auch die Massage gerechnet), und schließlich die duplizierten Übungen, bei welchen der Gymnastiklehrer der von der Person ausgeführten Bewegung Widerstand leistet (konzentrisch dupliziert) oder die Person der vom Gymnastiklehrer ausgeführten Bewegung Widerstand entgegenbringt (exzentrisch dupliziert), während die Bewegung stattfindet. Zander war der Meinung, dass die Ausführung derartiger Übungen im Allgemeinen vom Therapeuten eine große Anstrengung erfordere und dass man dies nicht den ganzen Tag hindurch auf eine verantwortbare Weise durchhalten könne. Die Qualität der Behandlung würde unwiderruflich während des Tagesablaufs abnehmen. Die genaue Dosierung der Kraft, womit die Bewegungen ausgeführt werden sollten, könne wegen zunehmender Ermüdung nicht mehr gewährleistet werden, wodurch auch die Bestimmung von Fort- oder Rückschritten der Kraft des Patienten eine fragwürdige Sache würde. Dies waren für Zander die Argumente, um, wo dies möglich schien, die Hand des Therapeuten durch Apparate mit einer vergleichbaren Wirkung zu ersetzen. Vor und nach seinem Medizinstudium, von 1860 bis 1864, suchte Zander nach einer Lösung für diese Probleme. In dieser Periode entwarf er zusammen mit einem Schmied und einem Möbeltischler seine ersten Apparate. Der Privat-Dozent für Orthopädie an der medizinischen Fakultät in Groningen, Dr. S.B. RANNEFT (1852–1909), gab 1894 in „Zanders eigenen Worten" die „Gedanken", die dabei eine Rolle spielten, an:

---

[15] Für allgemeine Informationen über Zander und seine Methode wurden die folgenden Quellen benutzt: H.C. Kreck, *Die medico-mechanische Therapie Gustav Zanders in Deutschland – Ein Beitrag zur Geschichte der Krankengymnastik im Wilhelminischen Kaiserreich*, Frankfurt am Main: H.C. Kreck, 1987; S.B. Ranneft, ‚Medico-mechanische Gymnastiek volgens Dr. Gustav Zander', *Maandschrift gewijd aan de Heilgymnastiek* 4(1894)169–178; und M. Fournier, ‚Spierkracht en mechanische gymnastiek', *Tijdschrift voor de Geschiedenis der Geneeskunde, Natuurwetenschappen, Wiskunde en Techniek* 2(1979)21–33.

> Wenn man einen mechanischen Apparat so einrichten könnte, dass eine bestimmte Muskelgruppe benutzt werden müsste, um ihn in Bewegung zu bringen, wenn man diesen Apparat so mit einem Gegengewicht ausstatten könnte, das sich willkürlich vermehren oder vermindern ließe, und wenn man schließlich den Widerstand so einrichten könnte, dass er übereinstimmend mit den Gesetzen der Muskelfunktion zu- oder abnähme, dann erst würde das Problem gelöst und würde man ein Hilfsmittel haben, das nicht alleine dem Gymnasten zu Diensten sein, sondern auch mühelos die Schwierigkeiten überwinden könnte, womit dieser vergeblich kämpft. Zur Probe wurden – diesem Plane folgend – Apparate für die wichtigsten Übungen hergestellt, und obwohl diese ersten Maschinen sehr primitiv und unvollkommen waren, wurde ich in meinen Erwartungen nicht betrogen. Ich konnte jeden Schüler passende Übungen machen lassen und nach einigen Versuchen genau die Schwere der Übungen feststellen, mit denen die Schüler anfangen mussten, um danach langsam, fast unmerklich den Widerstand zu erhöhen. Die Gleichmäßigkeit und Sicherheit womit die Kräfte auf diese Weise zunahmen, war wirklich überraschend und selbst die schwächsten der Kinder, machten in sehr kurzer Zeit Fortschritte, die sich in einem größeren Appetit, einer größeren Lebenslust und einer erheblichen Gewichtszunahme äußerten.[16]

Nach seinem Medizinstudium öffnete Zander am 2. Januar 1865 sein eigenes mediko-mechanisches Institut in Stockholm, wo er Patienten mit seinen speziellen Apparaten behandelte. Er begann mit 27 Apparaten. Diese Anzahl stieg um 1871 auf ungefähr 50, 1896 auf ca. 70 und um 1905 auf 76 Apparate.[17] Durch das schnell zunehmende Interesse an seinen Apparaten ab Ende der siebziger Jahre des neunzehnten Jahrhunderts sah Zander ein, dass er, um den Markt befriedigen zu können, die Produktion und die Vermarktung seiner Apparate in einem größeren Unternehmen unterbringen musste. Er fand den bekannten Industriellen und Ingenieur E.F. GÖRANSSON (1845–1909) aus Stockholm bereit, seine Apparate zu produzieren und auf dem Weltmarkt zu vertreiben. Die Aktiengesellschaft *Göranssons Mekaniska Verstad* bekam das Produktions- und Vertriebsmonopol bis zu dessen Übertragung auf die Firma Rossel Schwarz und Co. in Wiesbaden 1905.[18]

---

[16] Ranneft, ‚Medico-mechanische Gymnastiek', 171–172. Siehe auch: S.B. Ranneft, ‚Het Medico-mechanische Zander-Instituut te Groningen', *Eigen Haard* 31(1894)484–488. Die Gesetze, über die Zander in diesem Zitat spricht, sind das sogenannte 'Hebegesetz von Borelli' von 1680/1681 und das Gesetz von Schwann bezüglich der Muskelkraft von 1837. Ich werde diese Gesetze und andere biomechanische und physiologische Hintergründe der Zander-Methode nicht weiter behandeln.

[17] Kreck, *Die medico-mechanische Therapie*, 19. Siehe auch u.a.: W.J. Oosterhoff, *De mechano-therapie of de mechanische geneeswijze in verband met het op te richten Zander-Instituut en het Staalbad te Haarlem*, Haarlem: De Erven F. Bohn, 1896, 70.

[18] H.C. Kreck, K.-D. Thomann, ‚Gesundheit maschinell herstellen – die Behandlungsprinzipien von Gustaf Jonas Wilhelm Zander', *Zeitschrift für Orthopädie und ihre Grenzgebiete* 125(1987)593–599, dort 596.

Je nach der physiologischen Wirkung wurden die Zanderapparate, mit Buchstaben und Nummern ausgestattet, unterteilt in vier Abteilungen.

- Abteilung 1: Apparate für aktive Bewegungen.[19] Diese Apparate werden durch die Muskelkraft des Patienten in Bewegung gesetzt und trainieren und entwickeln die Muskeln direkt. Diese Apparate haben die Buchstaben A, B, C und D.
- Abteilung 2: Apparate für passive Bewegungen.[20] Dies sind Werkzeuge, die mit der Hand eines Helfers oder (von Zander bevorzugt) mit Hilfe eines Motors bewegt werden und die verschiedenen Teile der Gliedmaßen bewegen, ohne dass der Patient dazu seine Muskeln benutzt. Gelenkkapseln, Sehnen und Muskeln sollten hiermit gedehnt und beweglicher gemacht werden. Diese Apparate haben den Buchstaben E.
- Abteilung 3: Apparate für mechanische Einwirkungen.[21] Dies sind durch Dampf oder auf andere Weise angetriebene Apparate, die auf den menschlichen Körper durch Schütteln oder Vibration (F), Klopfen und Hacken (G), Kneten (H) und Streich- und Reibebewegungen (J) einwirken. Vor allem diese Apparate waren Zielscheibe für Spott: „eine Maschine kann doch nicht massieren!?"
- Abteilung 4: Orthopädische Apparate speziell entworfen für die Behandlung von Rückgratsverkrümmungen.[22] Diese Apparate kann man in Apparaten für passive Redressierung (K) und aktive Redressierung (L) unterteilen.

Neben diesen Apparaten gab es noch verschiedene Messapparate, um jede Abweichung von der normalen Form des Körpers zu messen und aufzuzeichnen. Hierdurch wurden Veränderungen in der Abweichung visualisiert. In den Quellen wird ein Skoliosemessgerät, ein Apparat für die Querschnittsmessung des Brustkorbs und ein Untersuchungsstuhl bei lumbaler Skoliose erwähnt.

Der Arzt Ranneft schrieb 1894 über die Zandermethode, dass die „Kur durch Beförderung und Erweckung der im Organismus anwesende Kräfte wirksam ist, um abnormalen Zustände aus dem Weg zu räumen".[23] Leiden, die mit Hilfe der Zandermethode behandelt wer-

---

[19] *Original-Zander-Apparate (Name gesetzliche Schutzmarke)*, Wiesbaden: Roffel, Swarz & Co., 1916, 31.
[20] *Original-Zander-Apparate*, 43.
[21] *Original-Zander-Apparate*, 46.
[22] *Original-Zander-Apparate*, 69.
[23] Ranneft, *Het Medico-mechanische Zander-Instituut*, 488. Eine derartige Beschreibung lässt die Möglichkeit zu, die Erklärung des Behandlungsresultates so zu formulieren, ohne die Wirkungskraft der Zandermethode zu beeinträchtigen. Die Methode wird, bei mangelndem Erfolg, über alle Kritik erhaben sein, wenn man unterstellt, dass die ‚Abwesenheit der Kräfte im Patienten' am Versagen der Therapie schuld ist. Dagegen kann ein Erfolg auf die Wirkung der Methode zurückgeführt werden.

den können, sind seiner Meinung nach: die schädlichen Folgen einer sitzenden Lebensweise, Mangel an Bewegung, schwache Körperentwicklung, vor allem schwache Entwicklung des Brustkorbs, länger dauernde Schwächezustände nach einer schweren Krankheit; verschiedene chronische Erkrankungen der Bewegungsorgane, des Nerven- und Atmungssystems, des Magen-Darm-Trakts, des Kreislaufs und verschiedene Krankheiten wie Gicht, Chlorose, Blutarmut, allgemeine Fettsucht und Zuckerkrankheit. Ranneft bemerkt, dass die meisten dieser Krankheiten oft einen chronischen Verlauf haben, wodurch die Behandlung manchmal langfristig und sehr schwer sein werde. Um „unangebrachte Illusionen zu vermeiden" gibt er nachdrücklich an, dass eine schnelle Verbesserung in der Regel nicht zu erwarten sei.

Der Aufstieg der Zander-Institute in den Niederlanden

Bis 1875 gab es die Zanderapparate nur in Schweden. Nach den Weltausstellungen in Philadelphia (1876) und Paris (1878), wo die Apparate prämiert wurden, erlangten sie aber größere Bekanntheit und verbreiteten die Zandermethode schnell über die ganze Welt: Um 1900 gab es Zander-Institute in fast allen größeren Städten von Argentinien bis Russland.[24] Allein in Deutschland gab es schon 62 Institute. Sie befanden sich hauptsächlich in den größeren Städten und Badeorten. Daneben befanden sich auch Zandersäle in Krankenhäusern, in Kliniken zur Nachbehandlung von Unfallverletzten, in Kurorten und sogar auf großen Überseepassagierschiffen.[25] Im folgenden Abschnitt wird jedoch nur die Verbreitung der Institute in den Niederlanden beschrieben.

Innerhalb von vier Jahren neun Zander-Institute

In sehr kurzer Zeit eroberte das „Zandern" die Niederlande. Von 1894 bis 1897 wurden neun Zander-Institute errichtet.[26] Das erste

---

[24] Kreck, *Die medico-mechanische Therapie*, 86 e.v. und Fournier, ‚Spierkracht', 27. Für eine Übersicht der Orte wo sich Zander-Institute befanden, siehe u.a.: Oosterhoff, *De mechano-therapie*, 32 e.v.; Ranneft, ‚Medico-mechanische Gymnastiek', 488; A. Levertin, F. Heiligenthal, G. Schütz en G. Zander, *Die Grundzüge der Dr. G. Zander'schen medico-mechanischen Gymnastikmethode und deren Anwendung in vier besonderen Darstellungen und einige Anweisungen zur Anlage gymnastischer Institute nach jener Methode von der Aktien-Gesellschaft (Göranssons Mekaniska Verkstad)*, Stockholm: Königl. Buchdruckerei P.A. Norstedt & Söner, 1894, 1–2.

[25] Kreck, *Die medico-mechanische Therapie*, 90.

[26] Hier können nur einige Besonderheiten erwähnt werden. Eine Veröffentlichung ist in Vorbereitung, wobei die verschiedenen Institute ausführlicher beschrieben werden.

„Mediko-Mechanische Zander-Institut" in den Niederlanden wurde im Februar 1894 in Groningen gegründet.[27] Erster Auslöser für diese Gründung war der Umstand, dass der Gymnastiklehrer und Heilgymnast J. NIEUWENHUIS (?–1916) aus Amsterdam im Jahr zuvor eine Studienreise nach Deutschland und Schweden gemacht und in seinen Briefen über seine Erfahrungen u. a. in „einem Zander-Institut in Stockholm" geschrieben hatte. Infolge dieses Berichts begann sein Kollege C. A. M. VAN RIET aus Groningen, sich für die Zandermethode zu interessieren.[28] In Zusammenarbeit mit den Ärzten Dr. S. B. RANNEFT, Privat-Dozent für Orthopädie an der medizinischen Fakultät in Groningen, und Dr. E. D. WIERSMA (1858–1940), Psychiater und Neurologe, versuchte er ein derartiges Zander-Institut in Groningen zu gründen.[29] Dies gelang 1894. Das Institut am Coehoornsingel stand ab sofort im Mittelpunkt des Interesses und wurde in den medizinischen und heilgymnastischen Fachzeitschriften häufig besprochen. VAN RIET, RANNEFT und WIERSMA waren am Institut als Direktoren beschäftigt. Durch die Anwesenheit der beiden Ärzte entsprach das Institut den Anforderungen, die Zander an ein solches Institut stellte: Nur an Institute, die unter ärztlicher Aufsicht standen, durften Zanderapparate geliefert werden.[30] Das ganze Gebäude inklusive der Apparate kostete *fl* 40 000,–, der Wert der Apparate betrug ungefähr *fl* 12 000,–.[31]

Wiersma behandelte hauptsächlich verschiedene „Nervenkrankheiten", während die orthopädischen und heilgymnastischen Behandlungen von Ranneft und Van Riet ausgeführt wurden, beide seit 1890 bzw. 1894 Mitglieder der *Gesellschaft für Heilgymnastik*. Die drei Direktoren stellten die Behandlungsrezepte aus und hielten Aufsicht. Drei junge Frauen waren angestellt, um die Apparate richtig, das heißt dem Rezept entsprechend, einzustellen und die Patienten zu betreuen. Weiterhin waren zwei Knechte mit der Wartung des Gasmotors und der Bedienung der passiven Apparate beschäftigt.

Das zweite Zander-Institut wurde in Haarlem im Mai 1895 eröffnet.[32] Die heilgymnastische Praxis des Gymnastiklehrers und Heilgymnasten W. Visser an der Gedempte Oude Gracht 35 wurde dazu

---

[27] Siehe u. a.: Redactie, ‚Binnenland', *Maandschrift gewijd aan de Heilgymnastiek* 3(1893)227, 4(1894)41–42.

[28] J. Nieuwenhuis schrieb auch Briefe über seine Erfahrungen an die Redaktion der Zeitschrift der Gesellschaft für Heilgymnastik. J. Nieuwenhuis, ‚Brieven uit den vreemde', *Maandschrift gewijd aan de Heilgymnastiek* 2(1892) 156–158, 168–171, 183–186 und 3(1893)28–33, 51–55, 66–69, 94–96, 127–130, 153–155, 163–166, 183–184.

[29] J.M. Baart de la Faille, ‚Inrichtingen voor mechanotherapie in Nederland', *Maandschrift gewijd aan de Heilgymnastiek* 9(1899)132–137.

[30] Siehe u. a.: Oosterhoff, *De mechano-therapie*, 43–44.

[31] J.H. Reijs Jr., ‚Het Medico-Mechanisch Zander Instituut te Groningen', *Maandschrift gewijd aan de Heilgymnastiek* 4(1894)87–93.

[32] Siehe u. a.: Redactie, ‚Binnenland', *Maandschrift gewijd aan de Heilgymnastiek* 5(1895)120 und Oosterhof, *de mechano-therapie*, 41–43.

umgebaut. Kurz darauf wurden in den Gemeinden Nijmegen, Arnhem und Rotterdam Bitten um Bauland eingereicht mit der Absicht, dort Zander-Institute zu bauen.[33] Nachdem der Gymnastiklehrer und Heilgymnast J. NIEUWENHUIS von seiner Reise nach Deutschland und Schweden zurückgekehrt war, warb er bei verschiedenen Ärzten dafür, dass auch Amsterdam ein Zander-Institut bekommen sollte. Im November 1895 würde im Hause „Knüttel" am Herengracht 448, nahe zum Koningsplein, das Amsterdamer Zander-Institut eingeweiht.[34] Nijmegen, Arnhem und Den Haag folgten 1896. In Nijmegen wurde die heilgymnastische Einrichtung des Gymnastiklehrers und Heilgymnasten J.W.B. HAGE (1861–1933) und in Arnhem die des Gymnastiklehrers und Heilgymnasten E. MINKMAN hierzu umgebaut.[35] Den Haag sollte das größte Zander-Institut bekommen.[36] Dieses Institut besaß 70 Apparate und beschäftigte einen ganzen Stab von „erfahrenen schwedischen Masseuren und Masseurinnen". Auch bestand die Möglichkeit zur vollständigen Ausübung orthopädischer Maßnahmen (Operationssaal inbegriffen), es gab einen Feinmechaniker und man konnte Patienten aufnehmen. Rotterdam bekam 1897 sein Zander-Institut.[37] Dass es sich hierbei um große Projekte handelte, zeigt sich an den Beträgen, die für den Bau und die Einrichtung dieser Institute spendiert wurden. Für das Institut in Den Haag wurde fl 125.000,-[38] ausgegeben und für das in Rotterdam fl 100000,-.[39] Ebenfalls 1897 wurde in Utrecht ein Institut eröffnet (Kosten fl 50000,-)[40] und die heilgymnastische Einrichtung des Gymnastiklehrers und Heilgymnasten Hk. Albers in Leeuwarden zum Zander-Institut umgebaut.[41]

1899 war noch die Rede davon, dass man auch in Leiden, Maastricht, Zwolle und Deventer Zander-Institute errichten wolle.[42] Be-

---

[33] Redactie, ‚Binnenland', *Maandschrift gewijd aan de Heilgymnastiek* 5 (1895)195.

[34] Redactie, ‚Binnenland', *Maandschrift gewijd aan de Heilgymnastiek* 5 (1895)280–281.

[35] Redactie, ‚Binnenland', *Maandschrift gewijd aan de Heilgymnastiek* 6 (1896)72–73 und 94–95 und J.A. Acket, *Een bezoek aan het Medico-mechanisch Zander-Instituut te Nijmegen* (Osch 1897).

[36] Redactie, ‚Binnenland', *Maandschrift gewijd aan de Heilgymnastiek* 6 (1896)189–192.

[37] Redactie, ‚Binnenland', *Maandschrift gewijd aan de Heilgymnastiek* 7 (1897)164.

[38] Redactie, ‚Binnenland', *Maandschrift gewijd aan de Heilgymnastiek* 6 (1896)30.

[39] Redactie, ‚Binnenland', *Maandschrift gewijd aan de Heilgymnastiek* 6 (1896)189.

[40] Redactie, ‚Binnenland', *Maandschrift gewijd aan de Heilgymnastiek* 7 (1897)54–61 und 6(1896)112.

[41] Siehe u.a.: Redactie, ‚Binnenland', *Maandschrift gewijd aan de Heilgymnastiek* 6(1896)72, 7(1897)23 und 143–146.

[42] Hk. Albers, ‚Eene Lezing', *Maandschrift gewijd aan de Heilgymnastiek* 10 (1900)9–15, 43–50, 70–74 und 84–88, dort 44.

kannt ist aber nur, dass 1913 in Leiden noch ein Zander-Institut errichtet wurde.[43] Über die Institute in den anderen Städten ist in den von mir benutzten Quellen nichts weiter auffindbar.

KONSORTIUM IN AMSTERDAM KONTROLLIERT DIE ERRICHTUNG
DER ZANDER-INSTITUTE

Während seines Aufenthalts in Stockholm knüpfte J. NIEUWENHUIS, wie es scheint, Kontakte zu Dr. ZANDER und traf mit ihm eine Art von Abmachung. Auf Grund dieser Abmachung soll 1895 in Amsterdam ein „Konsortium" gegründet worden sein, das es sich zum Ziel setzte, „alle größeren Städte in den Niederlanden je nach Bedürfnis mit Zander-Institute zu versorgen".[44] Dazu wurden an verschiedenen Orten Verhandlungen geführt, die bereits kleinere Einrichtungen für Heilgymnastik besaßen. In diesen Verhandlungen wurde dem Besitzer der betreffenden Einrichtung angeboten, das Recht zur Umwandlung seiner Einrichtung in ein Zander-Institut zu erwerben. Er musste für dieses Recht eine bestimmte Geldsumme bezahlen, bekam aber dafür dann auch die Sicherheit, dass in einem bestimmten Kreis (in derselben Stadt) kein anderes Institut gegründet wurde. Nach Erwerb dieses Rechts konnte man mit der *Aktien-Gesellschaft Göranssons Mekaniska Verkstad* in Schweden Kontakt aufnehmen, die dann die gewünschten (es handelte sich dabei immer um mehrere) Apparate auf Bestellung lieferte. Es war nicht erlaubt, diese Apparate nachzuahmen oder zu diesem Ziel eine Zeichnung oder ein Foto zu machen. Apparate durften nicht ohne Genehmigung der Aktien-Gesellschaft verkauft werden und im Todesfall der Konzessionäre nahm sie die Apparate nach einer Schätzung ihres Wertes zurück. Das Konsortium profilierte sich so in den Niederlanden als ein ausführendes Organ mit einer eigenen Gründungspolitik, die bestimmte, welche Einrichtungen für Heilgymnastik die Chance bekommen würden, ein Zander-Institut zu werden. Mit Ausnahme der Institute in Groningen, Amsterdam, Haarlem und Utrecht mussten alle Institute dem Konsortium eine hohe Summe, zwischen *fl* 4000,- und *fl* 10 000,-, zahlen.

---

[43] Fournier schreibt, dass 1913 in Leiden ein Zander-Institut errichtet wurde. Fournier, *De medico-mechanische toestellen*, 13. Es sollte bis 1935 in Betrieb gewesen sein. Ich habe über dieses Institut in den von mir benutzten Quellen bis 1915 nichts gefunden. Bekannt ist aber, dass man in 1898 beabsichtigte, ein solches Institut zu eröffnen. Redactie, ‚Binnenland', *Maandschrift gewijd aan de Heilgymnastiek* 8(1898)16.

[44] Anzeigen hierfür kann man finden in: J.H. Reijs Jr., ‚Zevende jaarverslag', *Maandschrift gewijd aan de Heilgymnastiek* 6(1896)151–166; Hk. Albers, ‚Eene lezing', *Maandschrift gewijd aan de Heilgymnastiek* 10(1900)9–15, 43–50, 70–74, 84–88; J. Nieuwenhuis, ‚Ingezonden', *Maandschrift gewijd aan de Heilgymnastiek* 10(1900)91–99; J. van Essen, H. van Kreel, F.L. Stumpf, *Een protest tegen eene onware en onwaardige reclame. Naar aanleiding eener brochure der M.M. Zander-Instituten*, Utrecht: A.W. Bruna & Zoon, 14 u.w.

Arbeitsgelegenheit

In der von mir erforschten Literatur wird deutlich, dass sich unter den 36 Personen, die in den Instituten in der Zeit von 1894 bis 1897 mit der Zandertherapie befasst waren, 15 Heilgymnasten befanden. Zwölf von ihnen waren Mitglieder der *Gesellschaft für Heilgymnastik* und acht waren Direktoren oder hatten eine andere führende Stellung in diesen Instituten. Weiterhin waren daran 21 Ärzte als beratender/kontrollierender Arzt und/oder als Direktor des Institutes beschäftigt. Dreizehn von ihnen waren außerordentliche Mitglieder der *Gesellschaft für Heilgymnastik*.

Der Aufstieg der Zander-Institute hatte offensichtlich keine große Zunahme an Arbeitsplätzen für Heilgymnasten zur Folge. Wahrscheinlich wurde wegen der überwiegend mechanisierten Behandlungsweise mit Apparaten und wegen deren hohen Betriebskosten wenig heilgymnastisches Personal gesucht. Zwischen 1896 und 1900 sind in den erforschten Quellen nur fünf Annoncen zu finden, in denen eine(n) Assistent(in) für ein Zander-Institut gesucht wurde.[45] Diese Assistent(inn)en mussten ein Diplom für den Gymnastikunterricht in der Grundschule oder Oberrealschule besitzen. Aus diesen Annoncen kann man folgern, dass die finanziellen Möglichkeiten offenbar ausreichten, um ein Gehalt variierend zwischen *fl* 500,- in Haarlem bis *fl* 900,- in Amsterdam zu garantieren.

1896 wurde noch über die Gründung einer „Gesellschaft für Zander-Instituts-Direktoren" gesprochen. Es sollte die zweite Organisation (neben der *Gesellschaft für Heilgymnastik*) werden, in der Ärzte und Heilgymnasten zusammen arbeiten würden. Der Vorstand der *Gesellschaft für Heilgymnastik* war überzeugt von der Bedeutsamkeit einer solchen Initiative und ließ verlautbaren, dass man dieser Gesellschaft das *Monatsheft für Heilgymnastik* gerne für ihre Bekanntmachungen und andere Veröffentlichungen anempfehle.[46] Ob und wann die Gesellschaft gegründet worden ist, bleibt unklar. Erst 1900 wurde in einer kleinen Nachricht wieder eine Bemerkung über sie gemacht.[47] Sie betraf wieder eine an die Direktoren gerichtete Eingabe, das Monatsheft zu benutzen. Die Direktoren hätten einander in der letzten Zeit öfters getroffen. Außerdem wurde gemeldet, dass fast alle Direktoren Mitglieder der Gesellschaft für Heilgymnastik seien.

---

[45] ‚Advertentiën', *Maandschrift gewijd aan de Heilgymnastiek* 6(1896)208 (2×), 7(1897)148 und 188, 10(1900)140.

[46] J.H. Reijs Jr., ‚Zevende Jaarverslag van het Genootschap ter beoefening van de Heilgymnastiek in Nederland, uitgebracht op de 23ste Algemeene Vergadering den 29sten Augustus 1896', *Maandschrift gewijd aan de Heilgymnastiek* 6(1896)158.

[47] J.H. Reijs Jr., ‚Elfde Jaarverslag van het Genootschap ter beoefening van de Heilgymnastiek in Nederland, uitgebracht te Leeuwarden den 1sten September 1900', *Maandschrift gewijd aan de Heilgymnastiek* 10(1900)194.

Meinungen über die Zandermethode

Dass die Zandermethode in den Niederlanden populär war, zeigt sich darin, dass in der Periode von 1894 bis 1897 in den größeren Städten nicht weniger als neun Zander-Institute eröffnet wurden. Der Arzt W. RENSSEN (1856–1917) aus Arnhem, Direktor des örtlichen Zander-Instituts, stellte 1896 fest, dass sich von den achtzig Instituten in der Welt acht in diesem Land befanden (Frankreich und England besaßen hingegen nur ein einziges).[48] Er stellte sich die Frage: „Ist es ein Schimmer des Unternehmergeistes unserer Vorfahren? Erwacht er wieder?" Renssen war sich wahrscheinlich des neuen Elans dieser Zeit bewusst, in der die niederländische Wirtschaft durch die Modernisierung in Industrie und Landwirtschaft aufblühte.[49] Die Basis für diese Entwicklung war eine große Reserve an Arbeitskräften (eine Folge der agrarischen Depression der achtziger Jahre), der schnelle Bevölkerungszuwachs (mit zunehmender Urbanisierung), wodurch das Absatzgebiet sich vergrößerte, das Auftreten von Unternehmern, die Risiken eingehen wollten, die Verfügbarkeit von Investitionskapital und die günstigen Transportmöglichkeiten, die sich den durch die überwiegend liberalen Regierungen in den letzten Jahrzehnten durchgeführten Maßnahmen verdankten. Die Industrialisierung vollzog sich im Bereich der Konsumgüter, wie zum Beispiel der elektrischen Apparate und Textilien, aber auch die Schwerindustrie wurde mechanisiert, besonders der Schiffs- und Maschinenbau. In zwanzig Jahren (1877–1895) wuchs der Gebrauch der Dampfmaschinen, wovon man auch in den Zander-Instituten Gebrauch machte, um mehr als 40 Prozent. Durch eine Zunahme der Anzahl von mittelständischen und großen Betrieben fanden mehr Leute Arbeit in der Industrie, in Handel und Gewerbe, im Transportwesen und im Dienstleistungsbereich wie etwa der Verwaltung und den Wartungs- und Reparaturdiensten. Auch an den Arbeitsbedingungen der Menschen veränderte sich um 1900 einiges.[50] Die Unterrichtsgesetze aus der zweiten Hälfte des 19. und vom Anfang des 20. Jahrhunderts hatten unter anderem zur Folge, dass die Kinder völlig aus den Fa-

---

[48] W. Renssen, ‚Boekaankondiging van B.S. de Smit, *De waarde der Zandertherapie bij de behandeling van Chirurgische en Orthopaedische ziekten, Medisch Weekblad voor Noord- en Zuid-Nederland gewijd aan de practische genees-, heel-, en verloskunde* 2(1895/1996)674–675.

[49] Die folgende Skizze ist von: D.J. Noordam, ‚Industriële ontwikkelingen in West-Europa van het einde van de achttiende tot de twintigste eeuw' in: H.A. Diedericks, D.J. Noordam, G.C. Quispel, P.H.H. Vries, *Van agrarische samenleving naar verzorgingsstaat. De modernisering van West-Europa sinds de vijftiende eeuw*, Groningen: Wolter-Noordhoff, 1987, 281–317.

[50] D.J. Noordam, ‚Beroep, arbeid en levensstandaard in de negentiende en twintigste eeuw' in: H.A. Diedericks, D.J. Noordam, G.C. Quispel, P.H.H. Vries, *Van agrarische samenleving naar verzorgingsstaat. De modernisering van West-Europa sinds de vijftiende eeuw*, Groningen: Wolter-Noordhoff, 1987, 319–352.

briken und anderen Betrieben verschwanden, weil sie der Schulpflicht unterlagen. Auch nach dem Ende der eigentlichen Schulpflicht wurde die Schulung und Ausbildung fortgesetzt. In zunehmendem Maße wurden geschulte Arbeiter verlangt, und infolgedessen stieg die Anzahl der Schüler im Berufsfachunterricht. Oft arbeitete nur noch der Mann, und die Frau musste nur arbeiten gehen, wenn das Einkommen zu gering war. Das Einkommen des Mannes war in dieser Zeit höher als das von seinen Eltern oder Großeltern in Form von Familienarbeit verdiente und dies führte zu einer Steigerung der Kaufkraft.[51] Dass die niederländische Gesellschaft in dieser Periode eine große Wohlstandssteigerung erfuhr, zeigt sich darin, dass das nationale Einkommen zwischen 1870 und 1914 um 39 Prozent stieg. Der Arzt RENSSEN hatte mit seinem Eindruck also recht: Die Niederländische Gesellschaft kam voran.

Die Zander-Institute passten sehr gut in ihre Zeit. Bereits die Einrichtung eines Zander-Institutes spiegelte die fortschreitende Modernisierung wider: Die Patienten wurden mit schön hergestellten und die Phantasie anregenden Apparaten behandelt, die teilweise von Dampfmaschinen und Elektro- oder Gasmotoren angetrieben wurden.[52] KRECK und THOMANN sprechen in diesem Zusammenhang von einer Industrialisierung der Gesundheit.[53] Auch die Indikationen für eine Behandlung in einem Zander-Institut weisen darauf hin, dass die neuen industriell-technischen Entwicklungen für die Menschen Konsequenzen hinsichtlich ihrer körperlichen und geistigen Gesundheit haben konnten:

> Zander sieht in seiner methodischen Gymnastik – und er spricht aus Überzeugung – ein Mittel gegen die heutzutage überall bestehende Überlastung des Geistes, er will bei den schwachen, krankhaften, nervösen Kindern das gestörte Gleichgewicht wiederherstellen, der Überreizung des Nervensystems durch Übungen für das gesamte Muskelsystem ein Gegengewicht bieten. Mit Krukenberg würde ich den Kindern auch lieber einen Urlaub geben, sie in der offenen Natur spielen lassen, bis sie wieder normal sind, aber das ist nur ganz ausnahmsweise durchführbar, der Zeitgeist will es nicht und die finanziellen Möglichkeiten sind auch beschränkt. (...) Diejenigen, die sich wegen ihres Berufs oder ihrer Lebensweise ungenügend, einseitig oder nur sehr wenig bewegen, vor allem wenn mit dem Älterwerden die Energie abnimmt, müssen sich in einem Zander-Institut in Behandlung begeben. (...) Wer ras-

---

[51] Trotzdem lebten noch viele Menschen in erbärmlichen Verhältnissen. Siehe u.a. H.F. van der Velden, *Financiële toegankelijkheid tot gezondheidszorg in Nederland, 1850–1941. Medische armenzorg, ziekenfondsen en de verenigingen voor ziekenhuisverpleging op nationaal en lokaal niveau (Schiedam, Roordahuizum en Amsterdam)*, (diss.) Amsterdam: 1993, 32 e.v. und (de geraadpleegde literatuur in) A. Juch, *De medisch specialisten in de Nederlandse gezondheidszorg. Hun manifestatie en consolidatie 1890–1941*, Rotterdam: Erasmus Publishing, 1997, 43 e.v.

[52] Siehe dazu die Jahresberichte und Broschüren der verschiedenen Zander-Institute.

[53] Kreck und Thomann, ‚Gesundheit maschinell herstellen', 596.

tet, der rostet, die Disharmonie im Körper ergibt Störungen im Gleichgewicht. Durch Übungen verjüngt man sich, man fühlt sich aufgemuntert und kräftiger, die Beschwerden verschwinden allmählich. Es liegt auf der Hand, daß es sich anbietet, auch Krankheiten, die mit dieser Lebensart zusammenhängen oder zu deren Entstehen ein allgemeiner Bewegungsmangel in erheblichem Maße beigetragen hat, in einem Zander-Institut zu behandeln.[54]

Im folgenden Abschnitt wird eine Auswahl der Reaktionen dargestellt, die von den direkt vom Aufstieg der Zander-Institute Betroffenen stammen.

Einige Reaktionen von Ärzten

Im letzten Jahrzehnt des 19. Jahrhunderts wurde die Zandermethode von Ärzten als „wissenschaftlich verantwortbarer" Zusatz zum Behandlungsarsenal anerkannt. Dies zeigt sich unter anderem in der Broschüre des Haarlemer Arztes W. J. Oosterhoff *Die Mechanotherapie oder die mechanische Heilungsweise im Zusammenhang mit die Gründung des Zander-Instituts und Stahlbads in Haarlem* (*De mechano-therapie of de mechanische geneeswijze in verband met het op te richten Zander-Instituut en met het staalbad te Haarlem*) von 1896. Die Mechanotherapie war seiner Meinung nach zur so genannten Naturheilkunde zu rechnen, die in den letzten beiden Jahrzehnten des 19. Jahrhunderts immer beliebter wurde.[55] Zwei Drittel seines Aufsatzes sind der Geschichte und der Wirkung der Gymnastik und Heilgymnastik (inklusive der Massage und der Zandermethode) gewidmet. Da die Mechanotherapie als „ein Teil der wissenschaftliche Heilkunde" gesehen werden müsse, bedeute dies, „dass die ganze Hingabe und tägliche Aufsicht des Arztes, der ein spezielles, diesbezügliches Studium absolviert hat, dringend notwendig ist, um mit dieser Heilmethode die erwünschten Resultate zu erzielen", so Oosterhoff. Mit Hilfe von Aussprüchen verschiedener Autoritäten, unter ihnen Zander, der Hygieniker Dr. S. Sr. Coronel (1827–1892), der deutsche Pfarrer S. Kneipp (1821–1897) und einige deutsche Ärzte, erhärtete er seine Meinung, dass bei fehlender direkter und sachkundiger Aufsicht die Anwendung der Zandermethode nachteilig und sogar gefährlich werden könne. Obwohl er das Zander-Institut in Haarlem als einen Gewinn ansah, äußerte er heftige Kritik an seinem

---

[54] W. Renssen, ‚Een en ander over mechanotherapie in het algemeen en de behandeling met Zanderapparaten in het bijzonder', *Medisch Weekblad voor Noord- en Zuid-Nederland gewijd aan de practische genees-, heel-, en verloskunde* 3(1896/1897)579–581, 591–594, 604–607. Zitat S. 604–605. Es wird den Lesern nicht entgangen sein, dass im Hinblick auf die Besserung von Beschwerden, die aus Bewegungsarmut am Arbeitsplatz und in der Freizeit resultieren, eine große Ähnlichkeit zwischen dem damaligen „Zandern" und den heutigen Jogging- und „Fitnessprogrammen" besteht.
[55] Siehe u. a. Terlouw, ‚De opkomst', 263 e.v. und das dortige Literaturverzeichnis.

Funktionieren: Gerade die Aufsicht sei unzureichend.[56] Sowohl der Direktor, der Heilgymnast W. VISSER (der zusätzlich Gymnastiklehrer an verschiedenen Schulen war) als auch der beratende Arzt, Dr. B.J. KOUWER (1861–1933), hätten dafür nur ungenügend Zeit. Der „lokale und polemische Charakter" von Oosterhoffs Kritik am Haarlemer Zander-Institut war für die Redaktion der *Niederländischen Zeitschrift für Heilkunde* Anlass, seiner Broschüre keine Besprechung zukommen zu lassen.[57]

OOSTERHOFF war nicht der einzige, der davon überzeugt war, dass die Leitung der Behandlung und die dazu erforderliche Aufsicht in einem Zander-Institut einem wissenschaftlich weitergebildeten Arzt anvertraut werden sollten. In seinem Vortrag bei der Eröffnung des Zander-Instituts in Leeuwarden am 12. Juni 1897 ließ Dr. J.M. BAART DE LA FAILLE (1867–1952), außerordentliches Mitglied der *Gesellschaft für Heilgymnastik* seit 1897 und Direktor des Zander-Instituts in Utrecht, dazu verlauten:

> Soll aber das Interesse der Ärzte zunehmen bis hin zu deren Beifall und erwartet man von unserer Seite Kooperation, so möchte ich die Anforderung, die wir an dieses Institut stellen, deutlich formulieren. Diese Anforderung ist, daß das Zander-Institut – auf wissenschaftliche Fundamente gegründet – seinen wissenschaftlichen Charakter aufrechterhalten und durch eine wissenschaftliche Behandlung der Patienten und eine wissenschaftliche Anwendung seiner Hilfsmittel bewahren möge. Daß die medico-mechanischen Einrichtungen unserer Zeit auf wissenschaftlicher Basis gegründet worden sind, bedarf keiner weiteren Darlegung. Es brauchte ein Genie wie Dr. Zander dazu, um die äußerst sinnreichen, komplizierten, variationsreichen Apparate zu entwerfen und zu konstruieren, um damit die gestörte Funktion des menschlichen Körpers zu verbessern und wenn möglich zur Norm zurückzubringen. Aber soll das Ziel erreicht werden, dann muß die Behandlung der Patienten, auch im Geiste Dr. Zanders, eine wissenschaftliche sein.[58]

Auch Baart de la Faille war davon überzeugt, dass die Bewahrung und Handhabung des wissenschaftlichen Charakters des Instituts und die Festlegung der wissenschaftlichen Behandlung eine wichtige Aufgabe der Ärzte darstelle. Der Heilgymnast sollte dabei eine dienende Rolle spielen, so Baart de la Faille:

> Aber in der Ausführung dieser Aufgabe kann und muß der Heilgymnast ihm [i.e. dem Arzt] zur Seite stehen. Er soll seine rechte Hand sein, der seinen

---

[56] Diese Stellungnahme Oosterhoffs dürfte zum Teil zusammenhängen mit der Tatsache, dass er bei der Gründung des Institutes übergangen wurde. Weitere Informationen hierüber in: Oosterhoff, *De mechanotherapie*, 41–42; Redactie, ‚Boekaankondiging‘, *Maandschrift gewijd aan de Heilgymnastiek* 6(1896)71–72; Redactie, ‚Binnenland‘, *Maandschrift gewijd aan de Heilgymnastiek* 6(1896)96.

[57] Redactie, ‚De mechanotherapie‘, *Nederlandsch Tijdschrift voor Geneeskunde* 32(1896)I, 704.

[58] Redactie, ‚Binnenland‘, *Maandschrift gewijd aan de Heilgymnastiek* 7(1897)143–146. Zitat S. 144–145.

Anweisungen folgt, der zusieht und sorgt, dass sie angemessen ausgeführt werden, der die Effekte mit kontrolliert. Erst bei dem wechselseitig angepaßten Verhältnis, bei jener zweckmäßigen Zusammenarbeit zwischen Arzt und Heilgymnasten, von der hier die Rede ist, kann das Ziel dieses Instituts erreicht werden. Dann erst wird nach Verbesserung getrachtet, und danach, wenn möglich die Heilung der Kranken auf mediko-mechanische Weise zu erzielen, wobei im Auge behalten wird, dass keine Beschädigungen auftreten.[59]

Es gab aber auch Ärzte, die der Meinung waren, dass die Heilgymnastik als wesentlicher Bestandteil der modernen Heilkunde ausschließlich von Ärzten ausgeübt werden dürfe. Dr. S. B. RANNEFT, Direktor des Zander-Instituts in Groningen, schenkte 1895 einem Artikel von seinem Leipziger Kollegen Dr. M. DOLEGA (1864–1899) in der *Deutschen Medizinischen Wochenschrift* große Beachtung. Die Orientierung von Dolegas Artikel ging zwar in die gleiche Richtung wie die VON OOSTERHOFF und BAART DE LA FAILLE, aber DOLEGA geht in seiner Auffassung bezüglich der Ausübung der Heilgymnastik durch Nicht-Ärzte weiter als seine niederländischen Kollegen. Dolegas Artikel können Sätze entnommen werden wie: „die Heilmethode, die wir unter dem Sammelnamen Mechanotherapie zusammenfassen, ist nur sehr langsam aus den Händen der Laien in die der Ärzte übergangen, nachdem die kurpfuscherische Hülle, womit sie von Laien umgeben worden war, entfernt und der wahre, große heilkundliche Wert des Kerns entdeckt war." DOLEGA war der Ansicht, dass es für den Arzt notwendig sei, die Mechanotherapie in den Bereich der ihm zu Gebote stehenden Heilmethoden zu bringen. Ihre Ausübung fordere ja exakte wissenschaftliche Vorbereitung, Ausdauer und Geduld. Obwohl DOLEGA der Meinung war, dass Ungeübte oder so genannte geübte Laien die Mechanotherapie nicht anwenden dürften, wies er darauf hin, dass der Arzt es auch nicht alleine könne. Hierin liege nun der große Verdienst ZANDERS. Da gute Gehilfen schwer zu finden gewesen seien, sei ZANDER auf die Idee gekommen, seine Apparate zu entwickeln, damit der Arzt so frei wie möglich von der Hilfe Anderer gemacht werde.[60] Praktische Gründe hätten dazu beigetragen, dass die Mechanotherapie an bestimmten Orten und in geeigneten Form angewendet werde, um die Behandlung einer großen Anzahl von Patienten zu ermöglichen. Dolega hielt dies für unausweichlich, denn die nichtmechanische Behandlung sei nun einmal schwierig und für den Arzt anstrengend und dauere außerdem häufig Wochen bis Monate. Nur wenige hätten sich bisher solche großen finanziellen Opfer auferlegen können, wie sie für die Bezahlung einer derartigen ärztlichen Hilfe notwendig seien. Dank der neuentwickelten Möglich-

---

[59] Redactie, ‚Binnenland', *Maandschrift gewijd aan de Heilgymnastiek* 7(1897) 143–146. Zitat S. 145–146.
[60] Diese Erklärung, warum Zander seine Apparate entwickelt haben soll, wird in der übrigen von mir untersuchten Literatur nicht genannt.

keit, eine große Anzahl von Patienten in einem speziellen Institut unter direkter oder indirekter ärztlicher Aufsicht zu behandeln, sei die Behandlung auch weniger betuchter und bisher weniger beachteter Patienten möglich geworden. RANNEFT fasste DOLEGAS Artikel folgenderweise zusammen:

> DOLEGA meint nachgewiesen zu haben, dass die Mechanotherapie ein charakteristisches therapeutisches Fach in der praktischen Heilkunde ist und dass die Ausübung davon nicht einem geeigneten Masseur oder einem heilkundig gebildeten Heilgymnasten überlassen werden darf, sondern dass die enge Beziehung zwischen ihnen und den verschiedenen anderen Gebieten der praktischen Heilkunde eine vielseitige und immer weitergehende Entwicklung [des Berufsbildes] eines Mechanotherapeuten erforderlich macht. Er hält ausreichenden Unterricht für den zukünftigen Arzt der Mechanotherapie für dringend notwendig.[61]

Neben referierenden Beiträgen, wie den oben besprochenen, erschienen in dieser Periode kaum Artikel von Ärzten über die Behandlung mit der Zandermethode in medizinischen Zeitschriften. Diese wenigen Beiträge stammten – was nicht erstaunlich ist – hauptsächlich von den außenordentlichen Mitgliedern der *Gesellschaft für Heilgymnastik*, die an den Zander-Instituten beschäftigt waren. Einen Grund, warum relativ wenig Ärzte sich in dieser Zeit um die Heilgymnastik oder allgemein um die Mechanotherapie (Orthopädie, Heilgymnastik, Massage) bemühten, erläuterte der am Arnhemschen Zander-Institut beschäftigte Arzt W. RENSSEN. In seiner Rezension eines Büchleins über den Wert der Zandertherapie bei der Behandlung von chirurgischen und orthopädischen Krankheiten im *Medizinischen Wochenblatt* (*Medisch Weekblad*) schrieb er: „Unbekannt unverlangt."[62] Die Unbekanntheit war seiner Meinung nach auf zwei Faktoren zurückzuführen. Erstens liege sie an ZANDER selbst. Wegen seines Patentes und seiner „Siedlungspolitik" (ausgeübt vom Konsortium in Amsterdam) werde zwar „die Ware auf gutem Preis gehalten", aber die Verbreitung verhindert. Dies führe dazu, dass die Methode unbekannt geblieben sei. Zweitens schloss er sich an die Ausführungen seines Kollegen Dolega an, wenn er anführte, dass die Unvertrautheit der Ärzte mit der Heilgymnastik und Mechanotherapie mit der Tatsache zu tun habe, dass in der Ausbildung diesen Techniken wenig oder sogar keine Aufmerksamkeit geschenkt werde:

> Besondere Kenntnisse dieser Behandlungsweise werden nirgendwo (vielleicht in Schweden?), so weit ich weiß, vom Arzt gefordert. Es bleibt bei Allgemeinheiten, auch die normalen Handbücher streifen sie nur kurz. Eine Ge-

---

[61] S.B. Ranneft, ‚De mechano-therapie en de medico-mechaniek', *Nederlandsch Tijdschrift voor Geneeskunde* 31(1895)I, 179–182. Zitat S. 182.

[62] W. Renssen, ‚Boekaankondiging van B.S. de Smit, *De waarde der Zandertherapie bij de behandeling van Chirurgische en Orthopaedische ziekten*', *Medisch Weekblad voor Noord- en Zuid-Nederland gewijd aan de practische genees-, heel-, en verloskunde* 2(1895/1896)674–675.

legenheit zu geregeltem, systematischem Unterricht in dieser Therapie, im Anschluß an die drei großen klinischen Fächer, wenn möglich zusammen mit der Orthopädie, findet man außerdem auch noch nicht. Trotzdem sollte jeder Arzt soviel davon wissen, dass er für bestimmte Fälle die Indikationen und Kontraindikationen andeuten könnte. Die Ausführung kann er dann den Kollegen überlassen, die sich darauf spezialisiert haben. Die Niederlande werden bald einen ersten Platz unter den Ländern einnehmen, in denen die Mechanotherapie – speziell die Zandertherapie – angewendet wird, der niederländische Arzt wird reichlich in der Lage sein diese Therapie durch eigene Beobachtungen und Erfahrungen kennenzulernen und auch die Resultate zu schätzen wissen. (...) Die Patienten werden dafür dankbar sein und vielleicht wird die Regierung veranlassen, dass die Niederlande das erste Land sind, wo offiziell klinischer Unterricht in der Orthopädie, Heilgymnastik und Massage erteilt wird. Wenn man betrachtet, was schon alles zur Beförderung des Unterrichts in der Neurologie und Psychiatrie getan und ausgegeben wurde, dann darf man auch dies bald erwarten![63]

Trotz dieser optimistischen Haltung mussten, wie das während der ganzen zweiten Hälfte des 19. Jahrhunderts der Fall war, die Ärzte und Heilgymnasten, die sich in der Heilgymnastik ausbilden wollten, ihre Kenntnisse und Erfahrungen auf diesem Gebiet durch eigene Lektüre von Büchern und Zeitschriften und den Besuch von Praxen von Heilgymnasten und Ärzten sammeln. Von diesen Studienreisen erschienen regelmäßig Berichte in den medizinischen und heilgymnastischen Fachzeitschriften und in Broschüren.[64] Renssen erwartete, wie sich im angeführten Zitat zeigt, dass in dieser Situation durch die Gründung vieler Zander-Institute in den Niederlanden eine Veränderung aufkommen würde. Sein Gedanke dabei war, dass die Schwelle für Ärzte, die sich auf diesem Gebiet ausbilden wollten, dann niedriger sein würde: Anstatt Einrichtungen im Ausland zu besuchen oder entfernte Praxen von Heilgymnasten im eigenen Land, konnte man sich bei den in den Zander-Instituten arbeitenden Kollegen Aufschluss verschaffen.

Wie sich in den oben aufgeführten Zitaten bereits zeigt, wurde in den Beiträgen der in- und ausländischen Ärzte regelmäßig befürwortet, dass die Ausübung der Mechanotherapie den Ärzten überlassen

---

[63] W. Renssen, ‚Boekaankondiging', 674.

[64] Diese Berichte beziehen sich alle auf Personen, die an den Zander-Instituten in den Niederlanden beschäftigt sind. Siehe u. a.: Redactie, ‚Binnenland', *Maandschrift gewijd aan de Heilgymnastiek* 5(1895)196, 6(1896)30–31 und 192, J.H. Reijs Jr., ‚Achtste jaarverslag van het Genootschap ter beoefening van de Heilgymnastiek in Nederland, uitgebracht op de 26ste Algemeene Vergadering, den 28sten Augustus 1897', *Maandschrift gewijd aan de Heilgymnastiek* 7(1897)153–160; J. Nieuwenhuis, ‚Brieven uit den vreemde', *Maandschrift gewijd aan de Heilgymnastiek* 2(1892)156–158, 168–171, 183–186 und 3(1893)28–33, 51–55, 66–69, 94–96, 127–130, 153–155, 163–166, 183–184; Redactie, ‚Verslagen. Opening van het Medico-Mechanisch Zander-Instituut te Utrecht', *Medisch Weekblad voor Noord- en Zuid-Nederland gewijd aan de practische genees-, heel-, en verloskunde*, 3(1896/1897)643–646; Hk. Albers, ‚Eene Lezing', 14; De Smitt, *De waarde*, 30.

werden sollte. Dabei spielten „Besorgnis über die Belange des Patienten" und „wahrhaftes wissenschaftliches Interesse" zweifellos eine Rolle. Anzunehmen ist aber auch, dass ökonomische Motive dabei ebenfalls ihr Gewicht hatten. In der hier untersuchten Periode war die Rede von einem Anwachsen der Konkurrenz zwischen den Ärzten. Diese resultiert einerseits aus der großen Zunahme der Ärztezahlen, wobei die Ärzte sich zum größten Teil in den größeren Städten niederließen,[65] andererseits aus einer Differenzierung im Angebot medizinischer Fürsorge innerhalb und außerhalb des ärztlichen Berufsbildes.[66]

Die Differenzierung im Angebot medizinischer Fürsorge innerhalb des ärztlichen Berufsfeldes zeigte sich in der zunehmenden Spezialisierung. Im Jahre 1883 zählte die *Niederländische Gesellschaft zur Förderung der Heilkunde* noch 32 Spezialisten, 1903 waren es bereits 136 und 1908 schon mehr als 400 in 24 Städten. Diese Spezialisierung hing zwar einerseits mit Entwicklungen auf dem Gebiet der medizinischen Wissenschaft und der Situation innerhalb der Kliniken zusammen, aber sie konnte andererseits auch als ein Versuch der Ärzte gesehen werden, sich auf dem Markt zu profilieren. Eine in dieser Zeit oft benutzte Methode, sich auf dem Markt zu etablieren, war die Eröffnung einer Poliklinik, in der die Patienten umsonst oder gegen niedrige Sondertarife behandelt wurden.

Die Differenzierung im Angebot medizinischer Fürsorge außerhalb des ärztlichen Berufes war ebenfalls eine Ursache für die wachsende Konkurrenz zwischen den Ärzten. Ärzte wurden mit einer wachsenden Rivalität von alten und neuen Institutionen im Gesundheitswesen konfrontiert. Der Bereich der Kliniken, örtlichen Gesundheitsämter und der sich ausweitenden Privatinitiativen wuchs an und entwickelte neuartige Formen der medizinischen Fürsorge. Diese Einrichtungen repräsentierten zugleich eine alternative Organisationsform, die die Existenz des privaten Unternehmers fundamental bedrohte. Eine Folge dieser Entwicklung war, dass die *Niederländische Gesellschaft zur Förderung der Heilkunde* sich in den ersten Jahrzehnten des 20. Jahrhunderts zu einer Betreuungsorganisation der Belange einzelner praktizierender Ärzte umwandelte. Schließlich wurden die Ärzte auch noch mit der Entwicklung der konkurrierenden medizinischen Berufe konfrontiert. Van der Velden schreibt hierüber:

> Die Fürsorgebereiche der Ärzte, Hebammen, Spezialisten, Zahnärzte und Heilgymnasten war teilweise austauschbar, teilweise ergänzten sie sich. Insofern sie austauschbar waren, waren diese Berufsgruppen untereinander direkte Konkurrenten. Vor allem wenn sie sich nicht an die gebräuchlichen

---

[65] Juch, *De medisch specialisten*, 49 e.v.; Redactie, ‚De toestand der medici', *Medisch Weekblad* 3(1896/1897)589–591; T.J.A. Terlouw, ‚De opkomst', 273 e.v.
[66] Van der Velden, *Financiële toegankelijkheid*, 59 e.v.

Tarife hielten. Wo aber die Fürsorgebereiche einander ergänzten, entstand Konkurrenz um die vorhandenen finanziellen Mittel. Außerdem führte die Differenzierung zu mühseligen Kompetenzkonflikten.[67]

Bei der Beanspruchung der Heilgymnastik durch die Ärzte aus ökonomischen Gründen muss außerdem berücksichtigt werden, dass die Mechanotherapie wie die so genannten Naturheilmethoden, wozu die Hydrotherapie, die Elektrotherapie, die Licht- und Lufttherapie (sowie die Heilgymnastik und die Massage) gerechnet wurden, sich um 1900 einer zunehmenden Popularität erfreuen durfte.[68] Die Anwendung der Heilgymnastik muss eine lukrative Tätigkeit für Ärzte gewesen sein: Der Arzt stellte die Diagnose, verwies und behielt die Kontrolle, während andere die eigentliche Arbeit durchführten. Die Zandermethode hatte im Vergleich mit der zeitaufwendigen und anstrengenden normalen heilgymnastischen Behandlung überdies den Vorteil, dass mehrere Patienten gleichzeitig behandelt werden konnten, wodurch die Einkünfte stiegen. Auch die Tatsache, dass in dieser Zeit die Regierung ein Unfallversicherungsgesetz vorbereitete (das Gesetz wurde 1901 verabschiedet), wird beim Anspruch der Ärzte auf das Gebiet der Heilgymnastik eine Rolle gespielt haben. Dieses Thema soll später noch behandelt werden.

Dass die Ärzte in ihrem Anspruch derartige ökonomische Motive nicht betonten, lässt sich verstehen. Als Hauptargument wurde immer der wissenschaftliche Charakter der Heilgymnastik angeführt, der nun einmal durch die Heilgymnasten aufgrund ihrer mangelnden Ausbildung nicht erfasst werden könne. Wenn man aber die vielen Besprechungen über die Entwicklungen auf diesem Gebiet im *Monatsheft für Heilgymnastik* und in den Versammlungen der *Gesellschaft für Heilgymnastik* betrachtet[69] und bedenkt, dass von einer Ausbildung der Ärzte selbst in diesem Arbeitsfeld keine Rede war, kann man hinter dieses Hauptargument ein Fragezeigen setzen.

---

[67] Van der Velden, *Financiële toegankelijkheid*, 61.
[68] Hinweise auf die zunehmende Popularität der physikalischen Heilmethoden sind zu finden in u.a.: G.W.S. Lingbeek, ‚Naar aanleiding van ons adres aan Zijne Excellentie den Minister van Binnenlandsche Zaken', *Tijdschrift voor Physische Therapie en Hygiëne* 4(1903)164–168; G.C. Nijhoff, ‚Openingsrede van de twee-en-vijftigste algemeene vergadering der Nederlandsche Maatschappij tot bevordering der Geneeskunst, gehouden te Leiden op Maandag 1 Juli 1901', *Nederlands Tijdschrift voor Geneeskunde* 37(1901)II, 1–10.
[69] Siehe u.a.: Genootschapscommissie, 'Beschouwing der Commissie over Dr. Nebel's werk: Bewegungskuren mittelst Schwedischer Heilgymnastik und Massage', *Maandschrift gewijd aan de Heilgymnastiek* 1(1891)95–98, 112–117, 127–133, 166–170, 191–195, 221–223; und S.H. Stokvis (vert.), ‚Dr. Fernand Lagrange: De Gymnastiek te Stockholm', *Maandschrift gewijd aan de Heilgymnastiek* 1(1891)124–127, 159–166, 181–191, 205–217.

Einige Reaktionen von Heilgymnasten

Der Vorstand der *Gesellschaft für Heilgymnastik* war begeistert über den Aufstieg der Zander-Institute, und dies versuchte man nicht zu vertuschen, im Gegenteil.[70] Im Monatsheft für Heilgymnastik wurde wiederholt über Zander, seine Methode und die Institute lobend geschrieben. Die Tatsache, dass es sich hier nach der Meinung prominenter Köpfe der medizinischen Welt um eine wissenschaftliche Methode handelte, wird auf die Mitglieder der *Gesellschaft für Heilgymnastik* eine große Anziehungskraft ausgeübt haben. Immer wieder aber wurde von ihnen betont, dass die Zandermethode nicht als Allheilmittel gesehen werden dürfe, sondern „nur" als eine wertvolle Ergänzung des heilgymnastischen Behandlungsarsenals. Diese Stellungnahme dürfte wohl der Mehrzahl der Mitglieder der Gesellschaft, d. h. den Heilgymnasten, die nicht in Zander-Instituten arbeiteten und also nicht in der Lage waren, Patienten mit Zanderapparatur zu behandeln, gefallen haben. Ein wichtiger Grund für den Enthusiasmus des Vorstandes über die Zander-Institute war die dortige Verwirklichung einer Zusammenarbeit zwischen dem Heilgymnasten, der mit der so genannten Mechanotherapie vertraut war, und dem Arzt, der laut der Forderung Zanders an einem solchen Institut beschäftigt sein sollte. Eine derartige institutionalisierte Zusammenarbeit bewirke als unmittelbaren Effekt, dass der Heilgymnast im Zander-Institut sich nicht mehr durch die selbständige, unbefugte Ausübung der Heilkunde schuldig machte: Seine Aktivitäten standen jetzt ja unter der direkten Aufsicht eines Arztes. Noch wichtiger für den Vorstand aber war die Hoffnung, dass mancher Arzt durch Besuche in und Teilnahme an diesen Einrichtungen sich auf intensive Weise mit dem Heilgymnasten und seiner Arbeit bekannt machen könne, wodurch der Kontakt zwischen beiden verbessert werde. In seiner Eröffnungsrede während der allgemeinen Versammlung der *Gesellschaft für Heilgymnastik* verkündete der Vorsitzende E. Minkman seine Befriedigung über das während des siebenjährigen Bestehens der Gesellschaft auf dem Gebiet der Heilgymnastik Erreichte. Er betonte die Bedeutung der Zander-Institute für diese Entwicklung folgendermaßen:

> Besser begründete Kenntnisse der Heilgymnastik und der Massage haben sich unter den Praktikern verbreitet, die Gesellschaft stimulierte die Neugierde unter Heilgymnasten, sich besser zu informieren, das eigenmächtige Auftreten der Heilgymnasten hat einen tüchtigen Knacks bekommen, die Zu-

---

[70] Siehe u. a.: J. H. Reijs Jr., ‚Notulen van de Huishoudelijke en Algemeene Vergadering, gehouden den 26sten April 1896 te Utrecht, ten huize van den Heer H. van Kreel, Biltstraat 13', *Maandschrift gewijd aan de Heilgymnastiek* 6(1896)97–109; sowie J. H. Reijs Jr., ‚Notulen van de Huishoudelijke en Algemeene Vergadering, gehouden den 29sten en 30sten Augustus in het Medico-mechanisch Zander-Instituut; Roerdomplein 31, Arnhem', *Maandschrift gewijd aan de Heilgymnastiek* 6(1896)169–180.

sammenarbeit zwischen Heilgymnast und Arzt hat sich sehr verbessert, die Ärzte haben das große Interesse vieler ihrer Patienten an einer heilgymnastischen Behandlung besser kennengelernt und gewürdigt und eine große Zahl von Patienten hat einen Vorteil davon gehabt. Ich sage nicht zuviel, wenn ich behaupte, dass die Gründung der Zander-Institute hier zu Lande zum größten Teil dem Einfluß der Gesellschaft auf die Verbreitung der Heilgymnastik zu verdanken ist.[71]

Der Sekretär der Gesellschaft, J. H. REIJS Jr., sprach in derselben Versammlung aufgrund dieser Entwicklungen die Hoffnung aus, dass sich mehr Ärzte als außerordentliche Mitglieder anmelden würden.[72] Die Verbesserung der Beziehung zu den Ärzten wurde vom Vorstand der Gesellschaft in den Betrachtungen über die Zander-Institute mehr betont als zum Beispiel die finanziell-ökonomischen Aspekte, die mit der Arbeit in einem solchen Institut zusammenhingen. Implizit wurde dadurch deutlich gemacht, dass man im Rahmen der Interessenwahrnehmung der Mitglieder „Anerkennung" wichtiger fand als „Einkommensfragen".

Nicht alle Heilgymnasten waren so begeistert über die Zander-Institute wie die Gesellschaft.[73] Wie bereits geschildert, war es nicht jedem Heilgymnasten beschieden, Direktor oder Mitarbeiter in einem Zander-Institut zu werden, geschweige denn, selbst hoffen zu können, eines zu gründen. Hatte man das Pech, dass im Ort, an dem man seine heilgymnastische Praxis hatte, ein Zander-Institut gegründet wurde, dann musste man dessen Konkurrenz ertragen. Das Mitglied der Gesellschaft W. Jansen J. Hzn. (1860–1921) – der 1900 Direktor des Zander-Instituts in Utrecht wurde – gab in einem Vortrag im Dezember 1895 seine Besorgnis hierüber zu erkennen:

> Wie Pilze sehen wir die Zander-Institute auch in unserem Land aus dem Boden emporschießen. Die Manie, diese zu errichten, kann uns nichts zu leide tun, für die Sache selbst erfüllt uns dies mit Freude, aber der Kampf ums Dasein wird uns schwerer gemacht. Will der Heilgymnast in einem Ort, wo ein solches Institut besteht, konkurrieren können, dann versehe er sich mit Apparaten, die nicht all zu sehr hinter den Zanderapparaten zurückstehen und wenig Geld kosten. In Orten, wo kein Zander-Institut bestehen kann, ist es seine sittliche Pflicht, seine Einrichtung so gut wie möglich zu gestalten.[74]

---

[71] J.H. Reijs Jr., ‚Notulen van de Huishoudelijke en Algemeene Vergadering, gehouden den 29sten en 30sten Augustus in het Medico-mechanisch Zander-Instituut; Roerdomplein 31, Arnhem', *Maandschrift gewijd aan de Heilgymnastiek* 6(1896)169–180, Zitat S. 172–173.

[72] J.H. Reijs Jr., ‚Zevende Jaarverslag van het Genootschap ter beoefening van de Heilgymnastiek in Nederland, uitgebracht op de 23ste Algemeene Vergadering den 29sten Augustus 1896', *Maandschrift gewijd aan de Heilgymnastiek* 6(1896)151–166, dort 160.

[73] Siehe u.a.: X, ‚Een stukje scherts in de koude dagen op 't eind van 1895', *Maandschrift gewijd aan de Heilgymnastiek* 6(1896)13–17.

[74] W. Jansen J. Hzn., ‚Een nieuw toestel voor scoliose-behandeling. Lezing gehouden op de Alg. Vergadering van den 23sten Dec. 1895', *Maandschrift gewijd aan de Heilgymnastiek* 6(1896)50–59, Zitat S. 50.

JANSEN[75] wies seine Zuhörer hier nicht allein auf ein wichtiges Problem hin, sondern bot zugleich die Lösung des Problems an: Heilgymnasten konnten bei ihm nämlich einen oder mehrere seiner sechs Apparate kaufen, die er als Ersatz für die Zanderapparate entwickelt hatte. Nicht nur der Heilgymnast J. NIEUWENHUIS (vom Amsterdamer Konsortium) erwies sich als ein Geschäftsmann.

Jansen war übrigens nicht der einzige, der angefangen hatte, die Apparate Zanders zu ersetzen. In seiner Rezension Ende 1896 über das *Lehrbuch der mechanischen Heilmethoden* des deutschen Chirurgen und Ingenieurs Dr. H. KRUKENBERG (1863–1935), wies Dr. S.B. RANNEFT zum Beispiel auf die Existenz der Apparate von „KRUKENBERG, HÖNIG, BURLOT, SACHS, DIEHL, NYCANDER, GÄRTNER, u.a." hin.[76] Abgesehen von ökonomischen Motiven und den Problemen bezüglich der Erhältlichkeit der Zanderapparate, gab es noch einige weitere Gründe, um andere Apparate zu entwickeln. Unter anderem wurde Kritik bezüglich der Konstruktion und der grundlegenden biomechanischen und physiologischen Theorien und Prinzipien geäußert.[77] Die „Hebewirkung" der Zanderapparate gab beispielsweise Anlass zu einem Theorienstreit zwischen Krukenberg aus Halle und Dr. G. ZANDER.[78] Auch die Polemik in der *Wiener medizinische Presse* und in der *Wiener Klinik* 1898 und 1899 zwischen Dr. M. HERZ (1865–?), Dr. A. BUM (1856–1925), Dr. H. NEBEL (1853–1930) und Dr. E. ZANDER (Sohn von Gustav Zander) können beispielhaft genannt werden.[79] Es führt im Rahmen dieses Artikels zu weit, hierauf näher einzugehen. Bemerkt werden soll allerdings, dass je nach den Erkenntnissen der Heilgymnasten und Ärzte in den Zander-Instituten auch mit einigen dieser anderen Apparate gearbeitet wurde.

Der Niedergang der Zander-Institute

Im letzten Jahrzehnt des 19. Jahrhunderts herrschte Optimismus hinsichtlich der Zukunft der Zander-Institute. Der wichtigste Grund dafür war die Einführung der so genannten „Krankenkassen" in

---

[75] Jansen, ‚Een nieuw toestel', 51.
[76] S.B. Ranneft, ‚Boekbespreking', *Maandschrift gewijd aan de Heilgymnastiek* 6(1896)206–207. Auch wurden in den Quellen noch Apparate von Schulthess, Van der Boom, Milo, Beely, Lorenz, Fischer, usw. genannt.
[77] M. Fournier, ‚Spierkracht', 28 e.v.
[78] Siehe u.a.: Redactie, ‚Verslagen. Opening van het Medico-Mechanisch Zander-Instituut te Utrecht', *Medisch Weekblad voor Noord- en Zuid-Nederland gewijd aan de practische genees-, heel-, en verloskunde* 3(1896/1897) 643–646.
[79] Siehe über diesen Streit u.a.: Th. Potma (vert.), ‚Over het zogenaamde nieuwe systeem van de machinale Heilgymnastiek van den Docent M. Herz, door Dr. H. Nebel te Frankfort a/M en Dr. Emil Zander te Stockholm', *Maandschrift gewijd aan de Heilgymnastiek* 10(1900)236–245.

Deutschland. Man schrieb über mehrere große deutsche Versicherungsunternehmen, Betriebe und Vereinigungen, die ihre Mitglieder und Mitarbeiter verpflichteten, sich nach einem Unfall ausschließlich in einem Zander-Institut behandeln zu lassen. Es sollten sogar Zander-Institute speziell zu diesem Zweck errichtet worden sein. Die finanziellen Vorteile dieser Institute seien erheblich, so schreibt der Direktor des Amsterdamer Zander-Instituts, der Arzt Dr. Ch. E. A. Vermeulen 1895.[80] Sein Kollege, Dr. B. S. de Smitt, ebenfalls am Zander-Institut in Amsterdam beschäftigt, schrieb ein Jahr später in einer Broschüre, dass die Entwicklungen in Deutschland unverkennbar im Zusammenhang mit dem therapeutischen Wert der Zandertherapie stünden.[81] Keine andere Therapie könne nach einem erlittenen Trauma so schnell und vollkommen die funktionelle Besserung etwa einer kleinen Läsion an einem der Glieder herbeiführen. Dies war natürlich günstig für die Versicherungsgesellschaften: Eine durchschnittlich kürzere Behandlungsdauer bedeutete eine durchschnittlich kürzere finanzielle Unterstützung für die angetretene vorübergehende Invalidität. Außerdem, so betonte De Smitt, könne anhand von Jahresberichten der *Heimstätte für Verletzte* nachgewiesen werden, dass die Zanderbehandlung sich auch bei schwerwiegenden Läsionen lohne. Wo nach einer vorangehenden Behandlung mit anderen Mitteln noch eine Arbeitsunfähigkeit von beispielsweise 50% festgestellt worden sei, habe man diese mit Hilfe einer Zanderkur auf bis zu 30% reduzieren können. Ein anderer Vorteil der Zandermethode sei, dass man damit in der Lage sei, Simulanten zu entlarven. Ohne Mitwissen des Patienten könne man nämlich allmählich den Widerstand vermehren und so die Zunahme der Muskelkraft und Gelenkbeweglichkeit in Zahlen ablesen. All diese Vorteile der Zandermethode hätten, so De Smitt, dazu beigetragen, dass in Deutschland auch die größeren Betriebe wie die Eisenbahngesellschaft beschlossen hätten, ihr Personal in Zander-Instituten behandeln zu lassen.

In den Niederlanden steckte um 1900 eine derartige Entwicklung noch in den Kinderschuhen. Verträge zwischen Zander-Instituten und Betrieben, in denen es um die Behandlung ihrer Patienten ging, gab es noch kaum.[82] Das Wissen darum, dass ein Unfallversicherungsgesetz in Vorbereitung war, stärkte das Vertrauen in eine blühende

---

[80] Ch. Vermeulen, *Beknopte beschouwingen omtrent de Zander-Therapie naar aanleiding van de opening van het Medico-Mechanisch Zander-Instituut te Amsterdam*, Amsterdam: H. J. W. Becht, 1895, 30 e.v.

[81] B. S. de Smitt, *De waarde der Zander-Therapie bij de behandeling van Chirurgische en Orthopaedische Ziekten*, Amsterdam: H. J. W. Becht, 1896, 20 e.v.

[82] Siehe u. a.: J. H. Reijs Jr., ‚Notulen van de Huishoudelijke en Algemeene Vergadering, gehouden den 2den Mei 1897 ten huize van den heer H. van Kreel, Biltstraat 23, Utrecht', *Maandschrift gewijd aan de Heilgymnastiek* 7(1897) 120–141, dort 140.

Zukunft der Zander-Institute.[83] Nicht nur Heilgymnasten,[84] sondern auch Ärzte waren hoffnungsvoll in dieser Hinsicht, was etwa aus den Worten von Dr. J.M. BAART DE LA FAILLE, Direktor des Amsterdamer Zander-Instituts, 1899 deutlich wird:

> Durch den Fortschritt der Orthopädie, durch das Vertrauen, das man der mechanischen Behandlungsweise bei inneren Krankheiten entgegenbringt, und schließlich durch die langwierigen Behandlungen nach Unfällen, die durch das neue Gesetz immer häufiger stattfinden werden, ist es zu erwarten, dass die Einrichtungen für Mechanotherapie blühen werden und dass hier für Ärzte ein ausgedehntes Arbeitsfeld liegt.[85]

In dieser Zeit scharfer Konkurrenz zwischen Ärzten und anderen Berufsgruppen sah BAART DE LA FAILLE die Zander-Institute als eine gute Alternative für Ärzte an, die in die Mechanotherapie investieren wollten und konnten, um ihr Einkommen aufzubessern. Das Unfallversicherungsgesetz müsse dabei eine große Rolle spielen. Die Worte des Amsterdamer Arztes B.S. DE SMITT 1901 betonen dies nochmals:

> Für den arbeitenden Stand, der durch die Arbeit in verschiedenartigsten Betrieben, mehr als andere gewalttätigen Einwirkungen unterliegt, wodurch Beinbrüche, Luxationen usw. entstehen können, wäre es erwünscht, dass eine Gelegenheit zu einer baldigen Behandlung in einer Einrichtung für Mechanotherapie bestünde. Denn statistisch wurde festgestellt, dass die hier erwähnten Leiden in viel kürzerer Zeit und vollkommener heilen, als durch irgend eine andere Behandlung. Die Zeit wird kommen, sicher mit der Verabschiedung des Unfallversicherungsgesetzes, dass die Versicherungsbanken sich mit einer reputierlichen Einrichtung für die Behandlung der bei ihnen versicherten Arbeiter in Verbindung setzen werden. Sie werden dann bald einsehen, dass die von diesen gewährte Unterstützung auf diese Weise die kürzeste Bezahlung erfordert und dass bei eventuell bleibender Invalidität häufiger noch eine bestimmte Funktion erhalten bleiben kann, wodurch die Zahlung einer kleineren Entschädigung notwendig sein wird.[86]

Es kam aber anders als erwartet, trotz all dieser optimistischen Äußerungen. Nach dem Aufschwung Ende der neunziger Jahre des 19. Jahrhunderts verloren die Zandermethode und ihre Institute schnell ihre Popularität. Es lässt sich schwer ausmachen, welcher Faktor oder welche Faktoren bei dem Niedergang der Zander-Institute und dem Unüblichwerden der Zandermethode die bestimmende Rolle gespielt hat bzw. haben. Die Artikel sowohl der Anhänger wie auch der Gegner der Zandermethode in der Fachliteratur im ersten Jahrzehnt

---

[83] Erst durch einen Königlichen Beschluss vom 14. Juli 1902 (Stbl. 153) sollte dieses Gesetz bekräftigt werden.

[84] Siehe u.a.: J.A. Acket, *Een bezoek*, 19; H.P. Boscha, W. Jansen J.Hzn., *De medico-mechanische Zander-Instituten*, 21.

[85] J.M. Baart de la Faille, ‚Inrichtingen voor mechanotherapie in Nederland', *Maandschrift gewijd aan de Heilgymnastiek*, 9(1899)132–136, Zitat S. 136.

[86] B.S. de Smitt, ‚Iets over mechanische geneeswijze en Zander-Instituten', *Eigen Haard* 38(1901), 110–112, 124–127, 148–152. Zitat S. 150.

des 20. Jahrhunderts bringen jedoch ein wenig Licht in diese Sache. Neue Einsichten in das Phänomen der Bewegung sowie veränderte therapeutische Zielsetzungen und die daraus resultierenden Äußerungen von Kritik bezüglich der Ausgangspunkte der Zandermethode, des Betriebs der Institute, der personalen Besetzung und der enttäuschenden Behandlungsresultate kommen darin als mögliche Ursachen vor.

Neue Einsichten

Dr. H.C. Kreck weist 1987 in seiner Dissertation auf verschiedene Ursachen des Untergangs der Zander-Institute und der Zandermethode in Deutschland in den ersten Jahrzehnten des zwanzigsten Jahrhunderts hin.[87] Drei dieser Ursachen möchte ich hier nennen, denn diese haben meines Erachtens auch für die niederländische Situation in mehr oder weniger hohem Maße eine Rolle gespielt, wie wir später noch sehen werden.

Erstens stellt Kreck fest, dass die Entwicklungen im Bereich der orthopädischen Chirurgie in der zweiten Hälfte des neunzehnten Jahrhunderts (Äthernarkose, Asepsis, Antisepsis und die Einführung der Bluttleere bei Extremitäteneingriffen) zur Folge hatten, dass chirurgischen Eingriffe in den orthopädischen Praxen immer mehr gegenüber den konservativen Therapien bevorzugt wurden. Das Interesse der Orthopäden für die Letzteren ließ nach, und infolgedessen beschäftigten sich weniger Ärzte mit Behandlungsverfahren wie zum Beispiel der Zandermethode.

Auch das Therapieziel wandelte sich um 1900. Kreck schreibt darüber:

> Die Verbesserung der Funktion trat unter dem Eindruck der sozialen Auswirkungen der jeweiligen Schädigung gegenüber der pathologischen Form in den Vordergrund orthopädischen Interesses. Die „Minderung der Erwerbsfähigkeit" hatte sich zum entscheidenden Bewertungsmaßstab der erzielten Erfolge entwickelt. Die bessere Funktion konnte durch mechanisch vorgegebene Bewegungsabläufe nicht erreicht werden. Komplexere, Koordination, Konzentration und Lernfähigkeit erfordernde Übungen wurden entwickelt.[88]

In einem derartigen Klima ist es gut vorstellbar, dass das so genannte Klappsche Kriechverfahren des deutschen Arztes Dr. R. Klapp (1873–1948) populär werden konnte.

Ein dritter Faktor, der beim Niedergang der deutschen Zander-Institute eine Rolle spielte, war der veränderte Blick auf das Phänomen Bewegung. Kreck meint, dass der Urbanisierungsprozess als Folge der raschen Industrialisierung und des Bevölkerungswachstums die Idealvorstellungen der Menschen um 1900 in Bezug auf die Bewe-

---

[87] Kreck, *Die medico-mechanische Therapie*, 138 u.w.
[88] Kreck, *Die medico-mechanische Therapie*, 138.

gung beeinflusst hat. Die Überbevölkerung in den Städten mit schlechter Wohnqualität und schlechten hygienischen Verhältnissen hatte Konsequenzen für den Gesundheitszustand der städtischen Bevölkerung. Es war die Unzufriedenheit mit dieser Lage, die sich in der Gymnastik in der Forderung nach Übungen in der freien Natur und nach Nacktturnen durch Anhänger der Lebensreformbewegung widerspiegelte. Turnübungen, besonders die Freiluftgymnastik, bekamen durch diese Vorstellungen neuen Auftrieb, so Kreck. Als Beispiel dafür nennt er das Hausgymnastiksystem des Dänen J.P. MÜLLER (1866–1938), das 1905 veröffentlicht und sehr populär wurde. In dieses System wurden verschiedene populäre Richtungen der physikalischen Therapie integriert, so etwa die aus der schwedischen Heilgymnastik entwickelten Widerstandsübungen, das Nacktturnen, kalte Waschungen zur Abhärtung sowie Frottierübungen.

KRECK weist noch auf einen weiteren aufstrebenden Zweig der Gymnastik in dieser Zeit hin. Unter dem Einfluss des Expressionismus entwickelten sich aus der ästhetischen Gymnastik LINGS verschiedene Schulen, die der Bewegung als Ausdruck psychischen Empfindens eine zentrale Rolle zumaßen. Die von R. BODE (1881–1970) und E.J. DALCROZE (1865–1950) konzipierte rhythmische Gymnastik und die Lohelandschule, die im Erleben der Übung ihren Hauptzweck sah, betonten das dynamische Ziel gegenüber der formalen Ausführung der schwedischen Heilgymnastik sehr deutlich, so KRECK. Mit dem Zandern waren derartige Tendenzen völlig unvereinbar:

> Als neuer Modetrend waren die ästhetische Gymnastik wie auch die (...) „Lebensreformbewegung" mit der Mechanotherapie unvereinbar. Die Reduzierung materialistischen Denkens auf die „Mechanik" der Bewegungsübung schlug in idealistischen Vorstellungen von der Entfaltung der Persönlichkeit durch Bewegung um.[89]

Das von Kreck erwähnte nachlassende Interesse der Orthopäden an konservativen Therapien, die veränderten Erkenntnisse bezüglich der therapeutischen Zielsetzungen und des Phänomens Bewegung[90] spielten auch in den Niederlanden eine Rolle beim Niedergang der Zander-Institute, wie sich im Folgenden zeigen lässt. Offenbar inspiriert vom Zeitgeist formulierte der Rector magnificus der Universität von Leiden, der Arzt Prof. Dr. J.E. VAN ITERSON J. Az. (1842–1901), in seiner Rede mit dem Titel *Die Bedeutung der Leibesübungen für den*

---

[89] Kreck, *Die medico-mechanische Therapie*, 141.
[90] Die in dieser Zeit ebenfalls aufkommenden physikalischen Heilmethoden und Naturheilmethoden in den Niederlanden waren dafür symptomatisch. Terlouw, ‚De opkomst', 63 u.w. Dr. J.M. Baart de la Faille verweist in diesem Zusammenhang auf die Tatsache, dass man uns im Ausland weit voraus war, wo es um die Anwendung von und Unterricht in den physikalischen Heilmethoden ging. U.a. führte er die Universitätsklinik in München als Beispiel an. J.M. Baart de la Faille, ‚Inrichtingen voor physische therapie', *Nederlandsch Tijdschrift voor Geneeskunde* 36(1900)II, 704–705.

gesunden und den kranken Menschen (*De beteekenis der lichaamsoefening voor den gezonden en den zieken mensch*) einige Einwände gegen die Tatsache, dass die Behandlung in einem Zander-Institut hauptsächlich mit Apparaten geschah. Er behauptete, dass dies nicht nur abstumpfend, sondern auch krankmachend wirken könne:

> Eine großer Mißstand der Mechanotherapie ist, dass sie auf die Dauer einen nachteiligen Einfluß auf das ganze Individuum ausübt. Die Gedanken des Patienten werden auf seinen Leiden geführt, während auch die Ziellosigkeit der Bewegungen und die Eintönigkeit die Energie schwächen und Neurasthenie und Hysterie befördern.[91]

Das Konzept, dass der Mensch ein unteilbares Ganzes und Abwechslung zwischen geistiger und körperlicher Arbeit die beste Medizin sei um die menschliche Maschine in Gang zu halten, war unvereinbar mit einer bloßen Apparatebehandlung, so Van Iterson.[92] Er war davon überzeugt, dass vielmehr natürliche Aktivitäten (wie Massage und gymnastische Übungen) zur Heilung führen müssten und würden.

In seiner Rede skizzierte Van Iterson ein überzogenes Bild von der Situation, wie sie wirklich in den Zander-Instituten herrschte. In seiner Kritik ließ er zum Beispiel außer Acht, dass in diesen Instituten nicht nur mit Apparaten behandelt wurde. Auch anderen Kritikern in dieser Zeit kann der Vorwurf gemacht werden, dass sie ein zu einseitiges Bild entwerfen. Wie dem auch sei, manche fühlten sich davon angesprochen und dies führte zu verschiedenen Polemiken in den Fachzeitschriften zwischen den Anhängern der maschinellen und denen der manuellen Behandlung. Ein Beispiel für eine solche Polemik wird im Folgenden noch behandelt werden. Während der 38. Allgemeinen Versammlung der *Gesellschaft für Heilgymnastik* am 28. April 1901 kam der Vorsitzende, E. MINKMAN, in seiner Eröffnungsrede auf die Position der Gesellschaft in diesem Streit zu sprechen:

> Die Gesellschaft erlebt heutzutage schwierige Zeiten. Die Anhänger der manuellen Behandlung und die der Zandertherapie fangen an, sich einigermaßen mit einander zu streiten, und das ist schade im Hinblick auf das Interes-

---

[91] Redactie, ‚Eene rede van prof. van Iterson', *Maandschrift gewijd aan de Heilgymnastiek* 11(1901)30–33. Zitat S. 32.

[92] Die Einsicht, dass jeder Patient seine eigenen Beschwerden habe und daß also auch die Behandlung auf diese spezifische Person zugeschnitten werden solle, war in diesem Kontext nicht mit der gleichzeitigen Behandlung mehrerer Menschen mit Zanderapparatur zu vereinbaren. Siehe zum Beispiel auch die Aussprachen des ärztlichen Beraters der Staatsversicherungsbank (Rijksverzekeringsbank), Dr. P. Kooperberg (1849–1917), während des Internationalen Medizinischen Kongresses für Betriebsunfälle 1905. Redactie, ‚Buitenland. Uit het verslag van het Internationaal Geneeskundig Congres voor Bedrijfsongevallen', *Maandschrift gewijd aan de Heilgymnastiek* 15(1905) 144–145.

se an der Sache. Die manuelle und mechanische Behandlung sollen einander ergänzen, beide Behandlungsmethoden bieten sehr viel Gutes und daraus soll durch den denkenden praktischen Heilgymnasten dasjenige ausgewählt werden, das im Interesse des Patienten ist. Dies – das Interesse des Patienten – soll über allem stehen. (...) Auf dem Gebiet der Skoliosetherapie besteht u. a. eine große Verschiedenheit von Methoden, aber weder beispielsweise Schildbach, noch Zander, noch Hoffa, noch Schulthess, noch auch Jagerink haben eine universelle Behandlungsmethode angegeben; übrigens soll jede Behandlung an das Individuum und an seine Beschwerden angepaßt werden. Jeder Heilgymnast, der selbständig denkt und handelt, nimmt von den verschiedenen Methoden, was seiner Meinung nach nützlich und notwendig ist und vermehrt dies um dasjenige, das er selbst erfahrungsgemäß als heilsam betrachtet.[93]

DER BETRIEB DER ZANDER-INSTITUTE UND DIE KONKURRENZ MIT KLEINEREN PRAXEN

Es wird nicht einfach gewesen sein, den Betrieb eines Zander-Instituts aufrecht zu erhalten. Nicht nur die Anschaffung der Apparate, sondern auch die Menschen, die sie bedienten und unterhielten, kosteten Geld, ganz zu schweigen von den Kosten für die Anschaffung, die Pflege und die Energieversorgung des Gebäudes. Darüber hinaus mussten die Gehälter der Ärzte und Heilgymnasten bezahlt werden. Dass die Aktionäre (etwa in Haarlem) während der ersten Jahre seines Betriebes keine Dividende von einem Zander-Institut erwarteten, unterstreicht dies nur. Trotz der hoffnungsvollen Erwartung der Verabschiedung eines Unfallversicherungsgesetzes und seiner Auswirkungen, wurde um 1900 deutlich, dass der Betrieb eines Zander-Instituts sehr schwierig war, so schwierig, dass um die Zukunft der Institute gebangt wurde. Der Sekretär der *Gesellschaft für Heilgymnastik*, J.H. REIJS Jr., warnte im 12. Jahresbericht 1901: „Die Zander-Institute, so wie sie jetzt noch zum größten Teil eingerichtet sind, werden zu Grunde gehen, es sei denn, sie ändern ihren Kurs und kommen unter technisch kompetente Leitung."[94]

Der Betrieb der Zander-Institute und die Auswirkungen davon auf die Qualität der Behandlung der Patienten waren öfters Anlass zur Kritik in den Fachzeitschriften. 1900 erschien eine Broschüre mit dem Titel *Ein Protest gegen eine unwahre und unwürdige Reklame aus Anlaß einer Broschüre der M.M. Zander-Institute* (*Een protest tegen eene onware en onwaardige reclame naar aanleiding eener*

---

[93] J. van Essen, ‚Notulen van de Algemeene Vergadering, gehouden den 28sten April 1901 in Tivoli, Coolsingel te Rotterdam', *Maandschrift gewijd aan de Heilgymnastiek* 11(1901)82–89, Zitat S. 83.

[94] J.H. Reijs Jr., ‚Twaalfde jaarverslag van het Genootschap ter beoefening van de Heilgymnastiek in Nederland, uitgebracht te Utrecht, den 7den September 1901', *Maandschrift gewijd aan de Heilgymnastiek* 11(1901)137–146.

brochure der M.M. Zander-Instituten).[95] In diesem Schreiben protestierten die Autoren, die Gesellschaftsmitglieder J. VAN ESSEN (1861–1931), H. VAN KREEL (1860–1921) und F.L. STUMPF (1864?–1954) gegen ein Schreiben von Dr. H.P. BOSSCHA (1860–1926) und W. JANSEN J. Hzn., beziehungsweise Arzt und Direktor des Zander-Instituts in Utrecht von 1900 an, worin nach der Meinung VAN ESSENS c.s. eine aufdringliche, unwürdige Werbung für die Zander-Institute auf Kosten der kleineren heilgymnastischen Praxen gemacht worden war.[96] VAN ESSEN c.s. behaupteten, dass ein Zander-Institut ein finanzielles Unternehmen mit großem Kapital sei und dass dieses Kapital Profit bringen müsse. Es wurde bemerkt, dass sich die Zanderapparate von einem Hilfsmittel in einen Handelsartikel verwandelt hätten. Damit unterschieden sich die Apparate von den sonstigen auf dem Gebiet der Heilkunde verwendeten. Dieser Wandel wurde für die hohen Betriebskosten der Institute verantwortlich gemacht. Hierdurch müssten auch die Tarife höher sein als in den kleineren heilgymnastischen Einrichtungen und es seien somit starke Einschränkungen notwendig. All dies führe wiederum zu einer Abnahme der Qualität der Behandlung. Die Änderungen im Personalbestand der Zander-Institute seien hierfür ein augenfälliger Beweis. Schon nach ein paar Jahren würden in den größeren Instituten die Ärzte mit einer festen Stellung durch so genannte beratende Ärzte ersetzt, wodurch die Aufsicht über die Behandlungen abnehme. Sachverständige Begleitung sei ebenfalls nur wenig anwesend, denn die Anzahl gut ausgebildeter Heilgymnasten müsse höchstens ein oder zwei pro Institut betragen. Dafür täten ungeschulte und billigere Kräfte die Arbeit. Alles nur, um dadurch die Betriebskosten zu drücken, so Van Essen c.s.

In der so gerügten Broschüre argumentierten BOSSCHA und JANSEN jedoch, dass man in den Zander-Instituten billiger arbeiten könne als in den kleineren Praxen. Heilgymnasten, die in einer eigenen Praxis arbeiteten, konnten ihrer Meinung nach als professionelle Fachmänner nur einen Patienten auf einmal behandeln, wodurch die Kosten erheblich seien. Die Zander-Institute hätten den Vorteil, dass mehrere Patienten gleichzeitig behandelt und dadurch niedrigere Tarife berechnet werden könnten. Das Zander-Institut habe damit diese Art von Heilkunde demokratisiert: Auch Menschen, die nicht so viel Geld hätten, seien hierdurch in der Lage, sich in einem solchen Institut behandeln zu lassen.

---

[95] J. van Essen, H. van Kreel, F.L. Stumpf, *Een protest tegen eene onware en onwaardige reclame. Naar aanleiding eener brochure der M.M. Zander-Instituten*, Utrecht: A.W. Bruna & Zoon, 1900. Diese Broschüre wurde von L.D. Labberté rezensiert in *Nieuw Olympia. Weekblad gewijd aan de lichamelijke opvoeding van jeugd en volk* 2(1901), nrs. 35, 36, 37 und 38.

[96] H.P. Boscha, W. Jansen J.Hzn., *De medico-mechanische Zander-Instituten. Hoe ze werken en wie er genezing kan vinden*, Utrecht: J. van Broekhoven, 1900.

VAN ESSEN c. s. stritten dies heftig ab und präsentierten Beweise dafür, dass die Zander-Institute zu teuer seien und dass der Gedanke Profit machen zu müssen das Leitende bei der Behandlung der Patienten sei. Nur vermögende Patienten könnten sich hier wegen der hohen Tarife für eine Behandlung anmelden.[97] Auch das Fehlen von Behandlungen für die Armen und weniger Betuchten war ihrer Meinung nach ein Hinweis auf die Gewinnsucht der Institute.[98] Behandlungen für diese Kategorie von Patienten würden aber von den Heilgymnasten in ihren kleineren Praxen vorgenommen. In Bezug auf die Tarife postulierten sie weiterhin:

> Trotzdem sind wir der Meinung, dass dem Patienten, vor allem dem weniger Begüterten, mehr mit einer finanziellen Unterstützung entsprechend seiner finanziellen Lage geholfen ist, als mit einem Tarif, der von Aktionären festgesetzt wurde und in erster Linie die hohen Betriebskosten und erst danach die finanzielle Belastbarkeit des Patienten berücksichtigt.[99]

VAN ESSEN c.s. zielten in ihren Betrachtungen vor allem auf die größeren Zander-Institute. Obwohl das Resultat der Behandlung in den kleineren Zander-Instituten ebenfalls von der Patientenanzahl abhängig sei, die in einer bestimmten Zeit von einem Heilgymnasten behandelt werden konnte, seien die Schattenseiten hier weniger ausgeprägt und die Resultate besser. Dies habe damit zu tun, dass die Individualität des Heilgymnasten hier mehr im Vordergrund stehe, so die Autoren. Die Betriebskosten seien hier außerdem nicht so drückend, weil bei einem kleineren Betriebskapital auch weniger Profit gemacht werden müsse. Die kleineren Einrichtungen, über die sie schrieben, seien ganz oder teilweise Eigentum von Ärzten, Heilgymnasten oder beiden und seien daher viel besser in der Lage zu überleben.[100] Das Zander-Institut des Heilgymnasten J.W.B. HAGE (1861-1933) in Nijmegen war zum Beispiel so ein aussichtsreiches Unternehmen, das durch niedrige Betriebskosten in der Lage war, niedrige Tarife zu berechnen und sogar für weniger Begüterte Behandlungen gratis vornehmen konnte.[101]

Man sollte glauben, dass Ärzte und Heilgymnasten, die ihre Praxen in einer Stadt hatten, in der sich auch ein Zander-Institut befand, hier auf große Konkurrenz stießen. Es war aber genau umgekehrt: Die Zander-Institute zogen in diesem Wettbewerb letztendlich den Kürzeren. Die Beschwerden darüber, dass man keine teure Zanderapparatur hatte, wurden schon bald durch die Tatsache aufgehoben, dass viele Zanderapparate nachgemacht, verbessert oder durch an-

---

[97] Anweisungen hierfür kann man auch finden in: Redactie, ‚Uit eene correspondentie in de Geneeskundige Courant', *Maandschrift gewijd aan de Heilgymnastiek* 9(1899)104.
[98] Van Essen c.s., *Een protest*, 37 e.v.
[99] Van Essen c.s., *Een protest*, 42.
[100] Van Essen c.s., *Een protest*, 17 e.v.
[101] Acket, *Een bezoek*, 19-20.

dere ersetzt wurden. Hierdurch war es in den kleineren Einrichtungen auch möglich von einer maschinellen Behandlung zu profitieren. Wichtig dabei wird jedoch gewesen sein, dass hier nicht mehrere Patienten zugleich mit Apparaten behandelt wurden. Es ist denkbar, dass einige Patienten sich gerade wegen der persönlicheren Zuwendung, die in den kleineren Praxen geboten werden konnte, eher an diese wandten. Schließlich gibt es noch eine Erklärung dafür, warum die kleineren Einrichtungen den größeren überlegen waren. Wegen der niedrigeren Behandlungskosten waren die kleineren Praxen als feste Behandlungsplätze der Patienten attraktiv für die Versicherungsgesellschaften.

KRITIK AN DEN GERINGEN REHABILITIERUNGSERFOLGEN UND PRAKTISCHE BESCHWERDEN

Aufgrund des oben Erwähnten kann leicht der Eindruck entstehen, dass jeder in der heilkundlichen und in der heilgymnastischen Gemeinschaft in den Niederlanden eine feste und unverrückbare Meinung über die Zander-Institute hatte. Dass dies nicht der Fall war, erweist sich aus den Worten des Vorsitzenden der *Gesellschaft für Heilgymnastik*, E. MINKMAN 1902: Die übergroße Mehrheit der Ärzte sei über das Funktionieren der Zander-Institute nicht informiert. Dies habe dazu beigetragen, dass den Zander-Instituten in den Niederlanden das große Wachstum nicht geglückt sei. Die meisten Patienten gingen nämlich nicht auf eigene Initiative zum Zander-Institut, sondern würden vom Arzt überwiesen. Da die meisten Ärzte nicht recht im Bilde seien (wegen einer mangelhaften Ausbildung in dieser Hinsicht), sei die Anzahl der Überweisungen gering."[102]

In der bereits angeführten Rede von 1901 von Prof. Dr. J.E. VAN ITERSON J.Az., in der er über die Bedeutung der Leibesübungen für den gesunden und den kranken Menschen sprach, wurde ein weiterer Faktor genannt, der wenigstens teilweise erklären kann, warum die Zander-Institute in den Niederlanden nicht zum großen Wachstum kamen, nämlich die enttäuschend geringen Rehabilitationserfolge der Zander-Institute.

> Die soziale Bedeutung gestörter Verrichtungen nach Arbeitsunfällen, hat zur Errichtung der mediko-mechanischen Institute, Nachahmungen der Zander-Institute durch den Staat und Versicherungsgesellschaften, geführt, da in den regulären Heilanstalten nur ungenügend Zeit und keine Gelegenheit zum Üben besteht. Die Erwartungen in dieser Hinsicht sind [aber] enttäuscht worden, da die Tauglichkeit zur Wiederausübung des früheren Berufes nicht immer erworben wurde, nicht einmal mit der Rückkehr der normalen Kraft und Beweglichkeit.[103]

---

[102] Minkman, ‚Iets over de Zander-Instituten', 48–49.
[103] Redactie, ‚Eene rede van prof. van Iterson', 32–33.

Im selben Jahr, in dem der Amsterdamer Arzt B.S. DE SMITT sich noch positiv über die großen – finanziellen und therapeutischen – Vorteile der Behandlungen in den Zander-Instituten äußerte, war Van Iterson deutlich skeptischer. Eine gute physische Erholung war seiner Meinung nach keine Garantie für eine Reintegration in den Beruf.[104]

Aus den Listen heilgymnastischer Einrichtungen, die ab 1898 gelegentlich im *Monatsheft für die Heilgymnastik* erschienen, kann abgeleitet werden, dass nur wenige Menschen in den Zander-Instituten beschäftigt waren. In zunehmendem Maße arbeiteten hier Personen, die nicht zur Gesellschaft für Heilgymnastik gehörten. Wahrscheinlich wegen der hohen Betriebskosten verschwanden viele erfahrene Heilgymnasten, alles Mitglieder der Gesellschaft, in der Periode zwischen 1900 und 1910 aus den Zander-Instituten: E. MINKMAN in Arnhem,[105] H. VAN KREEL,[106] W.J. JANSEN J.Hzn.[107] und TH. POTMA (?–1934)[108] in Utrecht; W.J. JANSEN J.Hzn.[109] en P.H. BONDAM[110] in Den Haag; und W. VISSER[111] in Haarlem. Es ist nicht unwahrscheinlich, dass durch den Abzug dieser erfahrenen Heilgymnasten die Zander-Institute nicht mehr so professionell und weniger erfolgreich arbeiten konnten. Zu wenig Kenntnisse und Erfahrung bei den übrig gebliebenen Helfern und Helferinnen können mit dazu beigetragen haben, dass die verschiedenen heilgymnastischen Behandlungsformen zu wenig integriert wurden. Außerdem könnte es sein, dass wegen Personalmangels eine gute Aufsicht weniger möglich war. Zusammen mit der „Spezifizität" der Zanderapparate könnten diese Faktoren ebenfalls eine Rolle beim immer schlechteren Funktionie-

---

[104] Dies wird im Jahresbericht der Staatsversicherungsbank von 1905 bestätigt. Darin ist zu lesen, dass die Behandlungsresultate in den Zander-Instituten in diesem Jahr nur gering waren. Dies war laut „Sachverständigen" aus diesen Einrichtungen auf die Tatsache zurückzuführen, dass die Patienten von den Ärzten zu spät überwiesen worden seien. Redactie, ‚Binnenland', *Maandschrift gewijd aan de Heilgymnastiek* 17(1907)59.

[105] Redactie, ‚Binnenland', *Maandschrift gewijd aan de Heilgymnastiek* 11 (1901)78.

[106] J.H. Reijs Jr., ‚Notulen van de Huishoudelijke en Algemeene Vergadering, gehouden den 7den Januari 1900, ten huize van den eer H. van Kreel, Kromme Nieuwe Gracht 33, Utrecht', *Maandschrift gewijd aan de Heilgymnastiek* 10(1900)58–70, m.n. 60.

[107] Redactie, ‚Binnenland', *Maandschrift gewijd aan de Heilgymnastiek* 12 (1902)41.

[108] Redactie, ‚Binnenland', *Maandschrift gewijd aan de Heilgymnastiek* 19 (1909)26.

[109] Redactie, ‚Binnenland', *Maandschrift gewijd aan de Heilgymnastiek* 12 (1902)236.

[110] P.H. Bondam, ‚Ingezonden', *Maandschrift gewijd aan de Heilgymnastiek* 15 (1905)234–235.

[111] Redactie, ‚Binnenland', *Maandschrift gewijd aan de Heilgymnastiek* 15 (1905)50.

ren eines Instituts gespielt haben, mit der Konsequenz, dass die Behandlungsresultate enttäuschend waren und die Patienten wegblieben.

Als Abschluss der Aufzählung kritischer Bemerkungen über die Zander-Institute und Zandermethode kann ein Artikel des Vorsitzenden der *Gesellschaft für Heilgymnastik*, E. MINKMAN, dienen. Er wusste noch einige weitere praktische Nachteile einer Behandlung in einem Zander-Institut zu nennen.[112] Wegen der unruhigen Umgebung in einem Zander-Institut seien die Menschen schneller abgelenkt und könnten nicht konzentriert üben. Auch müsse öfters auf das Freiwerden eines Apparates gewartet werden, wodurch die Kontinuität der Behandlung gefährdet werde. Weil man sich dann mit etwas anderem beschäftige, werde die Reihenfolge gestört. Ein anderes Problem sah er darin, dass häufig keine Möglichkeit bestünde, Männer und Frauen getrennt üben zu lassen, wodurch die Patienten angekleidet bleiben müssten. Vor allem bei der Behandlung einer Skoliose wurde dies von ihm, im Rahmen der Individualisierung, als ein großer Nachteil bewertet.

KOMBINATION VON FAKTOREN FÜHRTE ZUM NIEDERGANG
DER ZANDER-INSTITUTE

Zu Beginn des 20. Jahrhunderts erschienen im *Monatsheft für Heilgymnastik* Berichte, in denen auf die finanziellen Probleme der Zander-Institute und die daraufhin gezwungenermaßen folgende Schließung einiger Institute hingewiesen wurde. So erlebte das Zander-Institut in Haarlem in der Periode zwischen 1903 und 1905 eine tiefe Krise, konnte aber durch eine intensive Subventionspolitik der Bürger und der Gemeinde noch einige Zeit erhalten bleiben.[113] Das Institut in Arnhem wurde 1905 aufgehoben.[114] Ebenfalls 1905 wurde das Institut in Utrecht in einer Anzeige zum Kauf angeboten,[115] blieb aber in geänderter Form noch bis 1930 in Betrieb. Die ununterbrochen andauernden finanziellen Probleme waren letztendlich der

---

[112] E. Minkman, ‚Iets over de Zander-Instituten ten onzent en – ervaringen opgedaan in het Zander-Instituut te Arnhem', *Maandschrift gewijd aan de Heilgymnastiek* 12(1902)46–50, 83–86, 229–234.

[113] Redactie, ‚Binnenland', *Maandschrift gewijd aan de Heilgymnastiek* 14(1904)65–67, 89, 148, 15(1905)50. Das Institut in Haarlem wurde 1920 aufgelöst und die Apparate sollen in das Vorortkrankenhaus gebracht worden sein. Siehe: S. Douma, ‚Dr. Gustav Zander en zijn onfeilbare toestellen. Museum Boerhaave wijdt tentoonstelling aan IJzeren Therapeuten', *Fysio-Praxis* 3(1994)28–31 und Fournier, *De medico-mechanische toestellen*, 12–13.

[114] Redactie, ‚Binnenland', *Maandschrift gewijd aan de Heilgymnastiek* 15 (1905)50.

[115] Redactie, ‚Binnenland', *Maandschrift gewijd aan de Heilgymnastiek* 15 (1905)109.

Grund der Schließung.[116] Das Institut in Den Haag wurde 1906 zum Kauf angeboten, schließlich von der *Gesellschaft Meerbad Scheveningen* (*Maatschappij Zeebad Scheveningen*) gekauft, dem Kurhaus angegliedert und am 7. Januar 1907 wiedereröffnet.[117] Die Schließung des Zander-Instituts im Kurhaus folgte 1911. Die Apparate wurden in einem Vorortkrankenhaus untergebracht.[118] Das erste Zander-Institut in Groningen wurde nach dem Tod von Dr. S. B. RANNEFTS, einem der Gründer des Instituts, 1909 aufgehoben.[119] Das Zander-Institut in Amsterdam schloss seine Türen 1917 nach dem Tod seines Begründers J. NIEUWENHUIS 1916.[120] Die Apparate wurden ins Binnengasthuis, ein Krankenhaus in der Innenstadt Amsterdams, gebracht.[121]

Die Institute in Leeuwarden, Utrecht, Nijmegen, Leiden (eröffnet 1913) und Rotterdam bestanden noch weiter bis 1923, 1930, 1933, 1935 beziehungsweise 1939, oft mit finanziellen Problemen.[122] In diesen Instituten wurde während dieser Zeit zwar noch von Zanderapparaten Gebrauch gemacht, aber wahrscheinlich nur in Kombina-

---

[116] Redactie, ‚Zander-Instituut', *Maandschrift gewijd aan de Heilgymnastiek* 40 (1930)216–217 und Fournier, *De medico-mechanische toestellen*, 12.

[117] Redactie, ‚Binnenland', *Maandschrift gewijd aan de Heilgymnastiek* 16 (1906)115 und 17(1907)59.

[118] Fournier, *De medico-mechanische toestellen*, 12–13.

[119] Redactie, ‚Binnenland', *Maandschrift gewijd aan de Heilgymnastiek* 19(1909)138. In Groningen sollte 1924 erneut ein Zander-Institut errichtet werden. Es war verbunden mit dem akademischen Krankenhaus Groningen. R. Thierens, ‚Iets over de Zander-Instituten in Groningen', *Groningse Stadsalmanak*, 1943, 174–184. Dieses Krankenhaus soll 1923 die Zanderapparate von dem sich in Liquidation befindenden Zander-Institut Leeuwarden übernommen haben. Siehe auch: R. Thierens, ‚Groningen en zijn Zander-Instituten', *Nederlands Tijdschrift voor Heilgymnastiek en Massage* 54(1944)88–91.

[120] Fournier, *De medico-mechanische toestellen*, 12–13.

[121] L. F. Bakker, *Nederlandse Orthopaedische Vereniging 1898–1998. De geschiedenis van de orthopedie in Nederland* (Nijmegen 1998), 51.

[122] 15. August 1923 wurde das Institut von Hk. Albers in Leeuwarden zum Verkauf angeboten. Für *fl* 2 500 wurden die Apparate an das akademische Krankenhaus in Groningen verkauft. Thierens, ‚Iets over de Zander-Instituten', 182. Die Apparate aus dem Instituut in Utrecht wurden ins Groote Gasthuis vorort gebracht. Bakker, *Nederlandse Orthopaedische Vereniging*, 56. Das Instituut in Nijmegen scheint eine Ausnahme gewesen zu sein, was den Betrieb betrifft. 1930 wurde in einem Artikel im *Maandschrift gewijd aan de Heilgymnastiek* gemeldet, dass dieses Institut noch immer eine blühende Existenz habe. Redactie, ‚Zander-Instituut', 217. Die Apparate des Zander-Instituuts in Rotterdam wurden 1939 vom Physico-Therapeutische Institut in derselben Stadt übernommen. Nach Schließung dieses Instituts wurden die Apparate 1970 ins Museum Boerhaave in Leiden gebracht. Fournier, *De medico-mechanische toestellen*, 12–13.

tion mit anderen Behandlungsmethoden, die inzwischen bevorzugt wurden.[123]

In groben Zügen wurde hiermit der Niedergang einer Anzahl von Zander-Instituten beschrieben. Mehrere Ursachen sind kurz behandelt worden: das geringe Interesse bei vielen Ärzten für die Zandermethode; die veränderten Erkenntnisse hinsichtlich des Phänomens Bewegung und der therapeutischen Zielsetzungen und die damit zusammenhängenden Beanstandungen bezüglich der Ausgangspunkte der Zandermethode; die Kritik an den zugrundeliegenden biologischen und physiologischen Theorien und an der Konstruktion der Apparate; das Niveau des Personals; die hohen Betriebskosten; die Konkurrenz; die enttäuschenden Therapieresultate. Es war wahrscheinlich eine Kombination von allen oben beschriebenen Faktoren, die zum Niedergang der Zander-Institute und der Zandermethode in den Niederlanden zu Beginn des 20. Jahrhunderts führte.

Deutlich wurde, dass mit dem Niedergang der Zander-Institute und der Zandermethode auch die von der *Gesellschaft für Heilgymnastik* so günstig bewertete institutionalisierte Zusammenarbeit zwischen dem Arzt und dem Heilgymnasten unterging. In der Gesellschaftspolitik nahmen dadurch die Interessen der selbständig arbeitenden Heilgymnasten in ihren kleinen Einrichtungen wieder einen zentralen Raum ein.

Zusammenfassung: Der Aufstieg und Niedergang der Zander-Institute in den Niederlanden um 1900

In den neunziger Jahren des neunzehnten Jahrhunderts kam die Zandertherapie in den Niederlanden in Mode. Diese Entwicklung lässt sich im Rahmen des schon seit ungefähr 1840 wachsenden Interesses für die pädagogische Gymnastik und die Heilgymnastik verstehen. Vor allem deutsche Ärzte und Turn- oder Gymnastiklehrer haben dieses Interesse durch ihre wissenschaftlichen Publikationen und Berichte über das Funktionieren ihrer orthopädischen und heilgymnastischen Institute stark beeinflusst. Die zunehmende Berichterstattung über die Zandermethode, die Zanderapparate und die Zander-Institute brachte die Ärzte und Heilgymnasten in den Niederlanden dazu, selbst über diese scheinbar erfolgreiche neue mechanische Behandlungsweise zu schreiben. Trotz dieses Enthusiasmus' dauerte es jedoch bis 1894, bevor das erste Zander-Institut in den Niederlanden eröffnet wurde, und zwar in Groningen. Innerhalb von vier Jahren folgten noch acht weitere Gründungen solcher Institute in den größeren Städten. Die Niederlande hatten damit eine verhältnismäßig große Anzahl von Zander-Instituten. In Deutschland war die Zander-

---

[123] Redactie, ‚Zander-Instituut', *Maandschrift gewijd aan de Heilgymnastiek* 40(1930)216–217.

methode allerdings am populärsten, denn es gab hier nicht weniger als 62 Institute. Der Aufstieg der Zander-Institute in den Niederlanden wurde angeregt durch eine Kombination von Faktoren auf wissenschaftlicher (in Bezug auf die Methode), gesellschaftlicher (unter anderem durch die Gesetzgebung bezüglich der Behandlung von Unfallgeschädigten) und beruflicher (in bezug auf Professionalisierungsstrategien verschiedener Berufe) Ebene. Das Gleiche gilt für den Niedergang der Zander-Institute zu Beginn des zwanzigsten Jahrhunderts. In diesem Artikel werden diese Faktoren und ihre gegenseitige Beeinflussung behandelt.